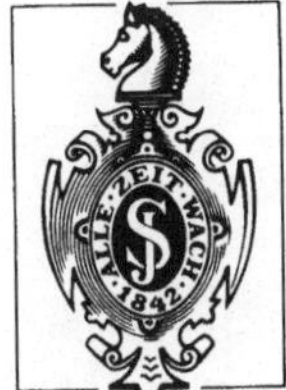

Ingomar-Werner Franz (Hrsg.)

Belastungsblutdruck bei Hochdruckkranken

Diagnostische, prognostische und therapeutische Aspekte

Mit 145 Abbildungen und 45 Tabellen

Springer-Verlag
Berlin Heidelberg New York
London Paris Tokyo Hong Kong
Barcelona Budapest

Prof. Dr. med. Ingomar-Werner Franz
Rehabilitationsklinik Wehrawald der BFA
Schwarzenbacher Straße 3
7865 Todtmoos

ISBN-13:978-3-642-77976-3

Die Deutsche Bibliothek – CIP-Einheitsaufnahme

Belastungsblutdruck bei Hochdruckkranken : diagnostische,
prognostische und therapeutische Aspekte : mit 45 Tabellen /
Ingomar-Werner Franz (Hrsg.). – Berlin ; Heidelberg ; New
York ; London ; Paris ; Tokyo ; Hong Kong ; Barcelona ;
Budapest : Springer, 1993
   ISBN-13:978-3-642-77976-3   e-ISBN-13:978-3-642-77975-6
   DOI: 10.1007/978-3-642-77975-6

NE: Franz, Ingomar-Werner [Hrsg.]

Gewidmet

Gaby, Thorid, Göran und Ragna
sowie
der Deutschen Liga
zur Bekämpfung des hohen Blutdrucks e.V.

Vorwort

Im Januar 1981 fand in Berlin ein von der Deutschen Liga zur Bekämpfung
des hohen Blutdrucks und der Akademie für ärztliche Fortbildung, Berlin,
unterstütztes Symposium statt, welches sich erstmals mit dem Belastungsblutdruck bei Hochdruckkranken und den sich hieraus ergebenden diagnostischen und prognostischen Möglichkeiten befaßte. Die damaligen Ergebnisse wurden von mir 1981 im Springer-Verlag unter dem Titel „Belastungsblutdruck bei Hochdruckkranken – Ausmaß, Bedeutung und Konsequenzen
für die Praxis" herausgegeben. Zwischenzeitlich sind mehr als zehn Jahre
vergangen, und es erschien aufgrund der Fülle neuerer Daten gerechtfertigt,
eine erneute Bestandsaufnahme zur Wertigkeit der ergometrischen Beurteilung des Blutdruckes zu wagen.

Dieser Workshop fand im Mai 1992 unter der Schirmherrschaft der Deutschen Liga zur Bekämpfung des hohen Blutdrucks und der Working Group
on Ergometry und unter Beteiligung national und international renomierter
Wissenschaftler und Kliniker in Todtmoos statt.

Auch an dieser Stelle sei noch einmal allen Vorsitzenden, Referenten,
Diskutanten und Freunden ganz herzlich gedankt, und dieses gilt insbeson-
dere für den jetzigen und früheren Vorsitzenden der Deutschen Liga zur
Bekämpfung des hohen Blutdrucks, die Herren Professoren Rahn und
Klaus.

Alle gehaltenen Vorträge und von den Diskutanten gewünschten Diskus-
sionsbeiträge sind im vorliegenden Buch zusammengefaßt und ermöglichen
– wie ich glaube – eine wesentlich fundiertere, durch Daten aus der ganzen
Welt angereicherte Beantwortung der damals 1981 im Vorwort aufgeworfe-
nen Frage: „... ob eine standardisierte ergometrische Untersuchung die
Grenze zwischen willkürlich festgelegtem normalen und pathologischen
Ruheblutdruck verdeutlichen kann und zum anderen, ob die prognostische
Bewertung der Hochdruckerkrankung erleichtert wird."

Die Beantwortung dieser Frage erscheint heutzutage vielen Betrachtern
noch wesentlicher als damals zu sein, weil durch die ambulante 24-Stunden-
Blutdruckmessung die ausgeprägte Variabilität des Blutdrucks in Abhängigkeit von der Tageszeit und der momentanen physischen und emotionalen
Situation und damit das diagnostische Dilemma verdeutlicht wurde. Hierdurch ist der Ruf nach einer standardisierbaren Beurteilung des Blutdrucks
nur noch größer geworden.

Die hier vorgelegten Beiträge zeigen, daß wir nun über ausreichend solide Normalwerte des Blutdruckes während und nach Ergometrie als Basis für die standardisierte Diagnostik verfügen, und es wird von den unterschiedlichen Arbeitsgruppen gezeigt, daß bei guter Reproduzierbarkeit der erhobenen Daten eine sichere Trennung in normotensive Personen und Hypertoniker durch die auskultatorische Messung des Blutdrucks während und nach submaximaler Ergometrie möglich ist. Dies dürfte von großer praktischer und prognostischer Bedeutung sein. Ebenfalls kann als gesichert gelten, daß ein erhöhter systolischer Belastungsblutdruck selbst bei Ruhenormotonie einen hohen prädiktiven Wert für eine spätere Hochdruckentwicklung aufweist, was bereits für Kinder, aber auch für Postinfarktpatienten und Grenzwerthypertoniker gilt.

Aber auch auf die zweite im Vorwort 1981 aufgeworfene Frage: „..., ob der Risikofaktor arterielle Hypertonie nicht auch wesentlich mitbestimmt wird durch das Ausmaß, die Häufigkeit und Dauer der durch physische und psychische Altersbelastung verursachte Blutdruckanstiege. Dieses gilt zum einen für die mögliche Progredienz kardiovaskulärer Folgeerkrankungen, aber ganz besonders auch für die Gefahr akuter myokardialer Ereignisse bei Hochdruckkranken mit einer noch okkulten oder manifesten koronaren Herzerkrankung, da die überhöhten Belastungsblutdruckwerte gleichzeitig eine erhebliche Steigerung des kardialen O_2-Verbrauchs bedeuten" lassen sich heute schlüssigere Antworten geben.

So zeigen neuere Daten, daß trotz fehlender Korrelation zwischen Ruheblutdruck und linksventrikulärer Hypertrophie eine signifikante Beziehung besteht zwischen der Höhe des systolischen Belastungsblutdrucks und dem Ausmaß der Linksherzhypertrophie, die als gravierenster kardiovaskulärer Risikofaktor gilt; daß der erhöhte systolische Belastungsblutdruck den myokardialen O_2-Verbrauch erheblich erhöht, was bei gehäuftem Vorliegen einer KHK bzw. Mikroangiopathie der Koronargefäße eine myokardiale Ischaemiereaktion bewirkt; und daß wohl über diesen Mechanismus die Prognose von Postinfarktpatienten mit erhöhtem Belastungsblutdruck signifikant verschlechtert ist.

Auch international ist in den letzten Jahren die Bedeutung von Belastungsreaktionen des Blutdrucks diskutiert worden. So formulierte Richard Devereux in einer Übersicht 1988 im American Heart Journal wie folgt: „The closer correlations between LV mass and blood pressure during physical and mental activity suggest a mechanisms whereby stresses of various types might exert adverse cardiovascular effects. Under this interpretation one would postulate the following sequence of advers events: stresselevated blood pressure, cardiovascular structural effects, and clinical morbid events."

Auch Thomas Pickering formulierte anläßlich des 13. Weltkongresses der International Society of Hypertension in Montreal 1990: „Wir wurden in unserer bisherigen Diagnosestellung dazu angehalten, den mittleren Blutdruckwert über 24 Stunden zu bestimmen und als Basis unseres weiteren Vorgehens zu handhaben. Wir müssen uns heute fragen, ob nicht die Blutdruckspitzen während des Tages von entscheidender Bedeutung sind."

Macht man sich nun diese Überlegung zu eigen, so müßte man fordern, daß Antihypertensiva nicht nur den Ruheblutdruck, sondern auch die erhöhten Blutdrücke bei körperlichen und psychischen Belastungen zufriedenstellend senken. Aber gerade diese Anforderung wird nicht von allen unter Ruhebedingungen antihypertensiv wirksamen Substanzen erfüllt, wie sich in vielen Untersuchungen der letzten Jahre zeigte.

Bleibt zum Schluß zu erwähnen, daß sich die standardisierte ergometrische Überprüfung des Blutdrucks auch zur Kontrolle der Wirksamkeit und der Dauer einer Blutdrucksenkung und zur Aufdeckung metabolischer Nebenwirkungen bewährt hat.

Zusammenfassend läßt sich somit nach wie vor feststellen, daß die Ergometrie die diagnostische Einschätzung und die Therapiekontrolle Hochdruckkranker in der Praxis wesentlich erleichtert, und zwar bei geringem apparativen und zeitlichen Aufwand und unter Gewinnung zusätzlicher, auch für die Hochdruckkranken wichtiger Informationen, wie ST-Streckenverlauf und das Auftreten von Herzrhythmusstörungen. Dabei sollte jedoch die Ergometrie nicht in Konkurrenz, sondern komplimentär zur 24-Stunden-Blutdrucksenkung eingesetzt werden.

An dieser Stelle sei allen Autoren für die sachkundige und kooperative Zusammenarbeit gedankt, ohne die eine übersichtliche und umfassende Darstellung dieses komplexen Themas nicht möglich gewesen wäre.

Mein besonderer Dank gilt meinen Freunden und Mitarbeitern Professor Dr. F. W. Lohmann, Dr. U. Behr, Dr. R. Ketelhut, Dr. B. Agrawal, Dr. D. Wiewel und Dr. U. Tönnesmann, die vor allen Dingen meine Arbeit am Institut für Leistungsmedizin in Berlin stets wohlwollend und konstruktiv unterstützt haben und Frau A. Hoffmann für die umfangreiche Sekretariatsarbeit und die Vorbereitung des Workshops.

Ein besonderer Dank gilt meiner geduldigen Frau Gaby und dem Springer-Verlag für die großzügige Unterstützung bei der Erstellung des Buches.

Todtmoos, im Dezember 1992   *I.-W. Franz*

Inhaltsverzeichnis

B.   Prognostische Aspekte

C. Therapeutische Aspekte

Vorsitzende und Referenten

Dr. med. B. Agrawall
  Abteilung für klinische Forschung, Boehringer Mannheim GmbH,
  Sandhofer Straße 116, 6800 Mannheim

Prof. Dr. med. J. V. Anschelewitsch
  Department of Internal Diseases Latvian Medical Academy,
  5, Bruniniekustr., 226001 Riga/Latvian Republic

Dr. med. U. Behr
  Institut für Leistungsmedizin, Forckenbeckstraße 20, 1000 Berlin 33

Prof. Dr. med. G. Blümchen
  Klinik Roderbirken der LVA Rheinprovinz, 5653 Leichlingen/Rhld. 1

Priv. Doz. Dr. med. W. Briedigkeit
  Kinderkardiologische Ambulanz Berlin-Marzahn, Außenstelle des
  Deutschen Herzzentrums Berlin, Basdorfer Straße 8, O-1140 Berlin

Dr. med. G. Chintanaseri
  Sports Science Center, Sports Authority of Thailand,
  2088 Ramkamhaeng Road, Bangkok/Thailand

Prof. Dr. med. I.-W. Franz
  Klinik Wehrawald der BfA, 7865 Todtmoos

Prof. Dr. med. U. Gleichmann
  Herzzentrum Nordrhein-Westfalen, Georgstr. 11, 4970 Bad Oeynhausen

Prof. Dr. med. K. Hayduk
  Marienhospital, Rochusstraße 2, 4000 Düsseldorf 30

Dr. med. Ph. A. Hertzman
  Los Alamos Medical Center, Los Alamos, NM 87544, USA

Dr. med. R.G. Ketelhut
  Institut für Herz-Kreislauferkrankungen, Perleberger Straße 51,
  1000 Berlin 21

Prof. Dr. med. D. Klaus
Quellenweg 7, 4600 Dortmund 30

Priv. Doz. Dr. med. R. Kolloch
Medizinische Universitätspoliklinik, Wilhelmstraße 35–37, 5300 Bonn

Prof. Dr. med. B. Krönig
Ev. Elisabeth-Krankenhaus, Theobaldstraße 12, 5500 Trier

Prof. Dr. med. F.W. Lohmann
Krankenhaus Neukölln, I. Innere Abteilung, Rudower Straße 56,
1000 Berlin 47

Priv. Doz. Dr. med. G.J. Meyer
Zentrum für konservative Medizin, Abteilung Nephrologie,
Schittenhelmstraße 12, 2300 Kiel

Priv. Doz. Dr. med. W. Meyer-Sabellek
Abteilung für klinische Forschung, Boehringer Mannheim GmbH,
Sandhofer Straße 116, 6800 Mannheim

J. Müller
Klinik Wehrawald der BfA, 7865 Todtmoos

Dr. med. W.D. Patyna
Kurpark-Klinik, Kurstraße 39–45, 6350 Bad Nauheim

Prof. Dr. med. Th. Philipp
Universitätsklinikum Essen, Med. Klinik und Poliklinik,
Hufelandstraße 55, 4300 Essen 1

Prof. Dr. med. K.H. Rahn
Westf. Wilhelm-Universität Münster, Medizinische Poliklinik,
Albert-Schweitzer-Straße 33, 4400 Münster

Prof. Dr. med. R. Rost
Deutsche Sporthochschule Köln, Institut für Kreislaufforschung und
Sportmedizin, Carl-Diem-Weg 6, 5000 Köln 41 (Müngersdorf)

Dr. med. L. Samek
Benedikt Kreutz, Rehabilitationszentrum für Herz- und Kreislaufkranke,
Südring 15, 7812 Bad Krozingen

Dr. med. U. Tönnesmann
Klinik Wehrawald der BfA, 7865 Todtmoos

Dr. med. G. Wille
Leitende Ärztin der Bundesversicherungsanstalt für Angestellte,
Postfach, 1000 Berlin 88

A. *Diagnostische Aspekte*

Blutdruckvariabilität – ein diagnostisches Dilemma

B. Krönig

Einleitung

Es gibt kaum eine Meßgröße der körperlichen Befunderhebung, die einer so großen Schwankungsbreite (= Variabilität) unterliegt, wie der arterielle Blutdruck des Gesunden und insbesondere des Hochdruckkranken (Menzel 1962; Krönig, 1976). Ein Einzelwert (= Gelegenheitsblutdruck) ist immer nur als „Momentaufnahme" aus dem Spektrum alltäglich vorkommender Blutdruckwerte zu betrachten. Die Beurteilung des „Alltagblutdruckprofils" wird damit durch eine Vielzahl von Meßwerten innerhalb des 24-Stunden-Zyklus erleichtert.

Dank der technischen Ausreifung und damit breiten praktischen Anwendbarkeit der indirekten registrierenden Blutdrucklangzeitmeßsysteme (= ABDM-Geräte) hat sich eine neue Dimension in der Beurteilung des individuellen Blutdruckverhaltens eröffnet: Besser als durch Gelegenheitsblutdruck und Blutdruckselbstmeßwert, läßt sich das Blutdruckprofil des einzelnen durch die Angaben von

- Tagesblutdruck-Mittelwert,
- Nachtblutdruck-Mittelwert,
- mittlerem frühmorgendlichem Blutdruckanstieg und
- Blutdruckvariabilität der einzelnen Phasen

beschreiben (z. B. Pickering et al., 1982; Pickering, 1990; Baumgart et al., 1990). Nachdem Hinweise bestehen, daß die Blutdruckvariabilität mit vaskulären Hypertoniefolgeschäden korreliert ist, könnte auch dieser Parameter aus diagnostischer, therapeutischer und insbesondere prognostischer Sicht bedeutsam sein.

Während jedoch für die genannten Tages- und Nachmittelwerte bei der Blutdrucklangzeitmessung die oberen Grenzen hinreichend definiert sind, fehlt es bisher an entsprechenden Angaben für die Blutdruckvariabilität. Im folgenden wird versucht, die vorhandenen Erkenntnisse bzgl. Definition Normwertbereiche, Beeinflussung der Blutdruckvariabilität durch verschiedene endogene und exogene Faktoren, wie Bedeutung der Blutdruckvariabilität darzulegen.

I.-W. Franz (Hrsg.)
Belastungsblutdruck
bei Hochdruckkranken
© Springer-Verlag Berlin Heidelberg 1993

Definition der Blutdruckvariabilität

Schon bald nach Einführung der indirekten Blutdruckmessung am Menschen mit der auch heute noch üblichen Standardmethode nach Riva-Rocci – von Recklinghausen – Korotkov, wurde durch detaillierte Untersuchungen mit einer Vielzahl von Einzelmessungen erkannt, daß sich Hochdruck-

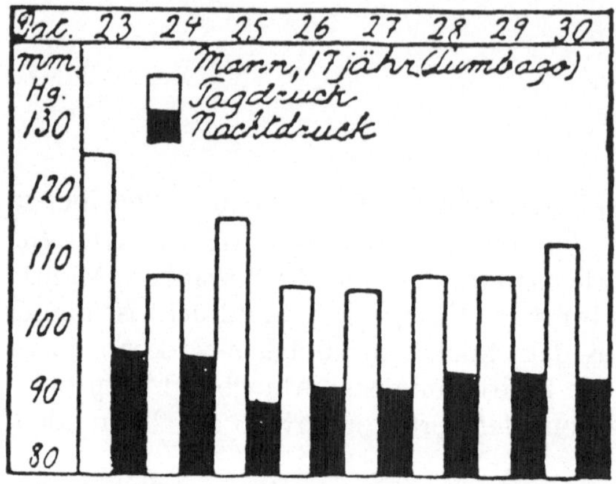

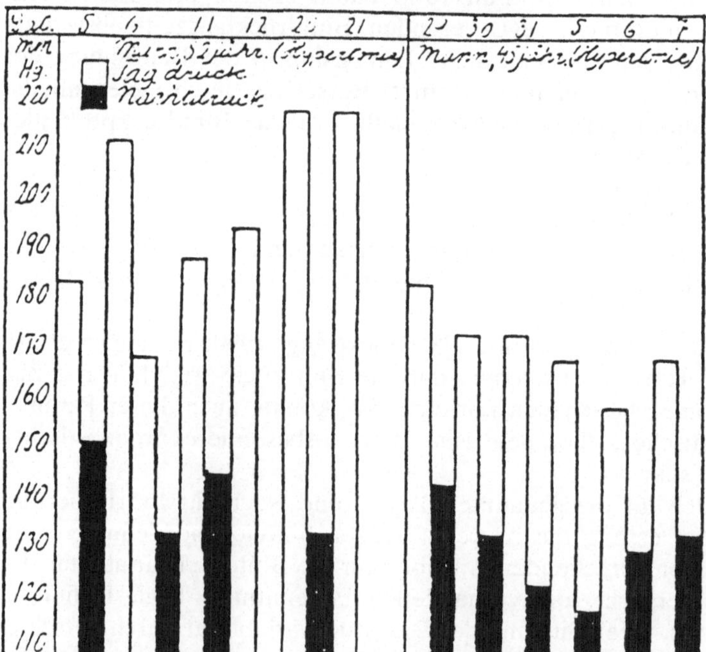

Abb. 1. Indirekt gemessener Tag- und Nachtblutdruck an verschiedenen Tagen bei einem 17jährigen normotensiven Patienten mit Lumbago (oberes Bild) und zwei Patienten mit Hypertonie (unteres Bild); auffallend ist eine deutlich größere Blutdruck-Tag-Nacht-Differenz bei den Hochdruckkranken, wie eine höhere Variabilität von Tag zu Tag. (aus Müller, 1921)

kranke von Blutdruckgesunden nicht nur durch die Höhe der Absolutwerte der Tages- und Nachtmessungen, sondern auch dadurch unterscheiden, daß bei Hochdruckkranken eine wesentlich ausgeprägtere Variabilität der Einzelmeßwerte am Tag, wie der Differenzen von Tages- zu Nachtwerten bestehen (Fahrenkamp, 1921; Katsch et al. 1922). Beispielhaft ist die höhere Blutdruckvariabilität der Tag-Nacht-Differenzen bei zwei Hochdruck-kranken Patienten gegenüber einem Blutdruck-gesunden Probanden in Abbildung 1 wiedergegeben (Müller, 1921).

Die Blutdruckvariabilität wird aber nicht nur durch die Tag-Nacht-Rhythmik bestimmt: prinzipiell lassen sich fünf verschiedene Blutdruckrhythmen differenzieren, die sich sowohl durch Ausmaß, wie Dauer, bzw. Periodizität unterscheiden. Die Beurteilung derartiger „endogener" Rhythmen ist durch Überlagerung alltäglicher, Blutdruck-modifizierender Faktoren erschwert und zum Teil (kurzfristige Rhythmen betreffend) auch nur bei kontinuierlicher intraarterieller Registrierung erfaßbar: Im einzelnen sind die Rhythmen und die jeweilige Periodizität in Abbildung 2 wiedergegeben (Pickering, 1991).

Die nur bei kontinuierlicher Messung differenzierbaren, atmungs-abhängigen Blutdruckschwankungen (Variabilität etwa 5–10 mmHg, Periodizität etwa 3–4 sec.) können z. B. dann bedeutsam sein, wenn es gilt, ausgeprägte Ruhe- oder Schlafphasen zu erkennen. Wesentlich bedeutsamer ist jedoch die diurnale Blutdruckrhythmik, die einen biphasischen Verlauf aufweist: danach kommt es zu Blutdruckmaxima in den Morgen- und Abendstunden, zu einer leichten Absenkung in den Mittagsstunden und einer deutlichen Absenkung in der Nacht während der ersten Stunden nach dem Einschlafen. Zum Morgen hin kommt es zu einem kontinuierlichem Wiederanstieg bis auf das Niveau der Tages-Blutdruckwerte. Die mittleren Blutdruck-Differenzen zwischen Maxima und Minima können – allein bei Betrachtung der Ruhewerte im Liegen – bei Hochdruckkranken des WHO-Stad. III im Mittel bis zu 50 mmHg systolisch und 18 mmHg diastolisch erreichen (Krönig, 1976).

Die Betrachtung der maximalen Differenzen in mmHg zwischen höchstem und niedrigstem Wert pro vorgegebenem Intervall ist jedoch nur eine

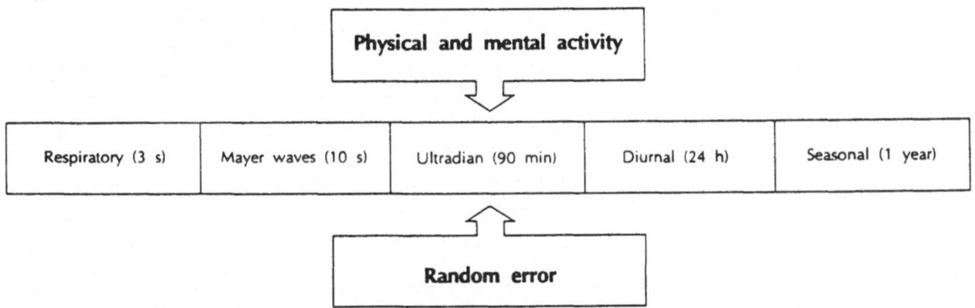

Abb. 2. Darstellung der physiolgischen BD-Rhythmen nach Art und Periodizität, sowie ihrer Beeinflußbarkeit durch exogene Faktoren – als Grundlage zum Verständnis der Blutdruckvariabilität. (aus Pickering, 1991)

Tabelle 1. Unterschiedliche Definitionen der Blutdruckvariabilität

- max. Differenz (mmHg) zwischen höchstem/niedr. Wert pro vorgegebenem Intervall
- Standardabweichung (mmHg) der Mittelwerte (MW)
- Varianz (mmHg)
  entsprechend dem Quadrat der SD
- Variationskoeffizient (%)
  entsprechend der Standardabweichung in Prozent des MW

Form der Definition der Blutdruckvariabilität (Tabelle 1); wesentlich geläufiger und durch die Auswertung der Langzeitblutdruckmeßergebnisse unmittelbar verfügbar, sind die Standardabweichungen der Mittelwerte. Wahrscheinlich wird dieses Maß auch zukünftig am ehesten als Meßwert der Blutdruckvariabilität genannt werden. Die beiden weiteren, in der Literatur angegebenen Möglichkeiten, die Blutdruckvariabilität zu beschreiben, stellen die Varianz (als Quadrat der Standardabweichung) und der Variationskoeffizient (entsprechend der Standardabweichung in Prozent des Mittelwertes) dar. Die beiden letztgenannten Größen sind somit von der Standardabweichung der Mittelwerte abgeleitet.

Beispielhaft seien die vorgenannten unterschiedlichen Definitionen der Blutdruckvariabilität an dem Ergebnis einer Blutdrucklangzeitmessung eines 55jährigen Patienten mit essentieller Hypertonie (WHO-Stad. II) erläutert (Abbildung 3). Die erhebliche Tagesblutdruckvariabilität ist bereits aus dem Diagramm der Originalregistrierung erkennbar, bei

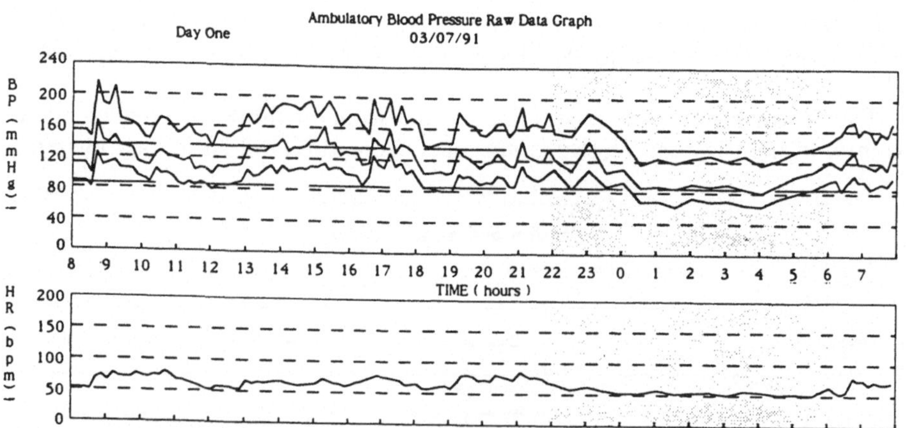

Abb. 3. Original-Registrierung (mit SL 90207) des 24-Stunden-Blutdrucks (syst. und diast. Druck nebst arterieller Mitteldruck – obere Hälfte) und der Pulsfrequenz (untere Hälfte) bei einem 55jährigen Patienten mit ess.art. Hypertonie; erhebliche Blutdruckvariabilität tagsüber und etwas verzögerter nächtlicher Blutdruckabfall ab ca. 23.30 Uhr (eigene Beobachtung).

Betrachtung des gesamten 24-Stunden-Ergebnisses lassen sich folgende Angaben für die Blutdruckvariabilität errechnen:
– maximale Differenz: 100/67 mmHg (systolisch/diastolisch)
– systolisches Minimum/Maximum: 116/216, diastolisch 62/129 mmHg,
– Standardabweichung: 20,6/13,4 mmHg,
– Varianz: 422/178 mmHg^2 und
– Variationskoeffizient 12,8/14,3 %.

Nachdem bisher größere Studien zum Ausmaß der Blutdruckvariabilität nicht vorliegen, läßt sich ein Normalwert nur mit äußerster Zurückhaltung angeben. Dies auch deshalb, da verschiedene, im nächsten Kapitel näher zu erläuternde Faktoren die Blutdruckvariabilität ganz wesentlich beeinflussen können. Aufgrund eigener Untersuchungen bei Hochdruckkranken (Krönig, 1976) und jüngerer Ergebnisse der Literatur (Watson et al., 1980; Mancia et al., 1985, Floras et al., 1988; Harshfield et al., 1990) möchten wir als Arbeitshypothese die in Tabelle 2 aufgeführten oberen Grenzwerten angeben. Eine der wesentlichen, modifizierenden Faktoren dürfte in der direkten Altersabhängigkeit der Blutdruckvariabilität, wahrscheinlich infolge entsprechender Veränderungen der Barorezepotorenempfindlichkeit (Abbildung 4 – Floras et al., 1988) begründet sein. Danach ist in jungen Lebensjahren mit einer hohen Empfindlichkeit des Barorezeptors und geringer Blutdruckvariabilität, in späteren Lebensjahren mit einer – durch entsprechende Gefäßwandveränderungen bedingte? – abnehmenden Barorezeptorenempfindlichkeit mit entsprechend ansteigender Blutdruckvariabilität zu rechnen.

Tabelle 2. Noch hypothetische, bisher nur näherungsweise anzugebende obere Grenzwerte für die normale Blutdruckvariabilität (als SD der einzelnen Phasen im ABDM).

– Tagesblutdruckvariablität
– bis 13,0/10,0 mmHg (syst./diast.)
– Nachtblutdruckvariabiität
– bis 10,0/8,0 mmHg
  Problem: u. a. Altersabhängigkeit

Beeinflussung der Blutdruckvariabilität

Abgesehen von den vielfältigen, im folgenden noch zu besprechenden endogenen und exogenen Faktoren, die das Ausmaß der Blutdruckvariabilität bestimmen, kommt auch den meß- und auswertungstechnischen Gegebenheiten eine Bedeutung bei der Beurteilung der Blutdruckvariabilität zu. Modifizierend wirken sich die

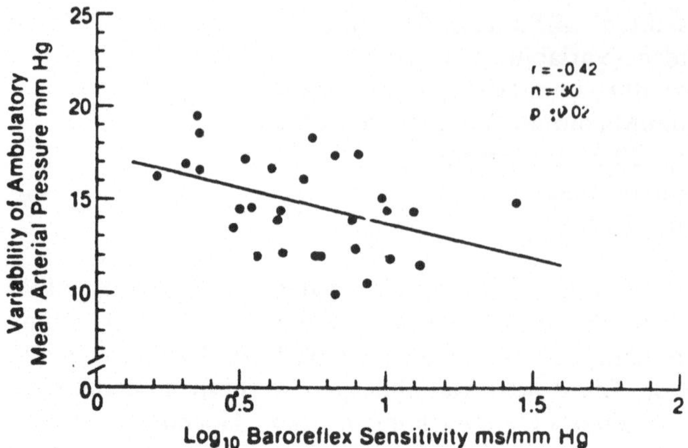

Abb. 4. Korrelation zwischen BD-Variabilität (Ordinate) und Barorezeptorenempfind-lichkeit (Abszisse); mit abnehmender Barorezeptorenempfindlichkeit (infolge vaskulärer Hypertrophie?) nimmt die BD-Variabilität zu. (aus Floras et al., 1988)

– Meßtechnik, z. B.
– invasiv, intraarteriell, „beat-to-beat", oder
– nicht-invasiv, indirekt, in vorgegebenem Intervall

aus. In der Regel dürfte durch die invasive Messung mit Erfassung jedes einzelnen, auch nur kurzfristigen Extremwertes eine höhere Variabilität, als bei der diskontinuierlichen Messung im ABDM (z. B. Messungen alle 10–15 Minuten) nachweisbar sein. Darüber hinaus spielt die Auswertung eine Rolle, indem die Blutdruckvariabilität mit der Dauer des Auswertungsinter-valles positiv korreliert ist, d. h. daß zwischen
– stündlichem Intervall,
– vorgegebenen Tag-, Nacht- und Frühmorgenintervalle, sowie dem
– 24-Stunden-Gesamtintervall

eine Zunahme der Blutdruckvariabilität zu verzeichnen ist. Dies scheint sowohl für normotensive Probanden, wie für Patienten mit milder und stabiler Hypertonie zuzutreffen (Abb. 5, Harshfield et al., 1990).

Aus der Vielzahl weiterer, die Blutdruckvariabilität beeinflussender Fak-toren, wie sie in Tabelle 3 aufgelistet sind, seien besonders einige exogene Faktoren beispielhaft näher erläutert:

Nach einer Untersuchung von van der Meiracker et al., (1988) – Abbil-dung 6 – kam es zu einer erheblichen Abnahme der Standardabweichungen des mittleren arteriellen Blutdruckes aus einer 24-Stunden-Langzeitmessung dann, wenn eine „sensorische Deprivation" vorgenommen wurde, und zwar fiel die Standardabweichung von etwa 11 auf 6,5 mmHg zurück, obwohl sich die Blutdruckprofile zwischen ambulanter Situation und Untersuchung bei liegendem Probanden nur geringfügig quantitativ unterschieden.

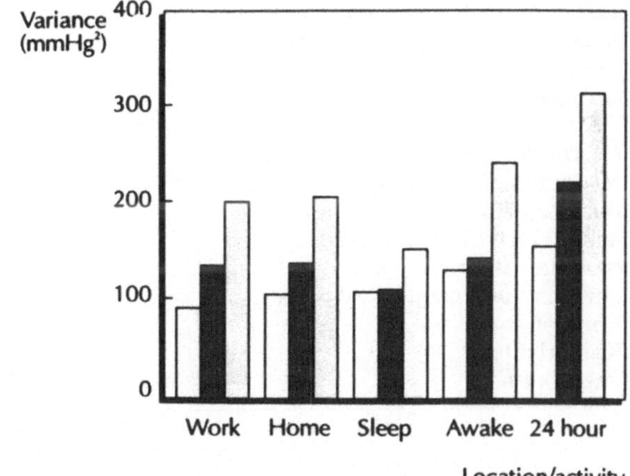

Abb. 5. BD-Varianz während verschiedener Situationen bei Blutdruckgesunden, Patienten mit milder und manifester Hypertonie – Ergebnisse nicht invasiver Blutdruck-Langzeitmessung (ABDM) (aus Pickering, 1991, nach Harshfield et al., 1990)

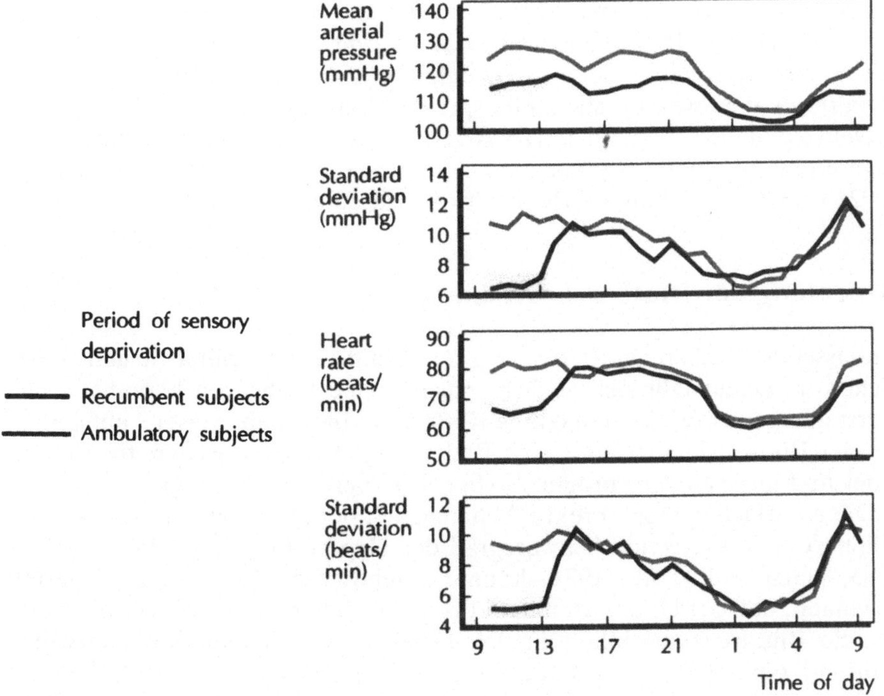

Abb. 6. Stündliche Änderungen von BD und HF bei ess. HD-Kranken unter Ruhebedingungen im Liegen bzw. alltägl. amb. Situation. Einfluß von Aktivität und sensor. Deprivation auf BD-Niveau und insbesondere BD-Variabilität (= Standardabweichung); Ergebnis aus ABDM-Registr. (aus Pickering, 1991, nach Van der Meiracker et al., 1988)

Tabelle 3. „Endogene" und „exogene" Faktoren, die die BD-Variabilität beeinflussen können.

- *endogene* Faktoren
- Alter
- Geschlecht (?)
- Normotonie/Hypertonie
- primäre/sekundäre Hypertonie
- famil. Hochdruckbelastung
- *exogene* Faktoren
- physische und mentale Aktivität
- Emotion
- Körperhaltung
- Tageszeit (?)

Beim Vergleich verschiedener körperlicher Belastungsformen (z. B. Franz, 1979; Franz, 1981; Zerzawy, 1981) scheinen isometrische Belastungen (z. B. Hockehaltung, Hanteltraining) mit einem höheren Betrag zur Blutdruckvariabilität beizutragen, als dynamische Belastungsformen (z. B. Fahrradergometrie). Dabei dürfte auch das stärkere Ausmaß der insbesondere systolischen Drucksteigerung unter isometrischer Belastung, sowohl bei Normalpersonen, wie bei Patienten mit Grenzwert- und manifester Hypertonie eine wesentliche Rolle spielen (Abb. 7).

Demgegenüber kommt kurzfristigen Blutdruckänderungen nach z. B. Zigaretten- und/oder Kaffeegenuß (Freestone et al., 1982; Laske et al., 1992) kaum ein Einfluß auf die Blutdruckvariabilität zu.

Bedeutung der Blutdruckvariabilität

Umfassende Studien zur Bedeutung der Blutdruckvariabilität liegen bisher nicht vor. Damit läßt sich auch hierzu nur eine Reihe von hypothetischen Vorstellungen entwickeln und eine Kette von „Indizienbeweisen" aufstellen, die der Blutdruckvariabilität eine Bedeutung in diagnostischer, therapeutischer und insbesondere prognostischer Sicht verleihen könnten.

Die mehrfach belegte direkte Abhängigkeit der Höhe der Blutdruckvariabilität vom Ausmaß und Schweregrad der Hypertonie (z. B. Mancia et al., 1985; Harshfield et al., 1991) könnte diagnostische Bedeutung dergestalt gewinnen, daß bei Überschreiten der o. g., noch hypothetischen Grenzwerte für die Blutdruckvariabilität in den jeweils vorgegebenen Meßintervallen während der 24-Stunden-Blutdruck-Langzeitregistrierung – auch bei nur mäßig erhöhten Blutdruckwerten – ein besonderes Augenmerk auf evtl. schon vorhandene Hypertoniefolgeschäden gelegt würde.

Interessanterweise konnten Asmar et al. (1988) zeigen, daß die Pulswellengeschwindigkeit hochsignifikant positiv (r = 0,685) mit den Tagesblutdrucken des ABPM korreliert (was nicht für den Gelegenheitsblutdruck

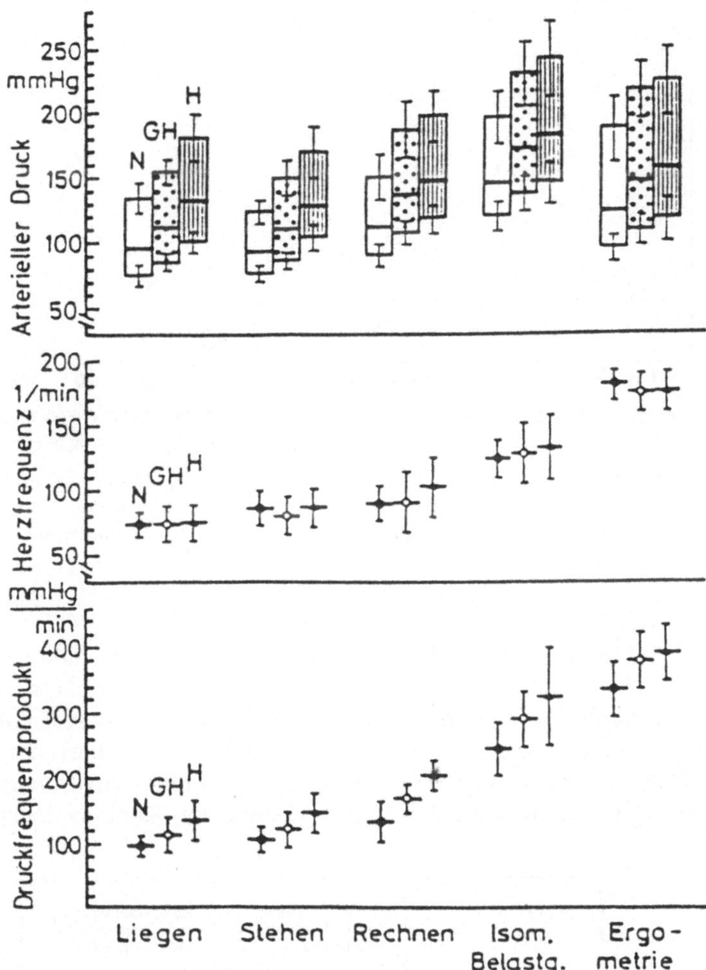

Abb. 7. Mittelwerte und Standardabweichungen von Blutdruck, HF und Druckfreq.produkt bei normotonen Prob. (N), Patienten mit Grenzw.hyp. (GW) und manif. Hyp. (H); Höchstwerte für BD, HF und eben auch BD-Variabilität unter isometr. Belastung. – Ergebnisse intraart. BD-Langzeitmessung. (aus Zerzawy 1981)

zutraf), wobei die Pulswellengeschwindigkeit ihrerseits als Maß der Gefäßrigidität zu betrachten ist. Im Kehrschluß folgt daraus, daß aus der erhöhten Blutdruckvariabilität auf eine vorzeitige Gefäßwandveränderung geschlossen werden könnte. Interessanterweise ist – zumindest absolut betrachtet – auch mit einer höheren Blutdruckvariabilität bei Hochdruckkranken mit bereits etablierter linksventrikulärer Hypertrophie zu rechnen, als wenn dies noch nicht der Fall ist (z. B. Messerli et al., 1984, Verdecchia et al., 1990).

Ob vor diesem Hintergrund die von Pickering angestellten Überlegungen zur unterschiedlichen medikamentösen Beeinflußbarkeit der Blutdruckva-

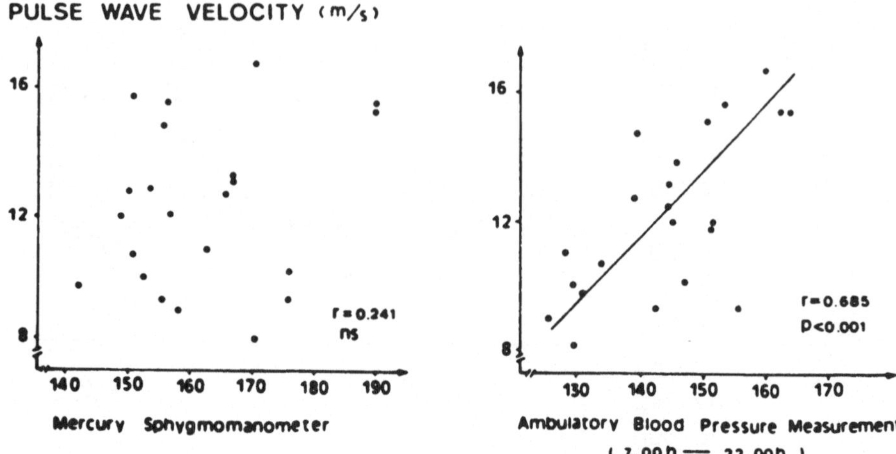

Abb. 8. Korrelation von Pulswellengeschwindigkeit (als Maß der Gefäßrigidität/vaskulären Hypertrophie) und Gelegenheits-BD (linkes Bild) bzw. Tages-BD im ABDM (rechtes Bild) bei Pat. mit ess. art. Hypertonie: signif. pos. Korrelation nur zum Tages-BD im ABDM. (aus Asmar et al., 1988)

riabilität einmal eine praktische Rolle spielen werden, läßt sich derzeit noch nicht abschätzen (Abbildung 9 – Pickering, 1991). Sollten sich jedoch die Zusammenhänge zwischen Blutdruckvariabilität und Ausmaß der vaskulären Hypertoniefolgeschäden (z. B. Mediahypertrophie) bestätigen lassen, könnte jenes Antihypertensivum, das neben einer zuverlässigen Blutdrucksenkung (Verschiebung des Mittelwertniveaus) zu einer überproportionalen

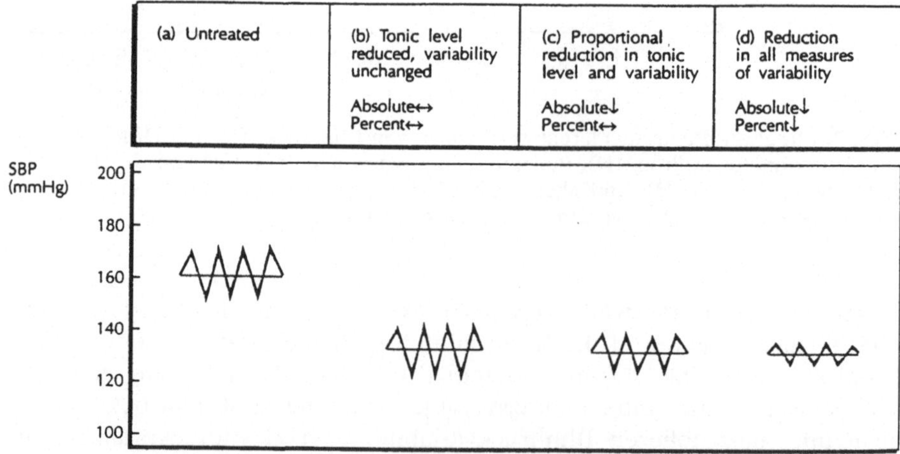

Abb. 9. Hypothet. Effekt einer antihypertensiven Med. auf BD und BD-Variabilität; bei gleich guter BD-Senkung könnte die BD-Variabilität unter verschiedenen Substanzen unterschiedlich beeinflußt werden, wobei ggfl. die überproport. Abnahme der BD-Variabilität (d) von Vorteil sein könnte. (aus Pickering, 1991)

Reduktion der Blutdruckvariabilität führt (und damit möglicherweise eine vaskuläre Hypertrophie-Regression induziert), durchaus der Vorzug gegeben werden.

Wenn auch noch eine Vielzahl von Problemen der Blutdruckvariabilität nicht geklärt sind und es sich dabei tatsächlich um ein, nicht nur „diagnostisches Dilemma" handelt, sollte diesem Parameter bei der routinemäßigen Auswertung der Langzeitmessung Rechnung getragen werden. Aus praktischer Sicht stellt dies insofern kein Problem dar, als neben den jeweiligen Mittelwerten der vorgesehenen Auswertungsintervalle (z.B. tags, nachts, frühmorgens), auch die dazugehörigen Standardabweichungen (= Variabilitäten) angegeben werden.

Zusammenfassung

Es gibt kaum eine Größe der körperlichen Befunderhebung, die einer so starken Variabilität unterliegt, wie der arterielle Blutdruck; dies gilt für Gesunde, insbesondere aber für Hochdruckkranke. Von den unterschiedlichen Definitionen der Blutdruckvariabilität hat sich die Angabe der Standardabweichungen der Mittelwerte aus verschiedenen Untersuchungsphasen während der Blutdrucklangzeitmessung (ABDM) bewährt. Nach vorläufigen Erkenntnissen ist von einer oberen Grenze der Tagesblutdruckvariabilität von 13,0/10,0 mmHg (systolisch/diastolisch) auszugehen.

Die Blutdruckvariabilität wird durch die Meßtechnik (invasiv, „beat-to-beat" versus indirekt intermittierend), insbesondere aber durch exogene Faktoren (psychische und verschiedene Formen physischer Belastungen), wie durch das Lebensalter beeinflußt.

Unter der Annahme einer direkten Korrelation zwischen vaskulären Hypertoniefolgeschäden (z.B. Mediahypertrophie) und dem Ausmaß der Blutdruckvariabilität könnte die letztgenannte Größe sowohl diagnostische, wie therapeutische und insbesondere prognostische Bedeutung bei der Führung Hochdruckkranker gewinnen.

Literatur

Asmar RG et al. (1988) Arterial distensibility and ambulatory blood pressure monitoring in essential hypertension Amer J Cardiol 61:1066–1070

Baumgart P, Rahn KH (1990) Morgendlicher Blutdruckanstieg vor oder nach dem Aufwachen? Klin Wschr 68:320–334

Fahrenkamp K (1921) Beitrag zur Kenntnis der Tagesschwankungen des Blutdrucks bei der Hypertonie. Med Klin 17:776

Floras JS, Hassan MO, Jones van J, Osikowska BA, Sever PS, Sleight P (1988) Factors of influencing blood pressure and heart rate variability in hypertensive humans. Hypertension 11:273–281

Franz I-W (1979) Untersuchungen über das Blutdruckverhalten während und nach Ergometrie bei Grenzwerthypertonikern im Vergleich zu Normalpersonen und Patienten mit stabiler Hypertonie. Z Kardiol 68:107

Franz I-W (1981) Belastungsblutdruck bei Hochdruckkranken – Ausmaß, Bedeutung und Konsequenzen für die Praxis. Springer-Verlag Berlin Heidelberg New York

Freestone S, Ramsay LE (1982) Effect of coffee and cigarette smoking on the blood pressure of untreated and diuretic-treated hypertensive patients. Am J Med 73:348–353

Harshfield GA, Pickering TG, James GD, Blank SG (1990) Blood pressure variability and reactivity in the natural environment. In Blood Pressure Measurements, Eds. W Meyer-Sabellek, M Anlauf, L Steinfeld. Steinkopff Verlag Darmstadt/Springer-Verlag New York, 241–251

Katsch G, H Pansdorf (1922) Die Schlafbewegung des Blutdrucks. Münch Med Wschr 69:1715–1718

Krönig B (1976) Blutdruckvariabilität bei Hochdruckkranken – Ergebnisse telemetrischer Langzeitmessungen. Hüthig Verlag, Heidelberg

Laske V, Baumgart P und Rahn KH (1992) Führt Rauchen langfristig zur Blutdrucksenkung? Nieren- und Hochdruckkrht., S 24–25

Mancia G, Bertinieri G, Cavallazzi A et al (1985) Mechanisms of blood pressure variability in man. Clin Exp Hypertens (A) 7:167–178

Menzel W (1962) Menschliche Tag-Nacht-Rhythmik und Schichtarbeit; die spontane Tagesrhythmik der Körperfunktionen in ihrer Bedeutung für den Nacht- und Schichtarbeiter. Schwabe, Basel-Stuttgart

Messerli FH u Mitarb (1984) Hypertension and sudden death. Amer J Med 77:18–22

Müller C (1921) Die Messung des Blutdrucks am Schlafenden als klinische Methode speziell bei der gutartigen (primären) Hypertonie und der Glomerulonephritis. I. und II. Acta med scand 55:381

Pickering TG, Harshfield GA, Kleinert HD, Blank S, Laragh JH (1982) Blood pressure during normal daily activities, sleep and exercise. Comparison of values in normal and hypertensive subjects. JAMA 247:992–996

Pickering TG (1990) The clinical significance of diurnal blood pressure variations: dippers and nondippers. Circulation, 81:700–702

Pickering TG (1991) Short-term variability of blood pressure, and the effects of physical and mental activity Ambulatory Monitoring and Blood Pressure Variability S 4.1–4.17

Van der Meiracker AH, Man AJ, Veld IN'T, Ritsema HJ van Eck, Wenting GH, Schalekamp MADH (1988) Determinants of short-term blood pressure variability. Effects of bed rest and sensory deprivation in essential hypertension. Am J Hypertens, 1:22–26

Verdecchia P, Schillaci G, Guerrieri M et al. (1990) Circadian blood pressure changes and left ventricular hypertrophy in essential hypertension. Circulation 81:528–536

Watson RDS, Stallard TJS, Flinn RM, Littler WA (1980) Factors determining direct arterial pressure and its variability in hypertensive man. Hypertension 2:333–341

Zerzawy R (1981) Belastungshypertonie bei stabiler grenzwertiger Hypertonie – Vergleich geistiger, isometrischer und dynamischer Belastungen. Belastungsblutdruck bei Hochdruckkranken, Eds. I-W Franz, S 49–57

Blutdrucknormalwerte während und nach Ergometrie

U. Behr und *I.-W. Franz*

Problemstellung

Ergometrische Untersuchungen zur Beurteilung des Blutdruckverhaltens haben sich aufgrund der Reproduzierbarkeit und Vergleichbarkeit der Meßergebnisse, der diagnostischen Aussagekraft und der einfachen apparativen Durchführbarkeit weltweit durchgesetzt [2]. Grundlage für die Bewertung ergometrischer Meßergebnisse ist das Vorliegen von Normalwerten. Aufgabe dieser Übersicht soll es sein, einen kurzen Überblick über die Normalwertdiskussion zu geben.

Methodisches Vorgehen

Leistungsstufen

Zur Beurteilung des Blutdruckverhaltens von Hochdruckkranken und Normalpersonen wird von den meisten Untersuchern der Leistungsbereich von 50–200 Watt gewählt. Die Steigerungsstufen betragen 10 Watt/1 Min., 25 Watt/2 Min. oder 50 Watt/3 Min., die Drehzahl sollte während der Untersuchung konstant gehalten werden [2, 9].

Der von Franz [2] empfohlene Leistungsbereich von 50–100 Watt repräsentiert zum einen alltägliche körperliche Belastungen, zum anderen werden durch Verzicht auf höhere Leistungsstufen methodisch bedingte Blutdruckanstiege durch isometrische Muskelarbeit oder große Herzzeitvolumina weitgehend vermieden.

Blutdruckmessung

In zahlreichen Studien sind vergleichende direkte und indirekte Messungen des Blutdrucks während Ergometrie durchgeführt worden. Die Mehrzahl der Untersucher konnte zeigen, daß zwischen indirekt auskultatorisch gemessenen systolischen Werten und direkt intravasal gemessenen Werten, keine signifikanten Unterschiede bestehen [10, 11] und die indirekte auskul-

I.-W. Franz (Hrsg.)
Belastungsblutdruck
bei Hochdruckkranken
© Springer-Verlag Berlin Heidelberg 1993

Tabelle 1. Vergleich der Druckmessung mittels ELAG-Gerätes mit direkten Messungen

	Ruhe	30 Watt	110 W	150 W	190 W
ELAG	120 ± 16	143 ± 16	177 ± 21	211 ± 19	218 ± 23
	76 ± 8	78 ± 6	66 ± 10	61 ± 6	57 ± 6
direkte	134 ± 20	156 ± 18	183 ± 15	196 ± 12	203 ± 15
Messsung	68 ± 7	75 ± 9	81 ± 6	90 ± 11	93 ± 9

nach R. Rost, Osang 1979

tatorische Messung ausreichend zuverlässige und reproduzierbare Ergebnisse liefert [2, 4]. Bei den diastolischen Werten läßt sich nach Matthes [10] und Rost [11] eine ausreichende Korrelation zwischen direkt und indirekt gemessenen Werten nur auf niedriger Leistungsstufe feststellen.

Automatisch messende elektronische Geräte eignen sich nicht zur exakten Messung des Blutdruckes während Ergometrie (Tabelle 1). Dies mag eine Erklärung dafür sein, daß die Normalwerte des Kölner Arbeitskreises [6] im Vergleich zu anderen Untersuchungen wesentlich niedriger ausfallen. Dieser Umstand erklärt möglicherweise die niedrigen systolischen Drücke (Schwierigkeit bei der Erfassung des ersten Auftretens der Korotkowschen Töne) und macht die Probleme bei der Messung des diastolischen Blutdrucks verständlich.

Körperposition

Bei der Ergometrie kann die Fußkurbelarbeit in liegender, halbsitzender und sitzender Position durchgeführt werden. Untersuchungen von Bevegård [1] mittels invasiver Methodik haben keine wesentlichen Unterschiede des Blutdruckverhaltens zwischen den Positionen ergeben. Ein Vorteil der liegenden bzw. halbsitzenden Position ist eine technisch bessere EKG-Registrierung und erleichterte Messung der Blutdruckwerte bei ruhig aufliegendem Arm.

Blutdrucknormalwerte während und nach Ergometrie

Grundlage jeder medizinischen Diagnostik, auch der ergometrischen Verfahren, ist die Kenntnis von Normalwerten und relevanter Einflußfaktoren.

Idealerweise sollten Normalwerte des Blutdruckverhaltens im Rahmen prospektiver Untersuchungen an zufällig ausgewählten Kollektiven gesunder, normotensiver Probanden erhoben werden.

Untersuchungen zahlreicher Autoren [3, 5, 6, 7, 8] haben signifikante Einflüsse von Belastung, Alter, Geschlecht Körpergewicht und Trainingszu-

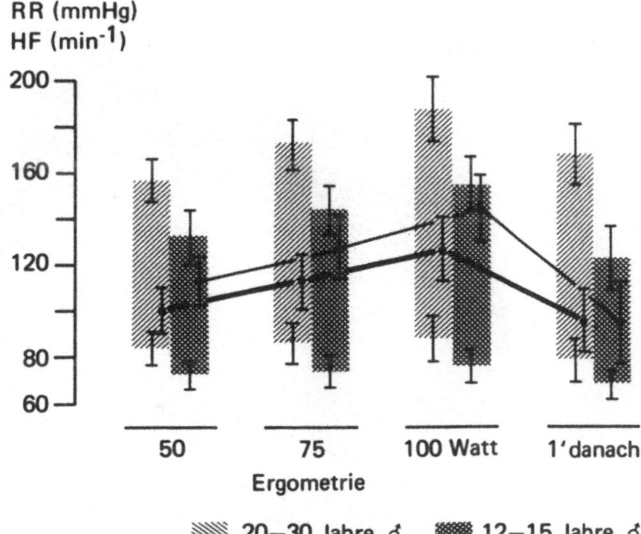

Abb. 1. Vergleich zwischen dem Blutdruck- und Herzfrequenzverhalten von 12- bis 15jährigen männlichen untrainierten Probanden, und 20–30jährigen Normotonikern (nach Wievel, 13)

stand auf das Blutdruckverhalten nachgewiesen. In die Praxis Eingang gefunden, bei der Unterteilung der Normalwertbereiche, haben die Parameter Geschlecht und Alter.

Altersbereich unter 20 Jahre

Bei der Erhebung von Referenzwerten des systolischen und diastolischen Blutdruckverhaltens während Ergometrie zeigten die Kölner Arbeitsgruppe um Heck [2] und die Berliner Arbeitsgruppe um Franz [13], daß die Normalwerte bei Kindern und Jugendlichen wesentlich niedriger liegen als die älterer Kollektive (Abb. 1).

Für 12–15jährige ergibt sich ein oberer Grenzwert bei 100 Watt von 175/85 mmHg. Es erscheint somit sinnvoll, diese Altersgruppe als ein eigenständiges Normalwertkollektiv anzusehen.

Altersbereich 20–50 Jahre

Für den Altersbereich 20–50 Jahre können, wie Untersuchungen von Franz [2, 3] zeigen, einheitliche Normalwerte verwendet werden, da der Dekaden- und Altersvergleich keine relevanten Unterschiede zeigt (Abb. 2, 3, 4).

Die von Franz vorgelegten Referenzwerte für das Blutdruckverhalten während und nach Ergometrie [2, 3] wurden an einem zufällig ausgewählten Kollektiv gesunder, untrainierter, normotensiver Probanden aus drei Berli-

Blutdruck (mmHg)
HF (min⁻¹)
200
180
160
140
120
100
80
60
P_s
P_d
HF
●○ 20—29 J.; n = 48 ♂
▲△ 30—39 J., n = 71 ♂
■□ 40—49 J.; n = 53 ♂
Ruhe
50 60 70 80 90 100
Ergometrische Leistung (Watt)
1' 2' 3' 4' 5'
Erholungsphase (min)
Blutdruck (mmHg)
HF (min⁻¹)
200
180
160
140
120
100
80
60
P_s
HF
P_d
●○ 20—29 J.; n = 50 ♀
▲△ 30—39 J.; n = 50 ♀
■□ 40—49 J.; n = 50 ♀
Ruhe
30 40 50 60 70 80
Ergometrische Leistung (Watt)
1' 2' 3' 4' 5'
Erholungsphase (min)

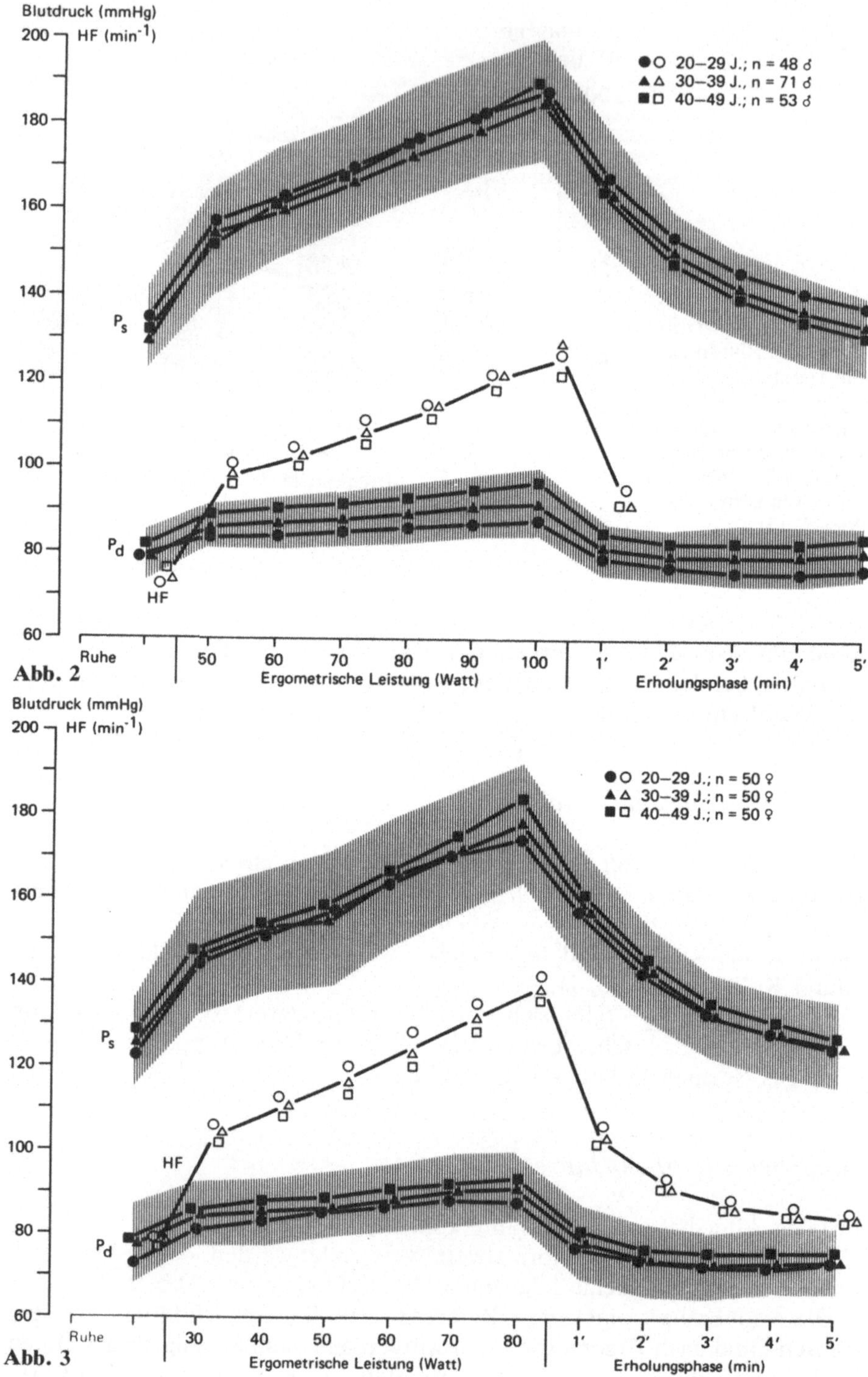

Abb. 2

Abb. 3

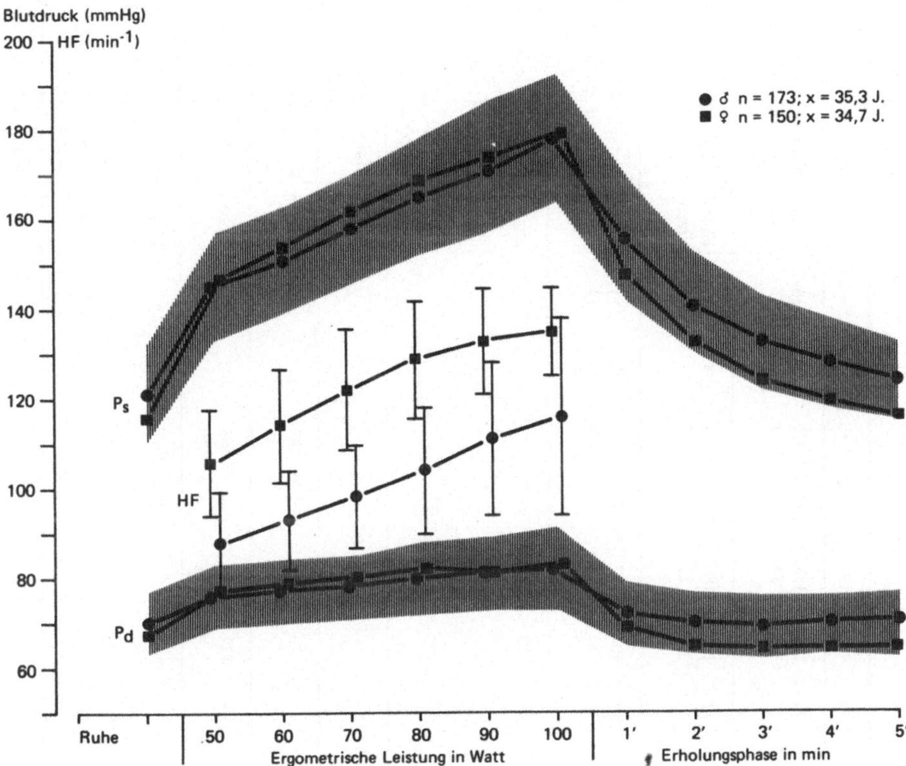

Abb. 4. Vergleichende Darstellung des Blutdruck- und Herzfrequenzverhalten 20–50jähriger weiblicher und männlicher Normalpersonen (nach Franz, 2)

ner Großbetrieben prospektiv unter standardisierten Bedingungen gewonnen. Sie sind nicht das Resultat retrospektiv ausgewerteter Daten, die in der täglichen Routine gemessen wurden [6]. Die von uns vorgelegten Mittelwerte und Standardabweichungen des Blutdrucks während Ergometrie zeigten unter Berücksichtigung des Alters der Probanden eine sehr gute Übereinstimmung mit den klinisch orientierten Untersuchungen von Gleichmann [5], Wink und Reindell [14], Samek [12], und den blutig erhobenen Daten von Krönig und Rost (Tabelle 2) (Abb. 5) (siehe auch Beiträge Hertzmann, Anschelewitsch und Patyna).

Abb. 2. Blutdruck- und Herzfrequenzverhalten 20–50jähriger männlicher Normalpersonen, aufgeschlüsselt nach Lebensdekaden (20–29, 30–39, 40–50 Jahre) (nach Franz, 2)

Abb. 3. Blutdruck- und Herzfrequenzverhalten 20–50jähriger weiblicher Normalpersonen, aufgeschlüsselt nach Lebensdekaden (20–29, 30–39, 40–50 Jahren (nach Franz, 2)

Tabelle 2. Blutdruckverhalten während Ergometrie 18–55 Jahre (x̄ = < 50 Jahre)

n	Alter	♂, ♀	50 Watt					75 Watt					100 Watt					Position	Messung	Autor
			P_s		P_d		HF	P_s		P_d		HF	P_s		P_d		HF			
			x̄+1 s	x̄+1 s	x̄+1 s	x̄+1 s	x̄+1 s	x̄+1 s	x̄+1 s	x̄+1 s	x̄+1 s	x̄+1 s	x̄+1 s	x̄+1 s	x̄+1 s	x̄+1 s	x̄+1 s			
173	20–50 J x̄ 35,3 8	♂	155 12	167	86 7	93	98 11	171 13	184	89 7	96	111 12	188 14	202	92 9	101	126 13	Halb-sitzen	Auskul-tatorisch	Franz et al.
150	20–50 J. x̄ 34,7 8	♀	157 15	172	87 8	95	116 12	175 15	190	91 8	99	136 13	186 15	201	93 7	100	144 10	Halb-sitzen	Auskul-tatorisch	Franz et al.
83	25–55 J x̄ 47,0 11	♂	150 18	168	88 10	98	97 14	161 19	180	90 10	100	106 14	177 20	197	93 9	102	113 14	Sitzen	Auskul-tatorisch	Gleich-mann et al.
123	35–55 J. x̄ 45,0 12	♀	149 18	167	86 12	98	105 15	161 20	181	89 12	101	120 16	178 20	198	95 10	105	132 16	Sitzen	Auskul-tatorisch	Gleich-mann et al.
219	18 J. x̄ 18,0	♂											177 20	197				Sitzen	Auskul-tatorisch	Renner et al.
21	x̄ 46,8	♂						163 22	185	85 12	97							Sitzen	Blutig	Krönig et al.
10	20–30	♂											185 25	210	87 15	102	134	Liegen	Blutig	Rost
50	20–30	♂	158 14	172	94 10	104	109	170 14	184	100 10	110	122	180 14	194	103 10	113		Liegen	Auskul-tatorisch	Al-Eshai-ker et al.
	Ruhe – RR + (Watt × 0,6)			170					185					200		105		Liegen	Auskul-tatorisch	Meyer-Erkelenz
	20–50 J.	♂											180	200	85	100	110	Liegen	Auskul-tatorisch	Kirchhoff et al.
		♀		x̄+2 s					x̄+2 s					x̄+2 s			130			
	21–30 J.	♂	138	172				146	182				152	192				Sitzen	Automa-tisch	Heck et al.
	31–40 J.	♀	134	175				142	186				148	196						
	41–50 J.		134	178				142	188				150	198						

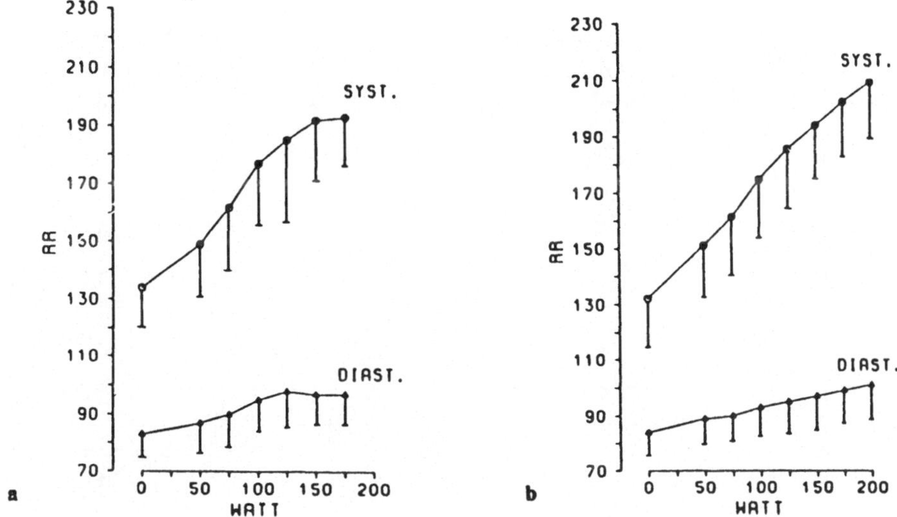

Abb. 5a, b. Normalwerte (Mittelwert und Standardabweichung für den systolischen und diastolischen (Phase IV, auskultatorisch) Blutdruck (RR; in mmHg) für **a)** gesunde Frauen (n = 123) und **b)** gesunde Männer (n = 83). Bei Fahrradergometrie im Sitzen, Steigerung der Belastung um 25 Watt pro/1 oder 2 min. Alter 25–55 Jahre, mittleres Alter der Männer 47 ± 11 Jahre, der Frauen 45 ± 12 Jahre (nach Gleichmann, 5)

Die von Heck et al. [6] retrospektiv mit dem Elag-Gerät (siehe Tabelle 1) erhobenen „Kölner" Daten liegen im systolischen Blutdruck deutlich niedriger, woraus sich somit auch niedrigere obere Grenzwerte ergeben, die die Gefahr falsch-positiver Ergebnisse beinhalten.

Dies gilt auch für die von Rost angegebene Formel (nicht über 200 mmHg bevor Wattstufe von 200 minus Lebensalter in Jahren), wogegen die von Meyer-Erkelenz empfohlene Faustregel (Ruhe-RR + [Watt × 0,6]) gut übereinstimmt mit dem von uns angegebenen oberen Grenzwert von 200/100 mmHg bei 100 Watt (Tabelle 2).

Wie Abb. 4 verdeutlicht, wurden Referenzwerte für den systolischen und diastolischen Blutdruck sowie die Herzfrequenz für den Bereich von 50 bis 100 Watt und 5 Min. danach erhoben.

Nach Messung des Blutdrucks und Eintragen der Werte in das Diagramm (Abb. 6, Abb. 7) kann somit unmittelbar und für jede Leistungsstufe erkannt werden, ob die Werte erhöht oder normal ausfallen. Aufgrund der Praktikabilität und der sehr guten Reproduzierbarkeit hat es sich jedoch bewährt, zur Beurteilung die Blutdruckwerte bei 100 Watt heranzuziehen, wobei allerdings erhöhte systolische und diastolische Blutdrücke im gesamten Leistungsbereich und danach die Diagnose Hypertonie als zusätzliche Stützen dienen. Grenzwerte für höhere Leistungsstufen sind in Tabelle 3 enthalten.

Die Beurteilung des Blutdrucks auf niedriger Leistungsstufe (z. B. 75 Watt) empfiehlt sich dann, wenn es zu steil ansteigenden, überschießen-

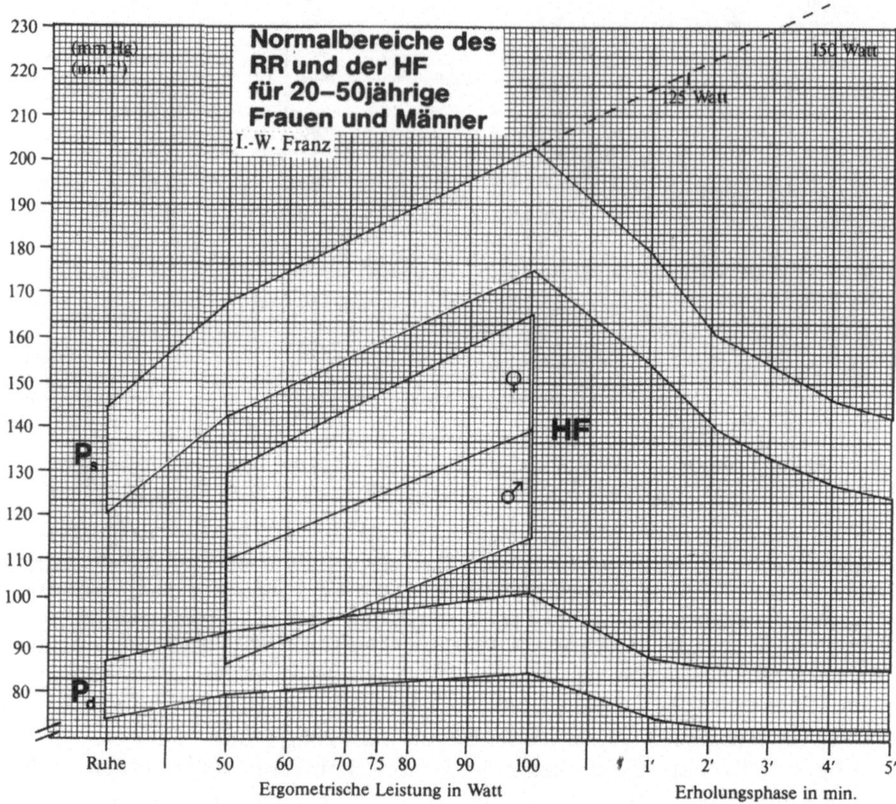

Abb. 6. Formblatt zur Beurteilung des systolischen (P_s) und diastolischen (P_d) Blutdrucks und der Herzfrequenz (HF) (jeweils Mittelwert ± 1 Standardabweichung) während und nach Ergometrie für 20- bis 50jährige Frauen und Männer (nach Franz, 2)

den Herzfrequenzerhöhungen kommt bzw. wenn bei 100 W bereits eine Ausbelastung vorliegt, wie es besonders bei Frauen der Fall sein kann.

In solchen Fällen kann es aufgrund der zunehmenden isometrischen Muskelkontraktionen zu falsch-positiven diastolischen Blutdruckanstiegen kommen. Besonders in diesen Fällen ist die Messung des Blutdrucks in der 5. Erholungsminute von großer Bedeutung. Die bisher in der Literatur fehlenden Normalwerte des Blutdrucks in der Erholungsphase nach Ergometrie sind aus zweierlei Sicht in der Praxis äußerst wichtig.

Zum einen kommt der Messung des Blutdrucks, auch nach Ergometrie, eine große diagnostische Trennschärfe zwischen Normotension und Hypertension zu [2]. So ist ein normales Blutdruckverhalten bei 20- bis 50jährigen Personen dadurch gekennzeichnet, daß der Blutdruck spätestens am Ende der 5. Erholungsminute nach 100 Watt die obere normotensive Grenze für den Ruheblutdruck von 140/90 mmHg erreicht bzw. unterschreitet

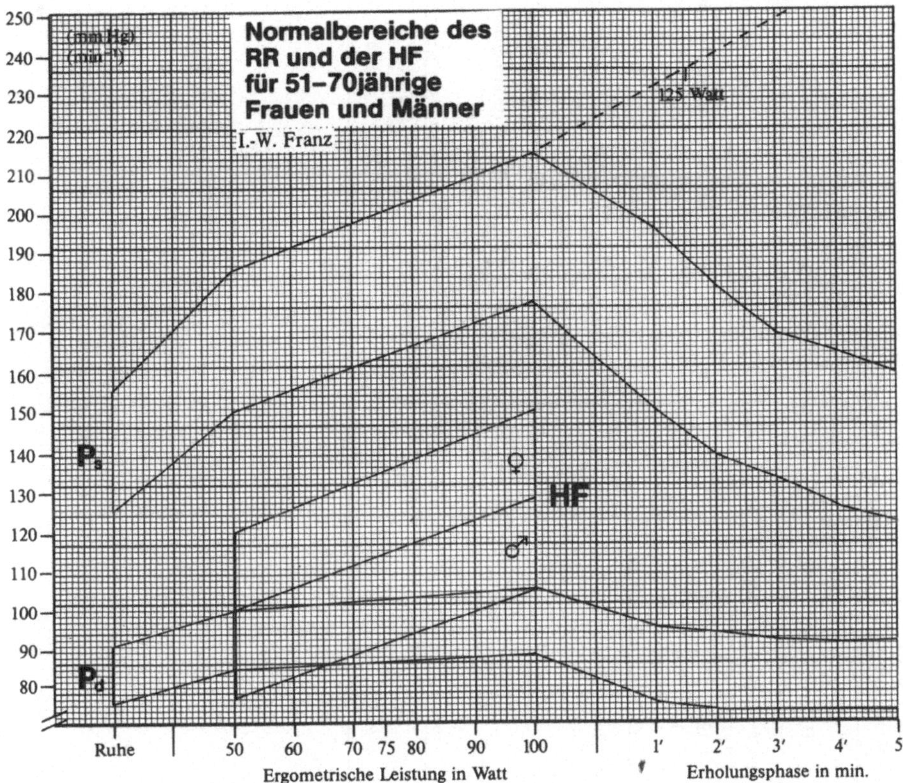

Abb. 7. Formblatt zur Beurteilung des systolischen (P_s) und diastolischen (P_d) Blutdrucks und der Herzfrequenz (HF) (jeweils Mittelwert $\pm$ 1 Standardabweichung) während und nach Ergometrie für 51- bis 70jährige Frauen und Männer (nach Franz, 2)

(150/90 mmHg bei über 50jährigen). Zum anderen kann die manchmal für den Unerfahrenen technisch schwierige diastolische Blutdruckmessung während Ergometrie durch die Ruheblutdruckerhebung in der Erholungsphase überprüft werden.

Als pathologische Blutdruckreaktion im Sinne einer Hypertonie gilt, wenn mindestens drei der vier erhobenen Meßwerte die oberen Normwerte (200/100 mmHg bei 100 Watt bzw. über 140/90 mmHg in der 5. Erholungsminute) überschreiten. Dabei kommt der Beurteilung des diastolischen Blutdrucks während und nach Ergometrie eine besondere Wertigkeit zu (siehe Kapitel Franz, S. 38).

Altersbereich über 50 Jahre

Für über 50jährige Männer und Frauen müssen höhere Grenzwerte (Abb. 8) für das Blutdruckverhalten während Ergometrie und danach ange-

Tabelle 3. Blutdruckverhalten während Ergometrie 20–55 Jahre ($\bar{x} < 50$ Jahre)

n	Alter	♂, ♀	125 Watt					150 Watt					175 Watt					200 Watt					Autor
			P_s		P_d		HF	P_s		P_d		HF	P_s		P_d		HF	P_s		P_d		HF	
			$\bar{x}+1\,s$	$\bar{x}+1\,s$	$\bar{x}+1\,s$	$\bar{x}+1\,s$	$\bar{x}+1\,s$	$\bar{x}+1\,s$	$\bar{x}+1\,s$	$\bar{x}+1\,s$	$\bar{x}+1\,s$	$\bar{x}+1\,s$	$\bar{x}+1\,s$	$\bar{x}+1\,s$	$\bar{x}+1\,s$	$\bar{x}+1\,s$	$\bar{x}+1\,s$	$\bar{x}+1\,s$	$\bar{x}+1\,s$	$\bar{x}+1\,s$	$\bar{x}+1\,s$	$\bar{x}+1\,s$	
27	20–40 J. $\bar{x}$ 35,5 3	♂	192 16	208			108 10	202 16	218			120 10	215 15	230			130 10						Boldt u. Franz
83	22–55 J. $\bar{x}$ 47,0 11	♂	185 18	203	95 10	105	127	194 18	212	97 10	107	136	202 18	220	98 10	108	143	209 18	227	100 10	110	153	Gleichmann
123	20–55 J. $\bar{x}$ 45,0 12	♀	185 25	210	98 12	110	146	192 20	212	95 10	105												Gleichmann
	20–50 J.	♂		215					230	105				245	< 110				260				Meyer-Erkelenz

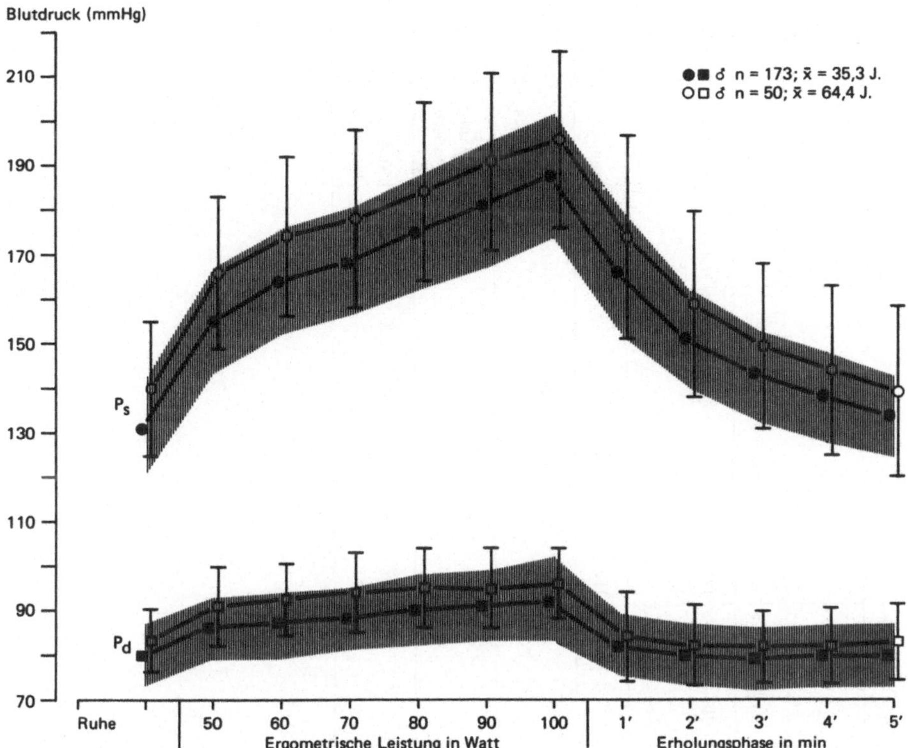

Abb. 8. Blutdruckverhalten älterer (x̄ 64,4 Jahre) und jüngerer (x̄ 35,3 Jahre) männlicher Normalpersonen vergleichend dargestellt. Der schraffierte Bereich stellt die einfache Standardabweichung der jüngeren Männer dar (nach Franz, 2)

setzt werden. Neben den schon zitierten Untersuchungen von Wink [14], Franz [2] und Samek [12], zeigen dies auch die Ergebnisse anderer Autoren (Tabelle 4).

Für über 50jährige Männer und Frauen müssen höhere Grenzwerte für das Blutdruckverhalten während und nach Ergometrie verwendet werden. Folgende Faustregeln haben sich als praktikabel erwiesen:

	75 Watt	100 Watt
50–60 Jahre	195/105	210/105
61–70 Jahre	205/110	220/110

In der 5. Erholungsminute sollte der Blutdruck 150/90 mmHg erreicht bzw. unterschritten haben.

Die von Franz et al., Gleichmann et al. und Samek et al. erarbeiteten Blutdruckwerte während Ergometrie wurden auf der Task Force Conference on Ergometry (Working Group on Ergometry of the ICSSPE) in Titisee 1987 als Referenzwerte akzeptiert [9].

Tabelle 4. Blutdruckverhalten während Ergometrie über 50 Jahre ($\bar{x} > 50$ Jahre)

n	Alter	♂, ♀	50 Watt P_s	$\bar{x}+1s$	P_d	$\bar{x}+1s$	HF	75 Watt P_s	$\bar{x}+1s$	P_d	$\bar{x}+1s$	HF	100 Watt P_s	$\bar{x}+1s$	P_d	$\bar{x}+1s$	HF	Position	Messung	Autor
			$\bar{x}+1s$	$\bar{x}+1s$	$\bar{x}+1s$	$\bar{x}+1s$	$\bar{x}+1s$	$\bar{x}+1s$	$\bar{x}+1s$	$\bar{x}+1s$	$\bar{x}+1s$	$\bar{x}+1s$	$\bar{x}+1s$	$\bar{x}+1s$	$\bar{x}+1s$	$\bar{x}+1s$	$\bar{x}+1s$			
50	55–80 J. $\bar{x}$ 64,4 9	♂	166 17	183	91 9	100	89 5	181 20	201	94 9	103	89 14	196 20	216	96 8	104	110 17	Halb- sitzen	Auskul- tatorisch	Franz
10	$\bar{x}$ 60,1												217		98			Liegen	Blutig	Rost
80	48–63 J. $\bar{x}$ 54,0	♂											180 24	204	92 11	103	110	Sitzen	Auskul- tatorisch	Åstrand
103	48–63 J. $\bar{x}$ 54,0	♀											188 20	208	93 11	104	130	Sitzen	Auskul- tatorisch	Åstrand
15	$\bar{x}$ 53,0 9	♂											188 20	208			120	Liegen	Auskul- tatorisch	Drexler u. Löllgen

Literatur

1. Bevegaård S, Holmgren A, Jonsson B (1960) The effect of body position on the circulation at rest and during exercise with special reference to the influence on the stroke volume. Acta Physiol Scand 49:279
2. Franz I-W (1982) Ergometrie bei Hochdruckkranken. Springer, Berlin Heidelberg New York
3. Franz IW, Bartels F, Müller R (1982) Normalwerte des Blutdruckes während und nach Ergometrie bei 20–50jährigen männlichen und weiblichen Probanden. Z Kardiol 71:458
4. Franz I-W, Lohmann FW (1982) Reproduzierbarkeit des Blutdruckverhaltens während und nach Ergometrie bei Hochdruckkranken. Dtsch med Wochenschr 107:1379
5. Gleichmann U: Diskussionsbeitrag. In: Anlauf M, Bock KD (Hrsg) Blutdruck unter körperlicher Belastung, Steinkopff, Darmstadt 1984, S 64
6. Heck H, Rost R, Hollmann W (1984): Normwerte des arteriellen Blutdruckverhaltens während fahrradergometrischer Belastung. In: Anlauf M, Bock KD (Hrsg) Blutdruck unter körperlicher Belastung, Steinkopff, Darmstadt, S 49
7. Ketelhut R, Behr U, Franz I-W (1987) Zur Wirkung eines 18monatigen Ausdauertrainings auf das Blutdruckverhalten von Hochdruckkranken. Klin Wschr 65 (Suppl 9), 174
8. Ketelhut R, Behr U, Franz I-W (1989) Der Einfluß einer Gewichtsabnahme auf den Ruhe- und Belastungsblutdruck bei Hypertonikern. Herz/Kreislauf 21, 74
9. Löllgen H, Ulmer HW, Crean P (1988) Recommendations and standard guidelines for exercise testing. Eur Heart J 9 (Suppl K):3
10. Matthes D, Schütz P, Hüllemann K-D (1978) Unterschiede zwischen direkt und indirekt ermittelten Blutdruckwerten. Med Klin 11:371
11. Rost R (1979) Kreislaufreaktion und -adaption unter körperlicher Belastung. Osang, Bonn
12. Samek L, Betz P, Schnellbacher K (1984) Exercise Testing in elderly patients with coronary artery disease. Eur Heart J 5 (Suppl G)
13. Wievel D, Franz I-W (1985) Blutdruck- und Herzfrequenzverhalten während Ergometrie bei männlichen, untrainierten Probanden im Alter von 12–15 Jahren. In: Franz I-W, Mellerowicz H, Noack W (Hrsg) Training und Sport zur Prävention und Rehabilitation in der technisierten Umwelt: Springer, Berlin Heidelberg New York Tokyo, S 624
14. Wink K (1965) Statistische Untersuchungen über den arteriellen Blutdruck unter Ruhe- und Belastungsbedingungen und Versuch einer Normenbildung. Med. Dissertation, Universität Freiburg

Blutdruckverhalten während Ergometrie in Abhängigkeit von Trainingszustand und der Körperposition

R. G. Ketelhut, K. Ketelhut und I.-W. Franz

Einleitung

Eine Vielzahl bedeutender Studien, einige davon begannen bereits vor über 30 Jahren, konnten einen positiven Einfluß körperlicher Aktivität auf die kardiovaskuläre Morbidität und Mortalität nachweisen [1, 9, 10, 11]. Sportlich aktive zeigten im Vergleich zu nichtaktiven Probanden deutlich niedrigere Glukose- und Insulinkonzentrationen, höhere HDL-Cholesterinspiegel, niedrigere Triglyzeride und Harnsäure [15].

Ein Ausdauertraining, wie zum Beispiel Langlauf und Radfahren, scheint geeignet neben der Steigerung der Leistungsfähigkeit auch einen erhöhten Blutdruck günstig zu beeinflussen [4, 13]. Hochdruckkranken wird daher empfohlen regelmäßig eine Ausdauersportart zu betreiben [4, 12, 13]. Es ist bekannt, daß der Blutdruck durch verschiedene andere nichtpharmakologische Therapieformen sowohl bei Hochdruckkranken als auch bei Menschen, die ein erhöhtes Risiko für die Entwicklung einer Hypertonie aufweisen, gesenkt werden kann [6]. Es wird jedoch weiterhin in der Literatur kontrovers diskutiert, ob der Blutdruck auch durch ein körperliches Training signifikant und auf Dauer im Sinne einer Blutdrucksenkung günstig beeinflußt wird und nicht nur bei Hypertensiven, sondern auch bei Normotonikern und ob dieses bei Normalwerterstellungen berücksichtigt werden muß.

Eine andere Frage ist, ob durch die Körperposition bei der Ergometrie (Liegen bzw. Sitzen) das Verhalten des systolischen und diastolischen Blutdrucks wesentlich beeinflußt wird und ob sich hieraus Rückwirkungen für die ergometrische Blutdruckdiagnostik ergeben.

Einfluß von Ausdauertraining auf das Blutdruckverhalten in Ruhe und bei Ergometrie

Normotoniker

In einer ersten Untersuchung [2] könnte bei 27 ausdauertrainierten Marathonläufern (mittleres Alter 36 Jahre) gezeigt werden, daß sich bei 100 Watt nicht nur, wie zu erwarten, die Herzfrequenz signifikant unterschied

I.-W. Franz (Hrsg.)
Belastungsblutdruck
bei Hochdruckkranken

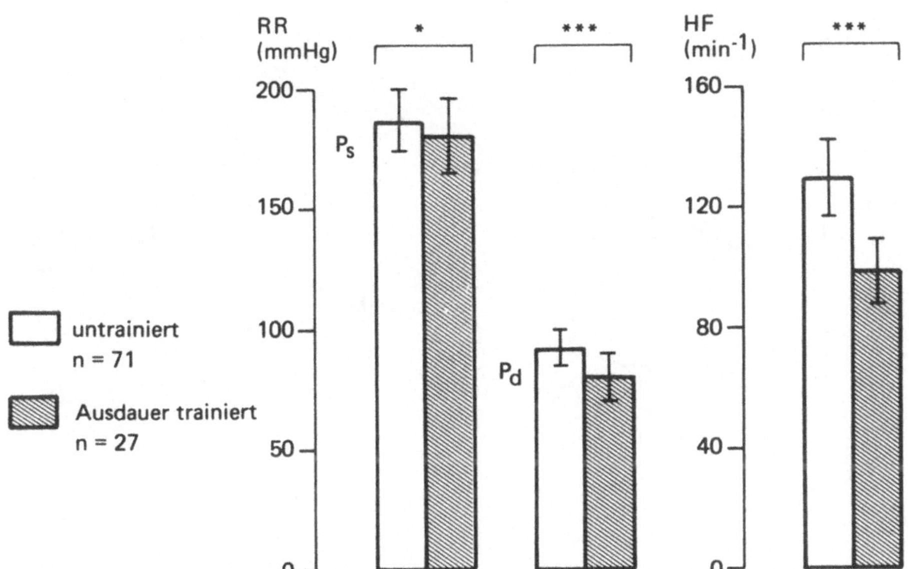

Abb. 1. Blutdruck (P_s, P_d) und Herzfrequenzverhalten (HF) während 100 Watt bei altersentsprechenden untrainierten und ausdauertrainierten Probanden. * p < 0.05; ** p < 0.001

(Abb. 1), sondern auch der systolische und vor allen Dingen der diastolische Blutdruck signifikant niedriger lag im Vergleich zu einem altersentsprechenden untrainierten Normalkollektiv. Dieses galt auch für den Leistungsbereich bis 175 Watt (Abb. 2). In einere weitere Untersuchung wurden 75 20–50jährige Marathonläufer ausgewählt und deren Blutdruck während standardisierter Ergometrie gemessen und mit den von Franz [5] ermittelten Normwerten einer entsprechenden Gruppe untrainierter Probanden verglichen. Es zeigte sich dabei, daß sowohl der systolische als auch der diastolische Blutdruck während Ergometrie, z. B. bei 100 Watt (Abb. 3), bei den Marathonläufern signifikant (p < 0,001) niedriger war im Vergleich zum systolischen und diastolischen Blutdruck untrainierter Probanden. Dieses konnte sowohl für eine Gruppe 50–70jähriger Männer als auch für eine Gruppe 20–50jähriger Frauen bestätigt werden.

Desweiteren wurden aus einem Gesamtkollektiv von 100 Marathonläufern 3 Gruppen zu je 10 männlichen Läufern ausgewählt, die sich in der Marathonlaufzeit im Mittel um ca. 45 Minuten unterschieden, die jedoch im Alter, der Körpergröße und dem Körpergewicht vergleichbar waren und keine signifikanten Unterschiede aufwiesen. Es zeigte sich hierbei deutlich, daß die Gruppe A der am besten trainierten Sportler mit der schnellsten Marathonlaufzeit, die auch am intensivsten trainierte, im Vergleich zu den beiden anderen Laufgruppen B und C, während aller Belastungsstufen wäh-

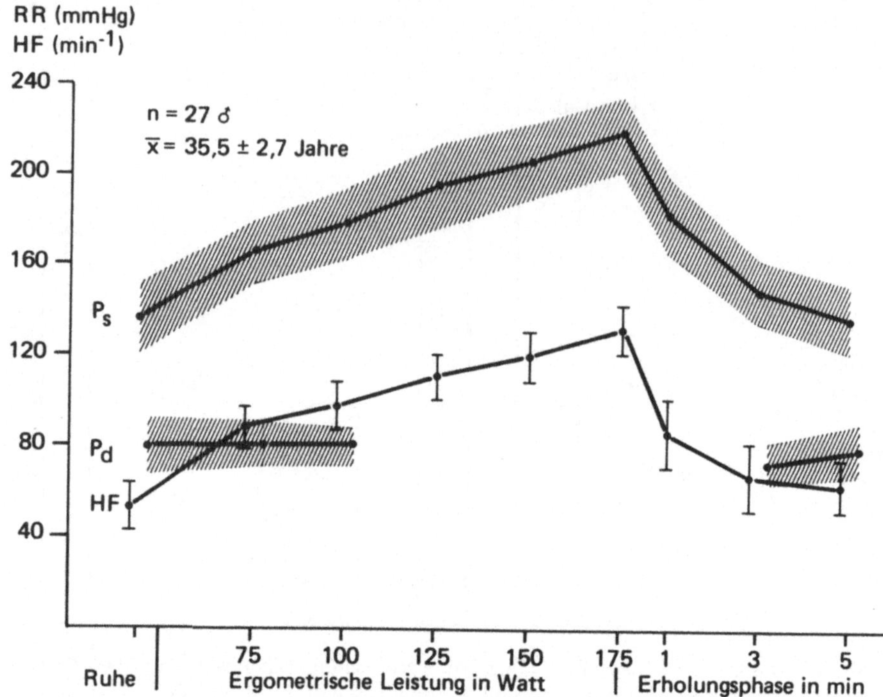

Abb. 2. Blutdruck (P_s, P_d) und Herzfrequenzverhalten (HF) 20- bis 50jähriger männlicher, ausdauertrainierter Läufer.

	At Rest	50 W	75 W	100 W	125 W	150 W
Systolic Blood Pressure						
A	128±6	140±10	143±7	156±11	166±15	177±13
B	137±13	155±13	159±12	169±15	180±13	189±15
C	139±16	161±12	170±16	181±16	186±16	198±19
Diastolic Blood Pressure						
A	88±5	82±4	81±5	81±7	(81±7)	(80±6)
B	90±9	87±9	86±8	86±8	(88±7)	(84±8)
C	91±9	91±9	92±8	93±9	(92±7)	(93±7)

*p<0.05; **p<0.01; ***p<0.001

Abb. 4. Systolischer und diastolischer Blutdruck in Ruhe und während Ergometrie bei Marathonläufern verschiedener Leistungsgruppen
A: Marathonlaufzeit 178 ± 12 min. n = 10
B: Marathonlaufzeit 222 ± 5 min. n = 10
C: Marathonlaufzeit 265 ± 8 min. n = 10

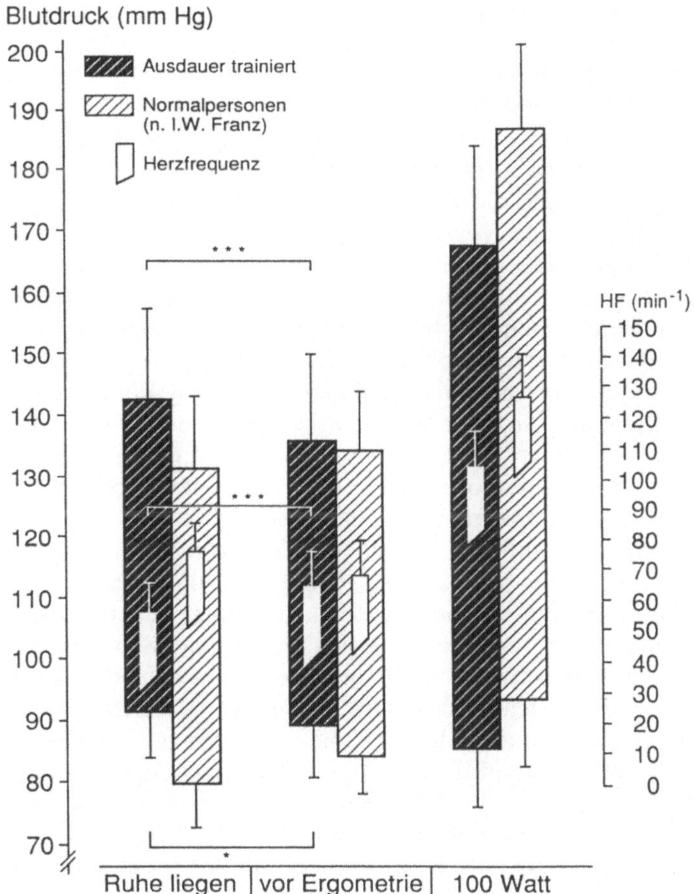

Abb. 3. Ruheblutdruck sowie bei 100 Watt von Ausdauertrainierten (siehe Text) im Vergleich zu altersentsprechenden Normalpersonen.

rend der Ergometrie die niedrigsten Blutdruckwerte aufwies. So war zum Beispiel der systolische Blutdruck bei 100 Watt in der Laufgruppe der schnellsten Marathonläufer (Gruppe A) 25 mmHg (16 %) niedriger im Vergleich zur Gruppe C, der Läufer mit der längsten Marathonlaufzeit. Der Unterschied beim diastolischen Blutdruck betrug 12 mmHg (15 %) (Abb. 4).

Hypertoniker

Aber nicht nur Normotoniker weisen Unterschiede im Blutdruckverhalten in Abhängigkeit vom Trainingszustand auf. Auch bei Hypertonikern ließ sich durch eine Verbesserung des Trainingzustands, d. h. durch ein regelmäßiges Ausdauertraining, eine signifikante Beeinflussung des Blutdruckverhaltens während Ergometrie bereits nach einem 6monatigen Training nachweisen [8]. Diese Blutdrucksenkung konnte bei weiterem regelmäßigen Training nicht nur über 3 Jahre erhalten werden, sondern es zeigte sich auch noch eine weitere tendenzielle Abnahme des diastolischen Blutdrucks während des 3jährigen Untersuchungszeitraums [7].

Bedingt durch die Reduktion des systolischen Drucks als auch durch die trainingsbedingte Verringerung der Herzfrequenz während der Belastung, wurde auch eine signifikante Reduktion des Produkts beider Parameter, als Maß für den myokardialen Sauerstoffverbrauch, erzielt [7].

Vergleicht man die bei diesen Hochdruckkranken während Ergometrie bei 100 Watt erzielte prozentuale Senkung des systolischen Blutdrucks mit der durch verschiedene medikamentöse Therapieformen erzielten Blutdrucksenkung, so zeigt sich deutlich, daß eine Verbesserung des Trainingszustands bedingt durch ein regelmäßiges Training durchaus ein mit verschiedenen medikamentösen Therapieformen vergleichbaren Effekt bezüglich der Blutdrucksenkung zu erzielen vermag.

Diese Ergebnisse stehen im Widerspruch zu verschiedenen anderen Studien, die keine Senkung des Blutdrucks durch ein körperliches Training nachweisen konnten. So konnte auch in einer neueren Studie [3] nach einem viermonatigen regelmäßigen Training keine Senkung des Blutdrucks in Ruhe erzielt werden. Auch in unserer an Hypertonikern durchgeführten Studie zeigte sich nach einem 6monatigen Lauftraining keine signifikante Senkung des Blutdrucks in Ruhe [8], wogegen, wie bereits erwähnt, der Blutdruck während Ergometrie schon nach einem 6monatigen Training signifikant gesenkt war. Bei einer Kontrolluntersuchung nach 18monatigem regelmäßigen Training war dann auch der Blutdruck in Ruhe signifikant gesenkt [8]. Eine entscheidende Ursache für diese unterschiedlichen Ergebnisse scheint somit, neben möglichen anderen Faktoren, die Dauer eines Trainingsprogramms zu sein.

Einfluß der Körperposition auf das Blutdruckverhalten während Ergometrie

Es stellt sich die Frage, ob die bei ergometrischen Untersuchungen durchgeführten Messungen möglicherweise in Abhängigkeit von der Körperposition unterschiedliche Ergebnisse, wie zum Beispiel hinsichtlich der Messung des Blutdrucks, induzieren.

Unsere Untersuchungen hierzu zeigen bei normotensiven Probanden in halbliegender und sitzender Position auf dem Fahrradergometer bei 100 Watt keinen wesentlichen und klinisch relevanten Unterschied sowohl beim systolischen als auch beim diastolischen Blutdruck (Tabelle 1).

Auch bei Grenzwerthypertonikern und ebenfalls bei Hypertonikern fanden sich gleiche Ergebnisse ohne statistisch signifikante und klinisch relevante Unterschiede (Tabelle 2).

Tabelle 1. Vergleich des Blutdrucks und der Herzfrequenz in halbliegender und sitzender Position bei normotensiven Probanden in Ruhe, während und nach standardisierter Ergometrie

n = 35 39,3 ± 11 Jahre 179 ± 7 cm 75,4 ± 9 kg	Ruhe (vor Ergo)		100 Watt			5 Min. danach	
	P_s	P_d	P_s	P_d	HF	P_s	P_d
Halbliegend	131 10	82,7 3	183,1 9,7 (192,8)	92 4 (96)	116,6 12,3	128 7,2	81,1 2,2
Sitzend	125,4 3 12	80,6 3,1 4	176,8 13,8 (190,6)	89 4,8 (93,8)	115,5 13,2	122,4 6,2	79,5 2,9
Δ	5,6	2,1	6,3	3,0	1,1	5,6	1,6

Tabelle 2. Vergleich des Blutdrucks und der Herzfrequenz in halbliegender und sitzender Position bei Hypertonikern

n = 35 41,4 ± 10,3 J. 176,5 ± 7 cm 79,5 ± 10 kg	Ruhe		100 Watt			5 Min danach	
	P_s	P_d	P_s	P_d	HF	P_s	P_d
Halbliegend	158,1 13	104,6 5	208,1 20	115,5 9	122,2 20	154,2 13	103,4 6
Sitzend	153,1 14	101,9 6	202,6 19	111,8 8	122,1 20	146,7 11	100,2 6,5
Δ	5	2,7	5,5	3,7	0,1	7,5	3,2

Rost et al. [14] führten Vergleichsuntersuchungen in liegender und sitzender Position ebenfalls während ansteigender Ergometrie durch. Auch hierbei zeigten sich zwar geringe niedrigere systolische Drucke während aller Belastungsstufen zugunsten der sitzenden Position, die jedoch numerisch unbedeutend und klinisch ebenfalls nicht relevant waren.

Eine mögliche Erklärung dieser geringgradigen, jedoch unbedeutenden Unterschiede wäre möglicherweise der bei der Liegendergometrie aufgrund der angehobenen Beine unphysiologisch gesteigerte venöse Blutfluß zum Herzen. Über eine Erhöhung des Preload erfolgt eine geringe Zunahme des Schlagvolumens und damit auch des Herzzeitvolumens, wodurch ein Anstieg des systolischen Blutdrucks hervorgerufen werden kann. Durch die im Vergleich zur sitzenden Position geringere zum Einsatz kommende Muskelmasse ist der Anteil der statischen Belastung bei gleicher Leistungsstufe größer im Vergleich zur halbsitzenden oder sitzenden Position, was dadurch auch den diastolischen Blutdruck in liegender Position erhöhen kann. Die klinische Relevanz dieser numerischen Betrachungsweise ist jedoch unbedeutend. Nach den Untersuchungen von Rost [14] scheint sich jedoch eine zunehmende Diskrepanz bei höheren Belastungen (200 Watt) sowie mit zunehmendem Lebensalter abzuzeichnen.

Schlußfolgerungen für die Praxis

Zusammenfassend läßt sich somit feststellen, daß ein Ausdauertraining den erhöhten Blutdruck in Ruhe und während Ergometrie Hochdruckkranker signifikant senkt und somit als antihypertensive Therapie empfohlen werden kann. Aber auch bei normotensiven Probanden läßt sich ein eindeutig erniedrigter Blutdruck in Ruhe und während Ergometrie durch ein Ausdauertraining nachweisen. Somit ist es gut verständlich, daß auch über diesen Mechanismus die Normalwerte der Kölner Arbeitsgruppe (siehe Beitrag Behr, Seite 15), die ja überwiegend an Sportlern erhoben wurden, im Vergleich zu den untrainierten Probanden niedriger ausfallen. Der Trainingseinfluß muß somit bei der Normalwerterhebung berücksichtigt werden.

Auch bezüglich der Körperposition läßt sich ein geringer Einfluß zu höheren Werten in der liegenden Position zeigen, der jedoch nicht von großer praktischer Relevanz ist.

Literatur

1. Blair SN, Kohl HW, Paffenburger RS, Clark DG, Cooper KH, Gibbons IW (1989) Physical fitness and all-cause mortality – a prospective study of healthy men and women. JAMA 262:2395–2401
2. Boldt F, Doreste JL, Franz I-W (1984) Vergleichende ergometrische Untersuchungen über das Blutdruck- und Herzfrequenzverhalten bei ausdauertrainierten Langstreckenläufern und untrainierten Probanden. In: Training und Sport zur Prävention und Rehabilitation in der technisierten Umwelt. I-W Franz, H Mellerowicz, W Noack (Hrsg). Springer, Berlin Heidelberg, S 630
3. Blumenthal JA, Siegel WC, Appelbaum M (1991) Failure of exercise to reduce blood pressure in patients with mild hypertension. JAMA 226:2098–2104
4. Chick TW, Halperin AK, Gacek EM (1988) The effect of antihypertensive medications on exercise performance. Med Sci Sports Exerc 20:447
5. Franz IW (1986) Ergometry in hypertensive patients. Springer, Berlin Heidelberg New York Tokio
6. Kaplan NM (1991) Long-term effectiveness of nonpharmacological treatment of hypertension. Hypertens 18 (Supplement I)I-153–I-160
7. Ketelhut R, Franz IW (1992) Effect of endurance training on blood pressure in hypertensive patients: a 3-year follow-up. Med Sci Sports Exerc 24, 5 (suppl) S 86
8. Ketelhut R, Behr U, Franz IW (1987) Zur Wirkung eines 18monatigen regelmäßigen Ausdauertrainings auf das Blutdruckverhalten bei Hochdruckkranken in Ruhe und bei Belastung. In: Rieckert H (Hrsg) Sportmedizin – Kursbestimmung. Springer, Berlin Heidelberg New York London Paris Toyko, S 418–423

9. Leon AS, Connett J, Jacobs DR, Rauramaa R (1987) Leisure-time physical activity and the incidence of coronary heart disease and death: the multiple risk factor intervention trail. JAMA 258:2388–2395
10. Paffenburger RS, Hyde RT, Wing AL, Hsiech C (1986) Physical activity, all-cause mortality, and longevity of college alumni. N Engl J Med 314:605–613
11. Powell KE, Thompson PD, Caspersen CJ, Kendrick JS (1987) Physical activity and the incidence of coronoary heart disease. Ann Rev Public Health 8:253–287
12. Rost R (1983) Sportliche Aktivität des Hypertonikers. Münch Med Wschr 125:1025
13. Rost R (1987) Hypertonie und Sport. Dtsch Med Wschr 112:815
14. Rost R, Heck H (1987) Belastungshypertonie – Bedeutung aus der Sicht sportlicher Aktivität. Herz 12; 2:125–133
15. Zimmet PZ, Collins VR, Dowsw GK, Alberti KGMM, Tuomiletho J, Gareeboo H, Chitson P (1991) The relation of physical activity to cardiovascular disease risk factors in mauritians. Am J Epidemiol 134, 8:862–875

Diskussion

D. Klaus, Dortmund

Die Einteilung in unter und über 50jährige sollte durch eine Dekadeneinteilung nach dem Lebensalter ersetzt werden. Für die Beurteilung in der Praxis sollte stärker herausgearbeitet werden, daß die Höhe des Blutdruckanstiegs unter körperlicher Belastung vom Lebensalter, Körpergewicht und Trainingszustand abhängt und daß bei Koronarkranken sowohl überhöhte wie auch verminderte Druckanstiege beobachtet werden, wobei letztere prognostisch besonders ungünstig sind.

R. Rost, Köln

Herr Ketelhut, wie hat sich eigentlich das Körpergewicht bei Ihren Trainierten verhalten? Es ist doch eher wahrscheinlich, daß sich diese Gruppen mit verschiedener Leistung auch in ihrem Gewicht unterschieden und daß möglicherweise hierdurch das unterschiedliche Blutdruckverhalten zustande kam.

R. Ketelhut, Berlin

Herr Rost, das können wir in unserer Analyse eindeutig verneinen, denn wir haben immer Dreier-Gruppen mit gleichem Alter und Gewicht gebildet und diese miteinander verglichen. Wir können aus unserer Untersuchung sagen, daß das unterschiedliche Blutdruckverhalten wirklich nur mit dem unterschiedlichen Trainingsaufwand zusammenhängt.

I.-W. Franz, Todtmoos

Richard, ich glaube, daß sich eigentlich keine Diskrepanz zu den Kölner Daten aufzeigt, denn bei Euren retrospektiven Datenerhebungen zur Erfassung von normalen Blutdruckreaktionen bei Belastung habt Ihr ja überwiegend ein ausgewähltes Kollektiv Sporttreibender untersucht. Deshalb ist es vielleicht nicht erstaunlich, daß Ihr innerhalb der Sportgruppen keinen Unterschied gefunden habt. Hättet Ihr aber Sportler gegen Normotensive untersucht, wie z. B. wir in Berlin, so hättet Ihr diesen Unterschied sicher auch erfaßt. Ich glaube, daß hier auch eine Erklärung zu suchen ist, daß der systolische Blutdruck von der Kölner Arbeitsgruppe zu niedrig angegeben wurde, im Gegensatz zu den Untersuchungen von Gleichmann, Samek oder wie in den Beiträgen von Hertzman und Anschelewitsch sowie unseren

Daten, die eben ein nichttrainiertes Kollektiv untersuchten. Darüber hinaus kommt vielleicht noch hinzu, daß die Kölner Daten überwiegend mit einem automatischen Elag-Meßgerät der ersten Generation ermittelt wurden, wobei davon auszugehen ist, daß das erste leise Auftreten des systolischen Geräuschs hiermit nicht erfaßt werden konnte. Durch die Anwendung dieses Gerätes wird auch verständlich, daß die Kölner Schwierigkeiten bei der Ermittlung des diastolischen Blutdrucks während Ergometrie haben. Nach unseren Erfahrungen können wir sagen, daß mit automatischen Meßgeräten die Erfassung des diastolischen Blutdrucks nicht gelingt und auch beim systolischen Blutdruck erhebliche Schwierigkeiten auftreten können.

I.-W. Franz, Todtmoos
Ich hätte noch eine Anmerkung zu den Ausführungen zu machen, daß die 24-Stunden-Blutdruckmessung besser zur Linksherzhypertrophie korreliert als die Ergometrie. Diese Aussage ist anhand der von Baumgart vorgelegten Daten in keiner Weise möglich. Ich glaube, daß es sehr wichtig ist, daß wir die Begriffe „linksventrikuläre Muskelmasse" und „Linksherzhypertrophie" deutlich voneinander trennen; denn in der Untersuchung von Baumgart an 62 zuvor unbehandelten Hypertonikern wiesen 36 der Patienten eine normale Septumdicke von 11 mm und weniger auf. Zwar fehlen in der Publikation die Angaben zur linksventrikulären Muskelmasse überhaupt, jedoch läßt sich daraus schließen, daß der überwiegende Teil der untersuchten Patienten eine noch normale Muskelmasse aufwies. Das heißt, Baumgart konnte zeigen, daß bei diesem ausgewählten Kollektiv mit zum Teil noch normalem Blutdruck in der 24-Stunden-Blutdruckmessung bzw. leicht erhöhten Druck eine bessere Korrelation zwischen der Druckhöhe und der Septumdicke bestand, einer Septumdicke, die sich noch im normalen Bereich befand. Als kardiovaskulärer Risikofaktor ist aber nicht die im oberen Normalbereich angesiedelte Septumdicke anzusehen, sondern – wie wir aus den Daten wissen – ein erhöhter linksventrikulärer Muskelmassenindex.

B. Krönig, Trier
Auch wenn sich die Muskelmasse überwiegend noch im Normalbereich befand, ist dieses für mich von prognostischer Bedeutung.

Ergometrie zur Differenzierung zwischen normalem und erhöhten Blutdruck

I.-W. Franz

Einleitung

Der Blutdruckwert als die zentrale Größe in der Diagnostik der arteriellen Hypertonie unterliegt einer ausgeprägten Variabilität [14, 15, 28]. Je nach Tageszeit und der momentanen physischen und emotionalen Lage lassen sich erheblich unterschiedliche Blutdruckwerte ermitteln. Hieraus ergeben sich für die klinische Einschätzung der arteriellen Hypertonie zwei wesentliche Probleme. Zum einen wird es gut verständlich, daß die Blutdruckerfassung und -beurteilung in der Praxis häufig äußerst schwierig sein kann und die von der WHO vorgeschlagene Gruppeneinteilung in Normotonie, Grenzwerthypertonie und Hypertonie rein willkürlich erscheint. Dieses gilt besonders für die Diagnosestellung der Grenzwerthypertonie, der juvenilen labilen Hypertonie oder den erhöhten Blutdruck im Alter [15]. Diese Schwierigkeit ist durch zahlreiche Studien aufgedeckt worden und gerade in den letzten Jahren durch den breiten Einsatz der ambulanten 24-Stunden-Blutdruckmessung wieder verdeutlicht worden. In großen international akzeptierten Interventionsstudien (Australian Trial, MRC) kam es im Verlauf der Untersuchungen, auch unter Placebogabe, bei einem großen Teil der Patienten, die zuvor als milde Hypertoniker eingestuft worden waren, zu einem deutlichen Abfall des Blutdrucks in den Normalbereich.

Aufgrund der erwähnten großen Blutdruckvariabilität und der Abhängigkeit des Blutdrucks von körperlichen und emotionalen Aktivitäten sind die Blutdruckwerte nur bei möglichst gleichen äußeren Bedingungen miteinander vergleichbar. Dieses ist unter alltäglichen Bedingungen in Klinik und Praxis unter Ruhebedingungen jedoch nicht realisierbar, was prinzipiell auch für die ambulante 24-Stunden-Blutdruckmessung gilt, da kein normierter Tagesablauf vorgegeben werden kann. Deshalb ist es um so wichtiger, daß diese Voraussetzungen durch eine standardisierte ergometrische Untersuchung weitgehend erfüllt werden [14, 15]. Die Ergometrie hat sich zur Beurteilung der körperlichen Leistungsfähigkeit, aber auch zum Nachweis einer koronaren Herzerkrankung, eben wegen der guten Reproduzierbarkeit, weltweit durchgesetzt [15, 17, 32].

Neben der guten Standardisierbarkeit ist für die breite Anwendung eine Untersuchungsmethode wichtig, daß sie apparativ nicht aufwendig und für die Patienten nicht belastend ist. Im folgenden soll die Wertigkeit einer

I.-W. Franz (Hrsg.)
Belastungsblutdruck
bei Hochdruckkranken
© Springer-Verlag Berlin Heidelberg 1993

Blutdruckmessung während und nach Ergometrie zur Differenzierung zwischen normalem und erhöhten Blutdruck in nachstehenden zwei Teilaspekten abgehandelt werden:
- Früherkennung (Erfassung) eines für die Hochdruckerkrankung spezifischen pathophysiologischen Parameters, der gegebenenfalls durch die Belastung erst erkennbar bzw. verdeutlicht wird.
- Reproduzierbares Erfassen dieses für die Hochdruckkrankheit charakteristischen pathophysiologischen Parameters durch einfache breit anwendbare Methodik.

Früherkennung (Erfassung) eines für die Hochdruckkrankheit pathophysiologischen Parameters

Unter Ruhebedingungen stellt sich die Haemodynamik einschließlich struktureller und kardialer Anpassungen im Verlauf der Hypertonie wie in Abb. 1 dar, ohne daß hieraus Rückschlüsse auf die Pathogenese des erhöhten Blutdrucks möglich sind. Im Initialstadium wird die Blutdruckerhöhung überwiegend oder ausschließlich durch ein erhöhtes Herzzeitvolumen (erhöhte Herzfrequenz und erhöhte myokardiale Kontraktilität) bei noch normalem totalen peripheren Widerstand (TPR) bedingt. Erst im späteren Stadium läßt sich unter Ruhebedingungen ein erhöhter TPR als charakteristischer pathophysiologischer Parameter der Hypertonie nachweisen, woran funktionelle und/oder strukturelle (Mediahypertrophie der Gefäße, linksventrikuläre Hypertrophie) Prozesse beteiligt sind.

Wie stellt sich jedoch die Haemodynamik unter dynamischer Belastung im Verlauf der Hochdruckentwicklung dar, die ja die Grundlage für eine ergometrische Hochdruckdiagnostik bildet?

Bei in Ruhe noch normotensiven Personen

Molineux et al. [36] konnten schon bei 14- bis 16jährigen Jugendlichen zeigen, von denen 24 eine positive und 40 eine negative familiäre Hochdruckanamnese der Eltern aufwiesen, daß trotz normalem und nicht unterschiedlichem Ruheblutdruck sich der systolische Belastungsblutdruck bei 100 und 150 Watt signifikant unterschied. Sie vermuteten, daß die überhöhten systolischen Belastungsblutdrucke ein frühes Phänomen darstellen, welches der etablierten Hypertonie um Jahre vorausgeht. Die diesbezüglichen Ergebnisse von Briedigkeit et al. werden an anderer Stelle (Seite 95) ausführlich dargestellt und zeigen, daß ein positiver Belastungstest in der Jugend mit einem hohen Prozentsatz an Hypertonieentwicklung im Erwachsenenalter einhergeht.

Auch bei in Ruhe noch normotensiven Erwachsenen sind zahlreiche Autoren der Frage nachgegangen, ob die Messung des Blutdrucks während einer standardisierten Belastung die Entwicklung einer späteren Hypertonie

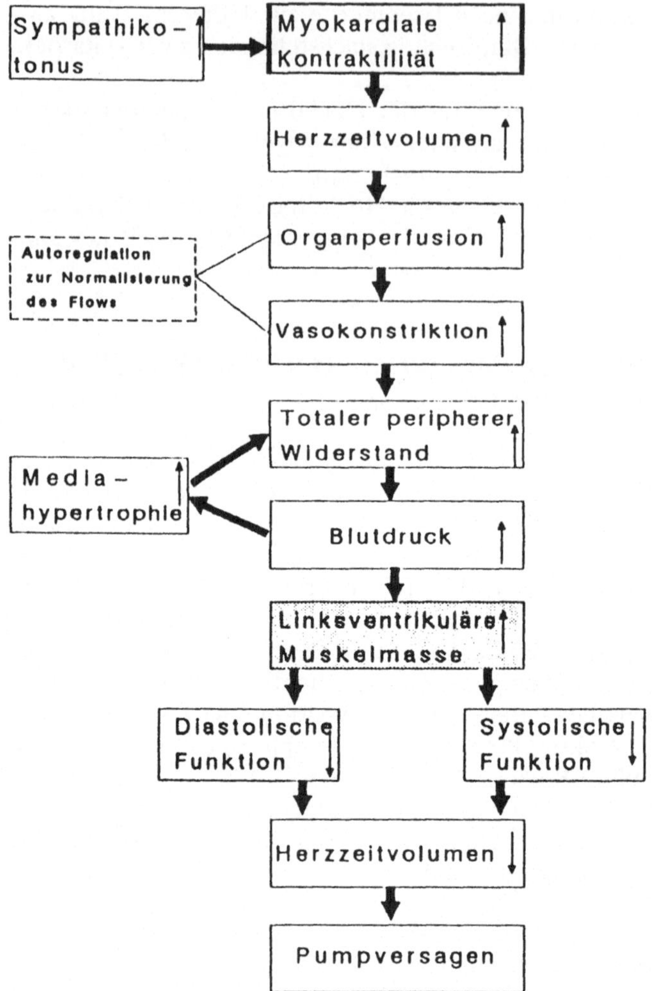

Abb. 1. Zusammenhang zwischen Herzfunktion, Haemodynamik und Entwicklung der Hypertonie und Linksherzhypertrophie.

voraussagen kann (Tabelle 1). Trotz unterschiedlicher Belastungsmodalität (Ergometrie, Laufband, submaximaler oder maximaler Test), unterschiedlichen Blutdruckgrenzwerten und unterschiedlicher Nachverfolgungszeit zeigen die Studien übereinstimmend, daß sich trotz Normotonie in Ruhe ein erhöhter systolischer Belastungsblutdruck als ein guter Indikator für eine spätere Hochdruckentwicklung darstellt [4, 5, 7, 8, 9, 15, 16, 19, 24, 25, 26, 39, 43, 46]. In der längsten Untersuchung von Tanji et al. [43] über 10 Jahre wiesen von 26 Personen (mittleres Alter beim Einschluß 20,6 Jahre) 11 einen erhöhten Blutdruck während der Ergometrie *und* in der Erholungsphase auf. Von diesen entwickelten 10 eine Hypertonie. Demgegenüber

Tabelle 1. Verschiedene Autoren sind der Frage nachgegangen, ob bei normalem Ruhe-blutdruck der Belastungsblutdruck einen prognostischen Wert auf die spätere Hochdruck-entwicklung (EH) bzw. für die Einschätzung einer langfristigen Normotension (N) auf-weist.

Autor	Testver-fahren	RR-Grenz-werte	Follow-up	Prävalenz	Prädiktiver Wert EH	Prädiktiver Wert N
Dahms et al.	Laufband	RR > 225/90 max.	5 J.	38 %	73 %	93 %
Davidoff et al.	Ergometrie (sofort da-nach)	RR > 200/90 70 % max.	5,6 J. (Min. 6 Mo.)	33 %	62 %	70 %
Dlin et al.	Ergometrie	RR > 200 ΔP_d 10 mmHg submax.	5,8 J.	5 %	11 %	100 %
Jackson et al.	Ergometer/ Laufband	RR > 230/110 90 % max.	2–4 J.	23 %	52 %	85 %
Tanji et al.	Step Test (sofort da-nach)	RR > 200 60 % max.	10 J.	43 %	83 %	93 %
Wilson et al.	Laufband	RR > 225 max.	32 Mo.	10 %	21 %	91 %

waren nach 10 Jahren von den 15 Personen mit belastungsnegativer Reaktion noch 14 weiterhin normotensiv. Diese wichtige Tatsache wurde auch durch die anderen Untersuchungen (Tabelle 1) bestätigt, nämlich daß ein normaler Belastungstest eine spätere Hochdruckentwicklung nahezu aus-schließt. In den soeben publizierten Daten der Framingham Studie [24] konnte auch an einem großen Kollektiv von 1184 Männern (17 bis 77 Jahre) gezeigt werden, daß Personen mit einem erhöhtem Belastungsblutdruck nach 4 Jahren ein vierfach höheres Risiko der Hochdruckentwicklung auf-weisen, was für die Frauen, möglicherweise durch die zu tiefen Normal-werte, nicht nachweisbar war.

Neue Untersuchungen von Wilson et al. [47] an im Mittel 28jährigen in Ruhe normotensiven Männern zeigen, daß die Voraussagewahrschein-lichkeit einer späteren Hypertonieentwicklung durch die Einbeziehung des diastolischen Blutdrucks eventuell noch verbessert wird. So wiesen Männer mit positiver Familienhochdruckanamnese und überhöhtem Belastungsblut-druck im Vergleich zu jenen mit negativer Anamnese und normalem Bela-stungsblutdruck nicht nur erhöhte systolische Belastungsblutdrucke, son-dern auch diastolische Drucke auf, die durch einen nicht adäquaten Abfall

Tabelle 2. zeigt das Verhalten des systolischen, diastolischen Blutdrucks und des peripheren Gefäßwiderstandes in Ruhe sowie bei Ergometrie mit 200 und 600 kpm bei normotensiven Erwachsenen ohne Hochdruckanamnese in der Familie (low), mit Hochdruckanamnese, aber normalem Belastungsblutdruck (Hi/N) sowie bei positiver Familienanamnese mit überschießendem Belastungsblutdruck (Hi/Ex) (Wilson et al., 46). (*p < 0.01; ↑ p < 0.05; ↕ p < 0.08)

Exercise Work Load (kpm)

Variable	Group	Rest	200	600
Systolic BP	Low	118 (2,0)	135 (2,4)	182 (3,9)
	Hi-N	130 (1,8)	145 (2,8)	183 (4,3)
	Hi-Ex	127 (2,8)	153 (6,4)	214 (9,9)
		*	*	*
Diastolic BP	Low	72 (2,0)	74 (1,8)	83 (3.0)
	Hi-N	78 (1,7)	81 (2,1)	86 (1,5)
	Hi-Ex	77 (3,3)	85 (2,5)	94 (3,6)
		↑	↑	↑
Peripheral	Low	2652 (97)	1563 (64)	1114 (55)
resistance	Hi-N	2821 (135)	1757 (96)	1209 (71)
index	Hi-E	2889 (197)	1898 (96)	1347 (99)
		↕	↕	↕

des peripheren Gefäßwiderstandes zustande kamen (Tabelle 2). Dabei verwendeten die Autoren das von uns vorgeschlagene Belastungsschema und maßen auch den Blutdruck in der Erholungsphase danach über 5 Minuten. Die systolischen und diastolischen Druckkurven sowohl während der Ergometrie als auch in der Erholungsphase deckten sich mit den früher vorgestellten Ergebnissen bei den Grenzwerthypertonikern [12].

Bei in Ruhe grenzwertigem und erhöhten Blutdruck

Die von Wilson et al. [47] bei normotensiven Probanden beschriebenen Befunde konnten auch durch invasive Untersuchungen bei milder Hypertonie erhoben werden [33, 41]. Lund-Johansen [33] wies darauf hin, daß die haemodynamische Situation in Ruhe (Abb. 2) bei grenzwertiger und milder Hypertonie entscheidend vom Alter der Patienten und somit vom Entwicklungsstadium der Hypertonie abhängt. So lag in Ruhe der errechnete periphere Gefäßwiderstand bei 16 von 19 Patienten unter 30 Jahren sowie bei 10 von 17 Patienten in der Altersgruppe von 30 bis 39 Jahren im Normalbereich. Als Ursache für den erhöhten Blutdruck war bei diesen Patienten somit ein erhöhtes HZV anzusehen. Erst bei den älteren Patienten (Abb. 2) zeigte sich der für die Hypertonieentwicklung charakteristische Befund eines erhöhten TPR mit reduziertem Herzzeitvolumen. Unter Belastungsbedingungen von 50 bis 150 Watt zeigte sich, daß inklusive der jüngsten Probanden (Abb. 3) in allen Altersgruppen die Funktionslage der Arteriolen abnormal war. Bei keinem Patienten sank der TPR auf das niedrige

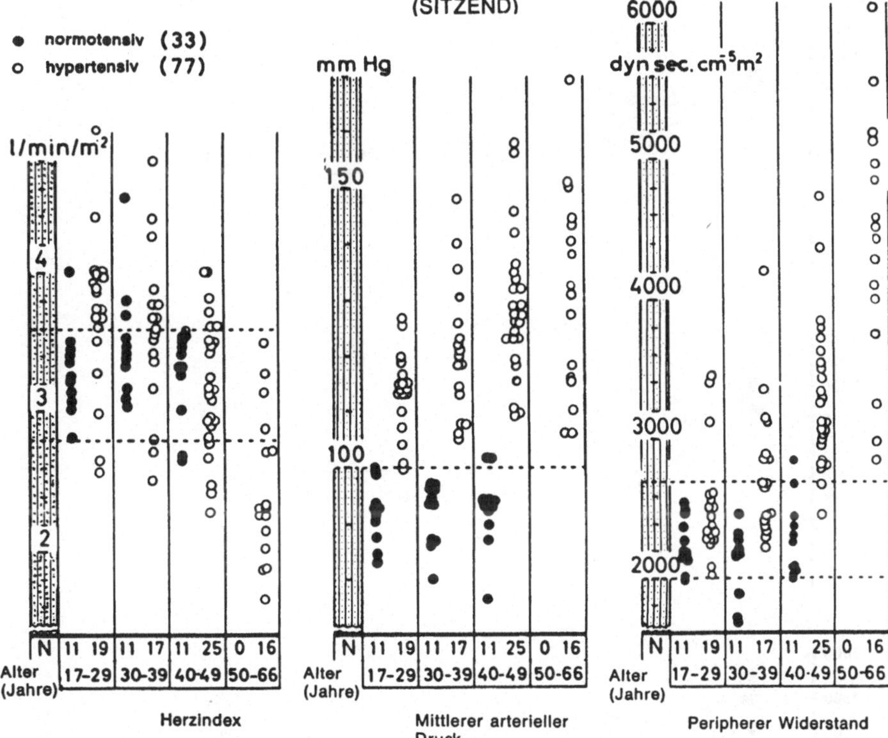

Abb. 2. Haemodynamisches Verhalten in Ruhe bei 77 hypertensiven und 33 normotensiven männlichen Probanden (nach Lund-Johansen, 33).

Niveau der Normalpersonen, was auch aus den Belastungsuntersuchungen von Julius et al. [27] hervorgeht. Das Verhalten des totalen peripheren Gefäßwiderstandes unter Belastung wird somit zum entscheidenden Kriterium zwischen Normotension und Hypertension [12, 15]. Diese wichtige Tatsache wird auch durch die Langzeituntersuchungen von Lund-Johansen überzeugend bestätigt. Nach 10 Jahren konnten 15 der 19 Patienten der Altersgruppe 17 bis 29 Jahre ohne zwischenzeitliche Therapie nachuntersucht werden, was auch für 13 Patienten der Altersgruppe 30 bis 39 Jahre galt. Unter Ruhebedingungen (Abb. 4) war es zu keiner einheitlichen Veränderung des systolischen und diastolischen Blutdrucks gekommen, wobei allerdings erwähnenswert ist, daß keiner der auf diese Weise charakterisierten Personen im Verlauf der langen Beobachtungszeit normotensiv wurde. Unter Belastungsbedingungen allerdings kam es zu einem verminderten Abfall des TPR mit konsekutivem Anstieg des diastolischen Blutdrucks, und zwar einheitlich bei allen Patienten. In der höheren Altersgruppe war dieses Verhalten noch ausgeprägter, wobei es auch noch zu einem zusätzlichen Anstieg des systolischen Blutdrucks kam (Abb. 5).

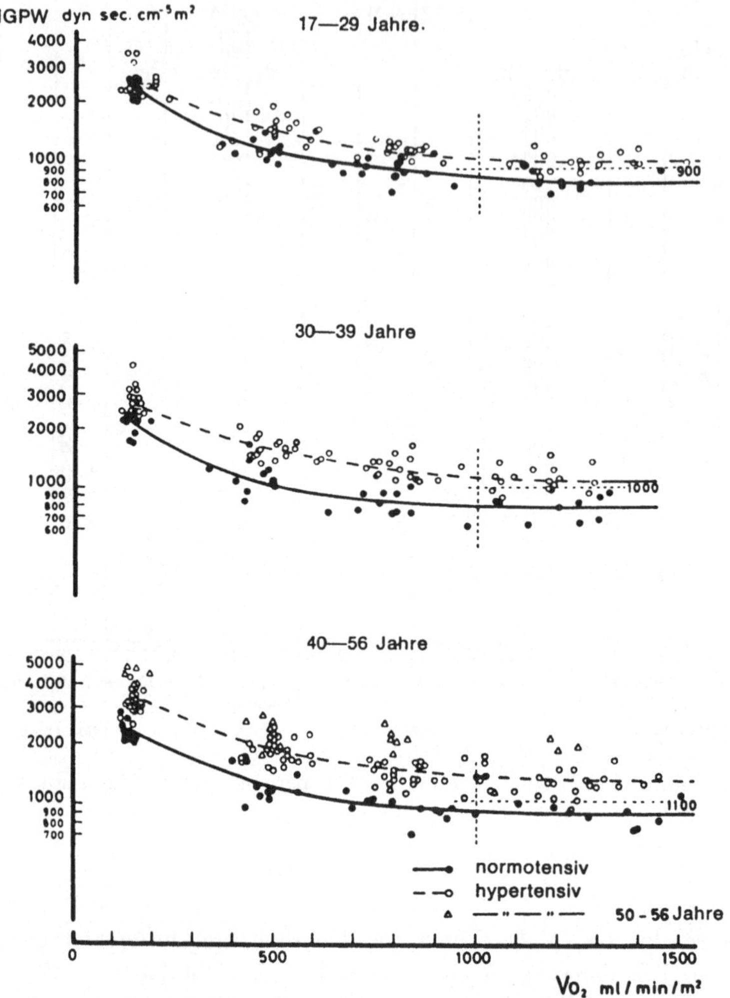

Abb. 3. Index des gesamten peripheren Gefäßwiderstandes (IGPW) in Ruhe (sitzend) und unter Belastung. Vo_2 = O_2-Aufnahme (Lund-Johansen [33]).

Abb. 4. Systolischer (SAD), diastolischer (DAD) und mittlerer (MAD) arterieller Druck sowie Index des gesamten peripheren Widerstandes (IGPW) in Ruhe (sitzend) und unter Belastung für die jüngste Altersgruppe (Lund-Johansen, [33]).

Abb. 5. Wie Abbildung 4, jedoch für die ältere Altersgruppe (Lund-Johansen, [33]).

SAD mm Hg
DAD mm Hg
MAD mm Hg
IGPW dyn séc cm⁻⁵ m²
Alter der Gruppe z. Zeit der 1. Studie
17—29 Jahre
erste Studie
zweite Studie
VO₂ ml/min/m²
SAP mm Hg
DAP mm Hg
MAP mm Hg
TPRI dyn sec cm⁻⁵ m²

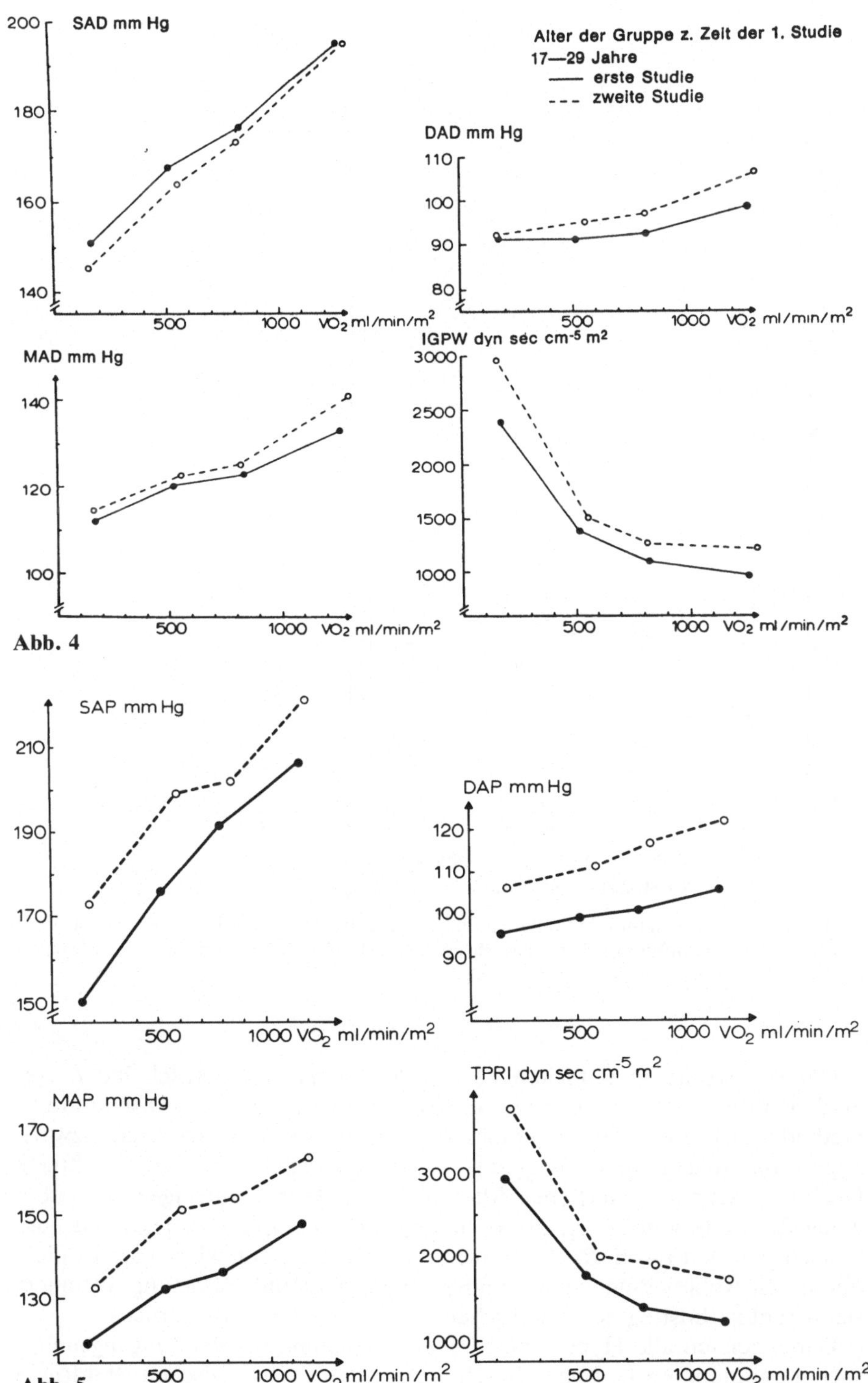

Abb. 4

Abb. 5

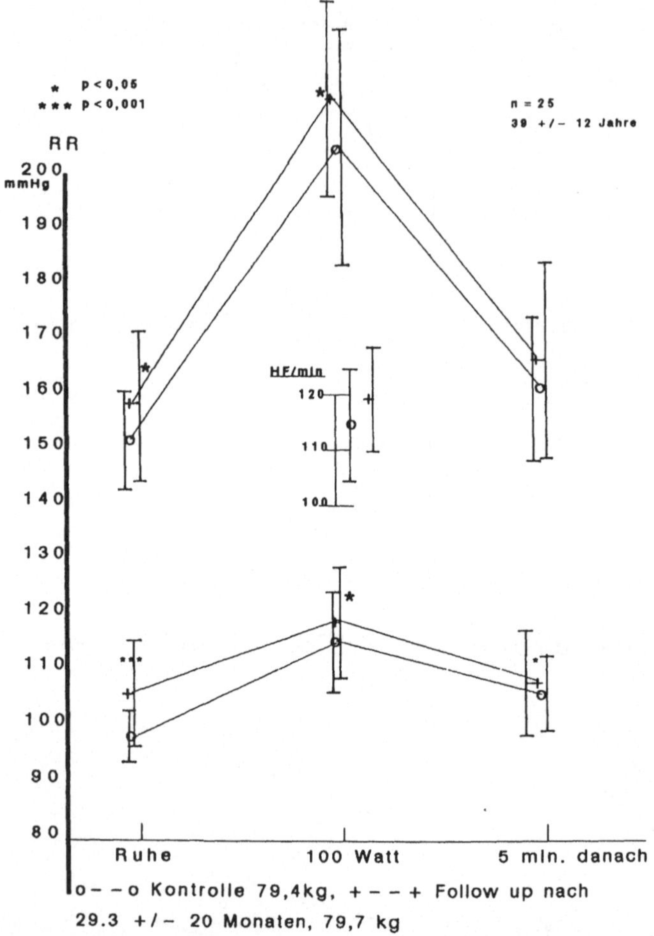

Abb. 6. Blutdruckverhalten bei unbehandelten Hochdruckkranken in Ruhe, bei 100 Watt sowie in der 5. Erholungsminute danach im Verlauf eines Follow-up von 29,3 Monaten bei unverändertem Körpergewicht.

Daß sich solche im zeitlichen Verlauf der Hypertonie entwickelnden haemodynamischen Veränderungen auch nicht invasiv mit der Auskultationsmethode nachweisen lassen, konnten wir nicht nur bei unseren Grenzwerthypertonikernachuntersuchungen [19], sondern auch bei 25 übergewichtigen Hochdruckkranken (mittleres Alter 39 ± 12 Jahre) aufzeigen, die über einen Zeitraum von 29,3 ± 20 Monaten ohne Therapie prospektiv nachuntersucht wurden (Abb. 6). Bei unverändertem Körpergewicht kam es nicht nur unter Ruhebedingungen, sondern auch während Belastung zu einem signifikanten Anstieg des systolischen und diastolischen Blutdrucks.

Dabei zeigten alle Hypertoniker ohne Ausnahme bei der Eingangsuntersuchung und im Verlauf den typischen Anstieg des diastolischen Blutdrucks während Ergometrie in den pathologischen Bereich und einen erhöhten Wert in der Erholungsphase. Dieses galt auch bis auf eine Ausnahme bei den Verlaufsuntersuchungen der belastungspositiven Grenzwerthypertoniker.

Von Chaix et al. [4] konnte gezeigt werden, daß bei Hypertonikern der erhöhte TPR bei Belastung mit dem TPR in Ruhe korreliert und daß Hochdruckkranke im Vergleich zu Normalpersonen einen stärkeren Anstieg des systolischen Blutdrucks im Verhältnis zum Herzfrequenzanstieg bei Belastung aufweisen.

Faßt man die bisher diskutierten haemodynamischen Befunde unter dynamischer Belastung zusammen, so ergeben sich folgende Schlußfolgerungen (Tabelle 3). Schon bei noch in Ruhe normotensiven Personen, aber mit positiver Hochdruckanamnese in der Familie, zeigt sich ein erhöhtes HZV mit konsekutivem Anstieg des systolischen Blutdrucks, der somit als ein Marker (Risikoindikator) für eine spätere Hochdruckerkrankung angesehen werden kann. Bei Patienten mit in Ruhe Grenzwerthypertonie zeigt sich neben dem erhöhten Herzzeitvolumen (besonders bei jüngeren Patienten) und erhöhtem systolischen Blutdruck als wesentliches Entscheidungskriterium ein erhöhter TPR mit konsekutiver Erhöhung des diastolischen Blutdrucks. Mit zunehmender Dauer der Hypertonie kommt es zur strukturellen Anpassung der Widerstandsgefäße im Sinne einer Mediahypertrophie und somit zunehmend zu einer Einschränkung der durch die dynamische Belastung vermittelten metabolischen Gefäßweitstellung und damit zunehmend zu einem Anstieg des diastolischen Blutdrucks, der damit zum entscheidenden haemodynamischen Entscheidungskriterium zwischen Normotension und Hypertension wird. Die pathophysiologische Grundlage [11, 12, 15, 19] der Hochdruckdiagnostik durch Ergometrie ist somit die Überprüfung, ob ein Patient während einer dynamischen Belastung seinen totalen peripheren

Tabelle 3. zeigt die Haemodynamik bei dynamischer Belastung bei Normotonic mit negativer (HA−) und positiver (HA +) Hochdruckanamnese in der Familie, bei Grenzwerthypertonikern und Hochdruckkranken mit milder und ausgeprägterer Hypertonie (HZV = Herzzeitvolumen, TPR = peripherer Gefäßwiderstand, P_s = systolischer Blutdruck, P_d = diastolischer Blutdruck.

normal → erhöht ↑ erniedrigt ↓		HZV	TPR	P_s	P_d
Normo-tonie	HA−	→	→	→	→
	HA+	↑	→	↑	→
Grenzwerthypertonie		↑	↑	↑	↑
Hypertonie	mild	→	↑ ⟨↑⟩	↑	↑ ⟨↑⟩
Hypertonie	stabil	↓ →	↑ ↑	↑ ↑	↑ ↑

Gefäßwiderstand adäquat senken kann (Normotension) oder ob bereits eine
eingeschränkte metabolische Gefäßweitstellung nachweisbar ist (Hypertonie). Aus einem derartig veränderten haemodynamischen Verhalten müssen
im Gegensatz zu Normalpersonen bei ansteigendem Herzzeitvolumen während Ergometrie nicht nur höhere systolische, sondern auch deutlich
erhöhte diastolische Blutdruckwerte resultieren, wie sie für Hochdruckkranke obligat sind.

Die eigenen Ergebnisse verdeutlichen, daß sich diese pathophysiologischen Vorgänge bei der arteriellen Hypertonie durch die indirekte Messung
des Blutdrucks in Form systolischer, aber auch vor allen Dingen erhöhter
diastolischer Blutdrucke während Ergometrie eindeutig nachweisen lassen.
Hochdruckkranke dieser Studie wiesen im Vergleich zum Normalkollektiv,
unabhängig vom Geschlecht, Alter und Schweregrad, signifikant höhere
Blutdruckwerte während und nach Ergometrie auf. Dabei zeigte sich unab-

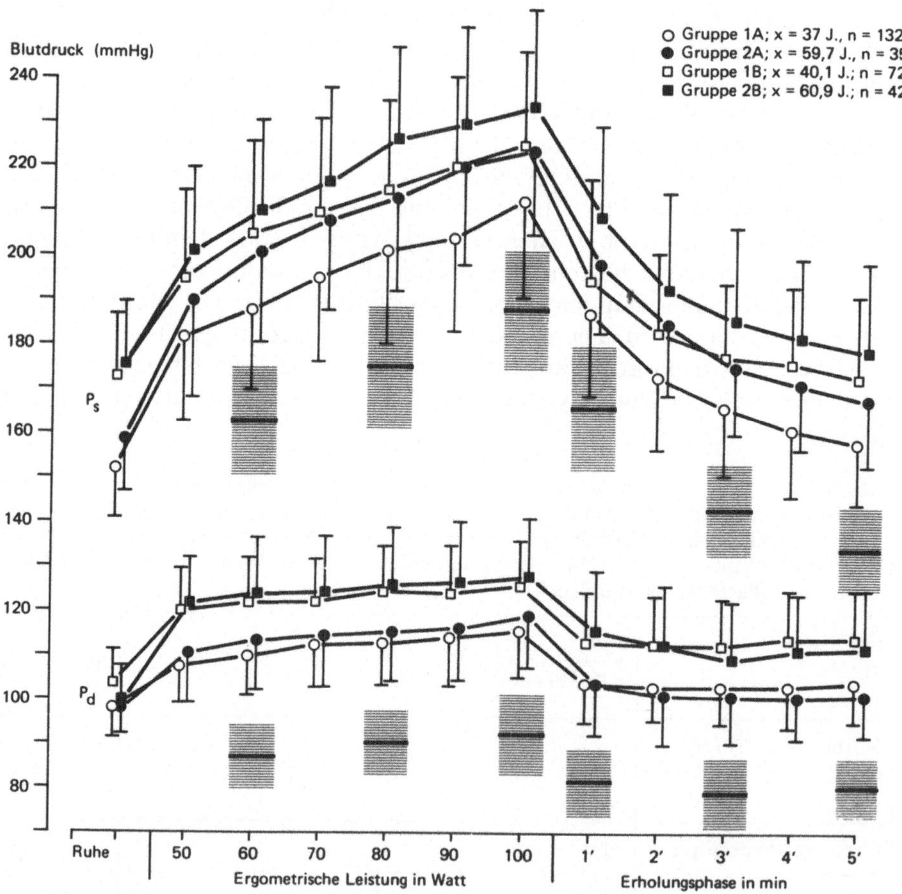

Abb. 7. Blutdruckverhalten der Gruppe I A, 2 A, I B, 2 B von jüngeren und älteren
Hochdruckkranken mit unterschiedlichem Schweregrad der Hypertonie.

hängig von der Höhe des Ruheblutdrucks ein signifikanter Alterseinfluß im Sinne erhöhter systolischer Blutdruckwerte während der Ergometrie und in der Erholungsphase (Abb. 7). Auch für den diastolischen Blutdruck zeigte der Altersvergleich, unabhängig von der Höhe des diastolischen Blutdrucks unter Ruhebedingungen, deutlich höhere diastolische Blutdrucke in den jeweiligen ca. 20 Jahre älteren Kollektiven, allerdings ließ sich ein statistisch signifikanter Unterschied nicht nachweisen.

Vergleicht man das Blutdruckverhalten der verschiedenen Kollektive sowohl unter Ruhebedingungen als auch während Ergometrie, so zeigt sich, daß aus höheren systolischen und diastolischen Blutdruckwerten auch im Mittel höhere Blutdrucke während Ergometrie resultieren. So fand sich bei den jüngeren männlichen Hochdruckkranken mit mildem Ruheblutdruck von 152/98 mmHg ein mittlerer Blutdruckanstieg auf 213/116 mmHg bei 100 Watt, wogegen die gleichaltrigen Hochdruckkranke (Gruppe I, B) mit höherem Blutdruck von 173/114 mmHg auch signifikant höhere Blutdrucke bei 100 Watt mit 225/126 mmHg aufwiesen. Auch die zwei annähernd 20 Jahre älteren Kollektive wiesen ein entsprechendes Verhalten auf. So zeigte sich für die Gruppe 2 A mit milder Hypertonie und einem Ruheblutdruck von 159/98 mmHg ein Anstieg auf 224/119 mmHg, wogegen die Gruppe 2 B mit dem höheren Ruheblutdruck von 176/110 mmHg auch während Ergometrie auf höhere Werte von 234/128 mmHg bei 100 Watt anstieg.

Betrachtet man das Blutdruckverhalten der weiblichen Hochdruckkranken, so wies das jüngere Kollektiv (mittleres Alter 39,9 Jahre) mit 211/123 mmHg (bei 179/92 mmHg des Normalkollektivs bei 80 Watt) signifikant höhere systolische und diastolische Blutdruckwerte auf (Abb. 8). Das Hochdruckkollektiv der im Mittel 20 Jahre älteren Frauen der Gruppe 2 wies bei 80 Watt mit 241/124 mmHg signifikant zur Gruppe 1 erhöhte systolische Blutdrucke auf, obwohl sich der Ruheblutdruck im Liegen gemessen nicht signifikant unterschied. Somit scheint der Alterseinfluß bei weiblichen Hochdruckkranken noch stärker ausgeprägt zu sein als der der Männer.

In allen Gruppen ließ sich das unterschiedliche Verhalten des systolischen und diastolischen Blutdrucks nicht nur während der Ergometrie, sondern auch in der Erholungsphase über 5 Minuten nachweisen, was für die Stabilität der Ergebnisse spricht.

Bei der Analyse des festgelegten oberen normotensiven Grenzbereichs von 200/100 mmHg bei 100 Watt läßt sich folgendes feststellen: Unabhängig von Alter, Geschlecht und Schweregrad der arteriellen Hypertonie fand sich bei keinem einzigen Patienten ein diastolischer Blutdruck von unter 100 mmHg bei 100 Watt, so daß diese Grenze zur Trennung zwischen normotensiver und pathologisch erhöhter Belastungsreaktion als sehr zuverlässig angesehen werden kann. Kein Hochdruckkranker wies einen systolischen Blutdruck unterhalb von 190 mmHg bei 100 Watt auf. Allerdings wiesen 14,8% einen Blutdruck zwischen 190 und 200 mmHg auf und lagen somit unterhalb des im systolischen Grenzbereich angegebenen Wertes von 200 mmHg bei 100 Watt. Diese Patienten ließen sich jedoch aufgrund ihres diastolischen Blutdruckes eindeutig als Hochdruckkranke identifizieren.

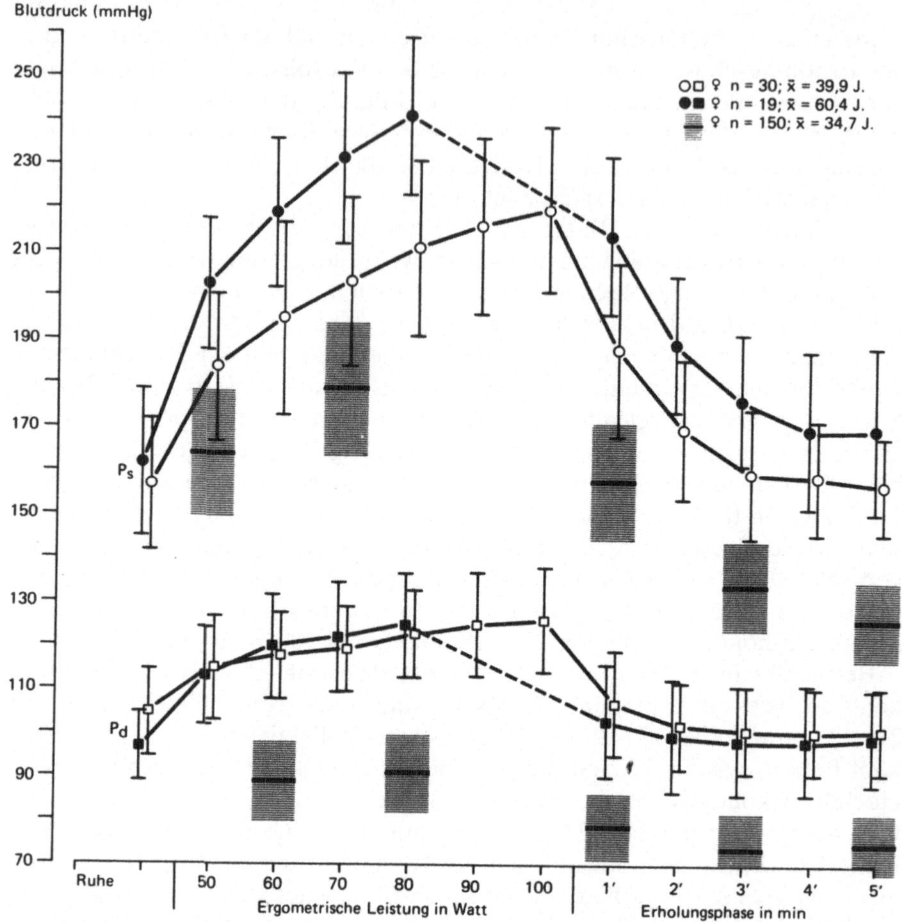

Abb. 8. Blutdruckverhalten von weiblichen Hochdruckkranken verschiedenen Alters. Die schraffierten Säulen zeigen das Blutdruckverhalten des jüngeren Normalkollektivs.

Wie bewährte sich nun der Grenzwert von 140/90 mmHg in der 5. Erholungsminute? Keiner der männlichen Hochdruckkranken und nur drei weibliche Hochdruckpatienten wiesen am Ende der 5. Erholungsminute einen diastolischen Blutdruck von unter 90 mmHg auf, so daß auch dieser Wert zur Trennung zwischen normotensiven und hypertensiven Patienten als sehr gut angesehen werden muß. Dieses wird bestärkt durch die Tatsache, daß 76% der insgesamt 379 männlichen und weiblichen Hochdruckkranken nach 5 Minuten noch einen diastolischen Blutdruck von 100 bzw. über 100 mg aufwiesen, was für die zwei männlichen Gruppen mit erhöhten Ruheblutdruckwerten in 95% der Fall war.

Auf der anderen Seite überschritt kein Normotoniker die von uns angegebenen Werte des Blutdrucks von 200/100 mmHg bei 100 Watt bzw. 140/90 mmHg in der 5. Erholungsminute.

Zur Klärung der Frage, ob eine ergometrische Untersuchung die Beurteilung der Grenzwerthypertonie erleichtert, wurden bereits im Jahre 1976 52 Grenzwerthypertoniker untersucht. Da damals noch keine mit gleicher Methodik durchgeführte Untersuchungen bei Hochdruckkranken und vor allen Dingen bei Normalpersonen vorlagen, wurde ein entsprechendes Kollektiv von insgesamt 156 männlichen Personen im Alter zwischen 20 und 35 Jahren vergleichend untersucht. Aufgrund der Messung des Blutdrucks während ergometrischer Leistung und in der Erholungsphase danach wurde die Gruppe 2 der Grenzwerthypertoniker (Abb. 9, 10) in Patienten mit überhöhten Blutdruckwerten während und nach der Ergometrie (Gruppe 2 B, „Belastungspositive") und in Patienten, die normotensive Blutdrucke während dieser Untersuchungsphase aufwiesen (Gruppe 2 A, „Belastungsnega-

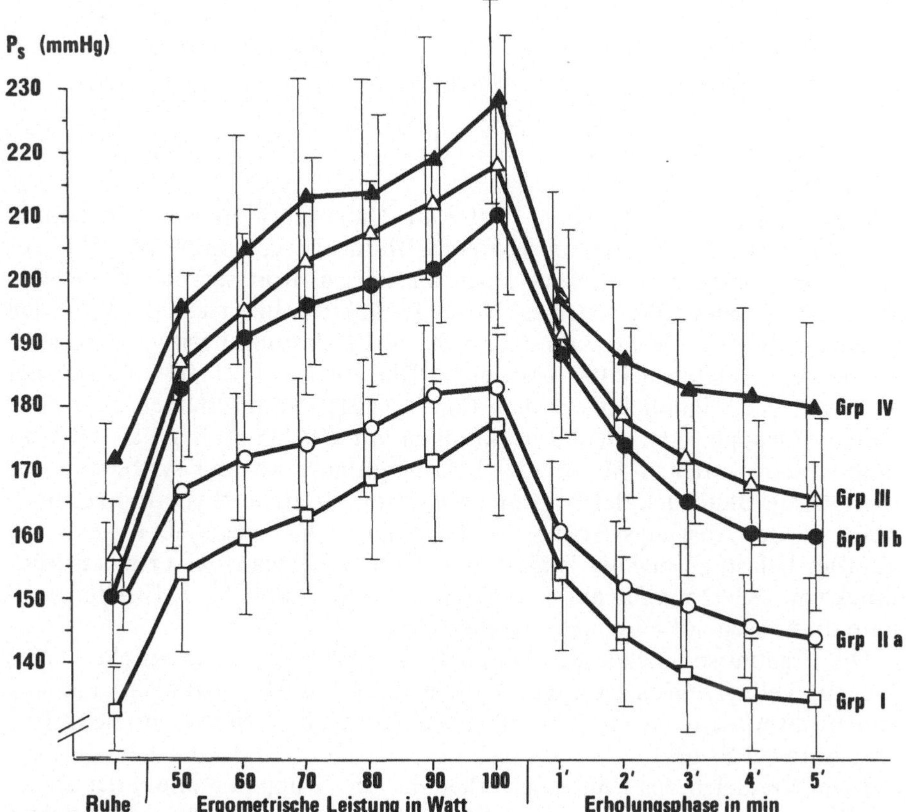

Abb. 9. Systolischer (P_s) Blutdruck von belastungspositiven (Grp. II b; n = 30) und belastungsnegativen (Grp. II a; n = 22) Grenzwerthypertonikern im Vergleich zu Normalpersonen (Grp. I, n = 47) und Hochdruckkranken (Grp. III, n = 32; Grp. IV, n = 25) gleicher Altersverteilung.

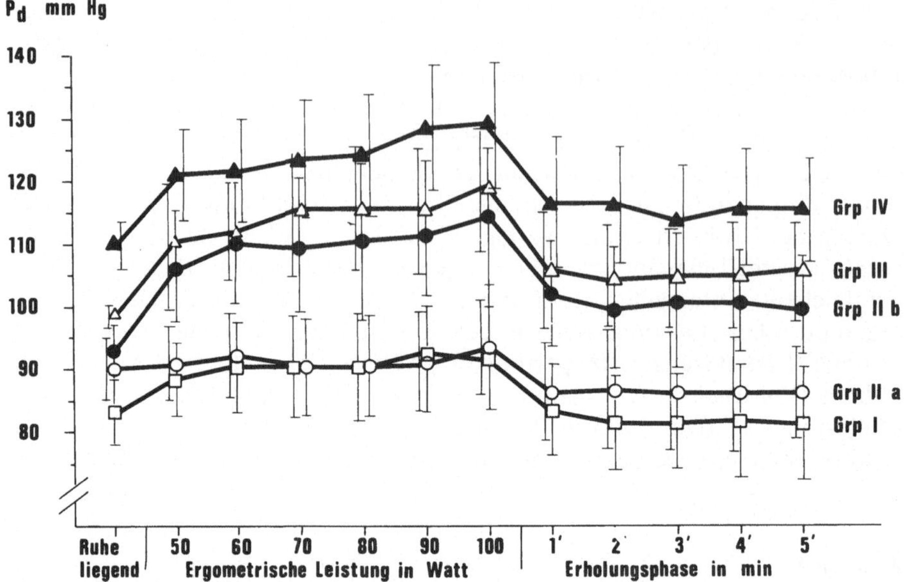

Abb. 10. Diastolischer (P_d) Blutdruck in Ruhe sowie während und nach Ergometrie. Zur Erläuterung s. Abb. 9.

tive") unterteilt. Die Gruppe I der in Ruhe normotensiven Patienten erreichte bei 100 Watt einen mittleren Blutdruck von 178/91 mmHg, der sich somit sowohl systolisch als auch diastolisch nicht signifikant von den später erhobenen Werten des Normalkollektivs unterschied. Von den Grenzwerthypertonikern konnten 58% als Belastungspositive eingestuft werden und zeigten bei 100 Watt einen Blutdruck von 211/115 mmHg, der sich somit hochsignifikant von dem Blutdruck der Normotoniker, aber nicht von der Gruppe 3 der Hochdruckkranken mit 219/118 mmHg bei 100 Watt unterschied. In der 5. Minute der Erholungsphase war der systolische und diastolische Blutdruck der belastungspositiven Grenzwerthypertoniker noch höher als der Ausgangswert vor der Ergometrie. Demgegenüber wiesen die 42% als belastungsnegativ eingestuften Grenzwerthypertoniker einen Blutdruck von 183/92 mmHg auf und waren schon am Ende der 1. Erholungsminute diastolisch auf 86 mmHg abgesunken.

Die Ergebnisse machen deutlich, daß es durch eine ergometrische Untersuchung gelingt, Grenzwerthypertoniker unter Ruhebedingungen eindeutig einem normotensiven und hypertensiven Kollektiv zuzuordnen (siehe Beitrag Agrawal S. 109).

Beim Vergleich des Blutdruckverhaltens der Gruppen 3 und 4 der Hochdruckkranken zeigt sich in Übereinstimmung mit den vorher diskutierten Gruppenvergleichen, daß im Mittel aus höheren Ausgangsblutdrucken in Ruhe auch höhere Blutdrucke während und nach Ergometrie in der Erholungsphase resultieren.

Im Rahmen dieser Untersuchungen wurde auch eine korrelative Betrachtung zwischen dem diastolischen Blutdruck, gemessen bei 100 Watt und in der 3. und 5. Erholungsminute, wo für die Messung des diastolischen Blutdrucks keine methodischen Schwierigkeiten bestehen, durchgeführt. Dabei fand sich eine sehr gute Korrelation bei einem Korrelationsquotienten von r = 0,86 (p < 0,001).

Die vorgelegten Untersuchungsergebnisse zeigen, daß im submaximalen Bereich der diastolische Blutdruck nicht nur auskultatorisch sicher erfaßt werden kann, sondern bei Hypertonikern charakteristischerweise ansteigt. Dieses wurde auch von anderen Autoren invasiv und nichtinvasiv nachgewiesen. Unter Verwendung des von uns vorgeschlagenen submaximalen Leistungsbereiches bis 100 Watt und Messung des Blutdrucks in der Erholungsphase wurden von Leibel et al. [31] unsere Befunde [11, 12] mit nichtinvasiver Technik bestätigt (Abb. 11).

Der Ruheblutdruck von 148 ± 2/100 ± 1 mmHg stieg bei 100 Watt auf 207 ± 5/111 ± 7 mmHg an und war signifikant unterschiedlich zum normotensiven Vergleichskollektiv. Auch in dieser Untersuchung erwies sich der diastolische Blutdruckanstieg während der Ergometrie und der diastolische Blutdruck in der Erholungsphase als zuverlässiges Unterscheidungskriterium. Die Wiederholungsuntersuchungen 3 bis 6 Monate später zeigten dabei eine hohe Reproduzierbarkeit.

Bachour et al. [2] konnte bei Belastung mittels Kletterstufe (entsprechend 85 Watt) zeigen, daß sich sowohl diastolisch als auch systolisch Normoten-

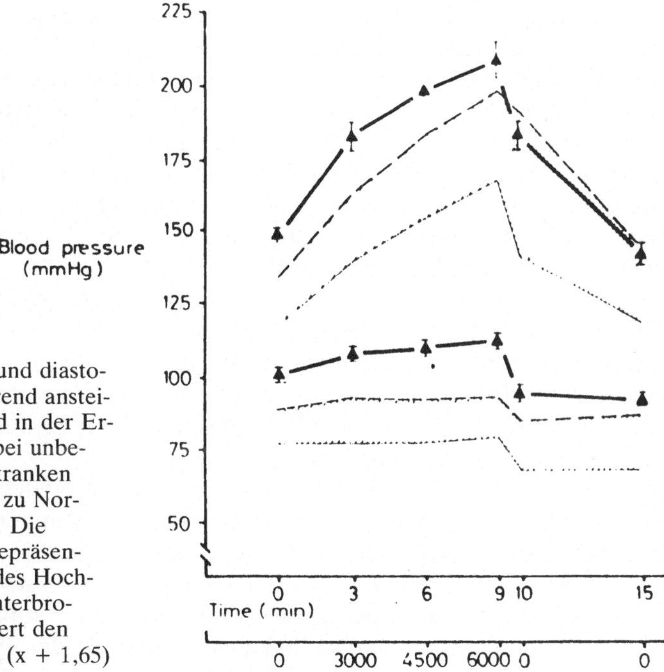

Abb. 11. Systolischer und diastolischer Blutdruck während ansteigender Ergometrie und in der Erholungsphase danach bei unbehandelten Hochdruckkranken (n = 35) im Vergleich zu Normalpersonen (n = 38). Die durchgezogene Linie repräsentiert hier Mittelwerte des Hochdruckkollektivs, die unterbrochene Linie repräsentiert den oberen Normalbereich (x + 1,65) (nach Leibel et al., 31).

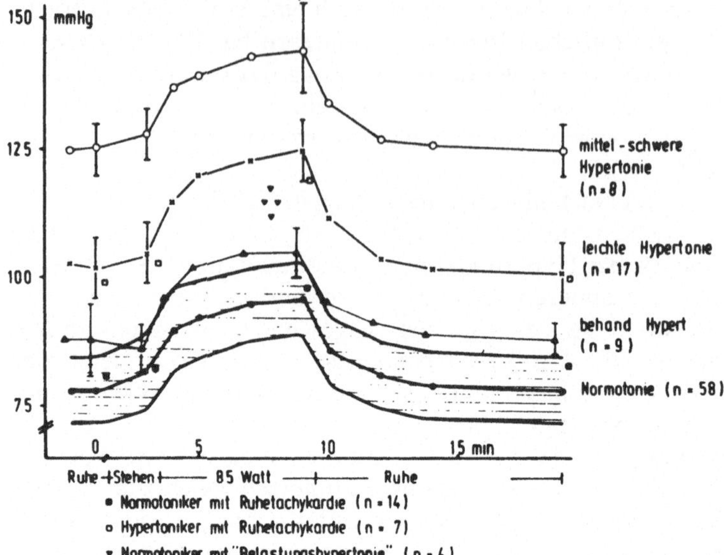

Abb. 12. Diastolischer Blutdruck in Ruhe und unter Belastung (Mittelwert mit Standard-abweichungen) bei unbehandelten und behandelten Hypertonikern. Die schraffierten Felder zeigen die Belastungsmittelwerte bei Normotonikern (Bachour et al., [2]).

sive von Hypertonikern unterschiedlichen Schweregrades signifikant vonein-ander trennen ließen (Abb. 12). So stieg der Druck des Normalkollektivs auf 187 ± 13 zu 96 ± 7 mmHg, wogegen die Hypertoniker mit Ruhewerten zwischen 95 und 110 mmHg einen Wert von 235/125 mmHg und die mit einem Ruheblutdruck zwischen 115 und 130 einen Wert von 260/144 mmHg aufwiesen. Diese invasiv gewonnenen Daten wurden mit gleicher Methodik auch von Dufey [10] und Krönig [28] bestätigt. Bei Patienten mit milder Hypertonie und einem Ruheblutdruck von 155/90 mmHg (invasiv gemes-sen) stieg der Blutdruck bei 40 Watt auf 183/96 mmHg und bei 80 Watt auf 204/107 mmHg an, wobei das Treppensteigen zu einem Blutdruckanstieg auf 190/101 mmHg führte. Demgegenüber wies das Normalkollektiv bei 75 Watt einen Maximalwert von 185/94 mmHg auf, der sehr gut mit unseren auskul-tatorisch ermittelten Daten übereinstimmt. Insgesamt zeigte sich bei den Untersuchungen eine gute Reproduzierbarkeit der Blutdruckwerte anläßlich der Morgen- und Abendperiode [10].

Millar-Craig et al. [35] untersuchten invasiv vergleichend die Wertigkeit der Gelegenheitsblutdruckmessung mit dem 24-Stunden-Blutdruckmonito-ring und der Messung während Ergometrie. Bei allen 35 Hochdruckkranken kam es während Ergometrie zu einem typischen diastolischen und systoli-schen Anstieg des Blutdrucks, und zwar schon im submaximalen Bereich (Abb. 13). Interessanterweise ließ sich sowohl für den systolischen als auch für den diastolischen Blutdruck eine signifikante Korrelation zwischen dem

Tabelle 4. Morgendliche Mittelwerte und Standardabweichung der systolischen und diastolischen Blutdrücke sowie der Pulsfrequenzen unter verschiedenen alltäglichen und ergometrischen Belastungen sowie der Ruhepausen davor und danach (* = p < 0,05, ** = p < 0,01 für jeweils übereinander stehende Werte) (Dufey et al.)

n = 12	$P_{syst.}$	$P_{diast.}$	Freq.
	(mmHG)		(min^{-1})
Ruhe/liegend	155,2 23,7	90,3 15,3	63,9 12,4
Gehen	163,5 22,7	195,1 15,8	86,4 16,3
Ergometer (E 40)	183,2 24,0 *	98,5 15,8	103,1 22,0 **
Treppe (T)	190,3 28,9 **	101,2 17,4 *	112,5 20,6 **
Ergometer (E 80)	203,9 25,7	106,7 14,9	132,4 26,7
Ruhe nach (T)	151,8 23,6	87,2 15,3	66,4 13,3 **
Ruhe nach (E 80)	152,5 20,9	89,3 15,5	77,3 16,3

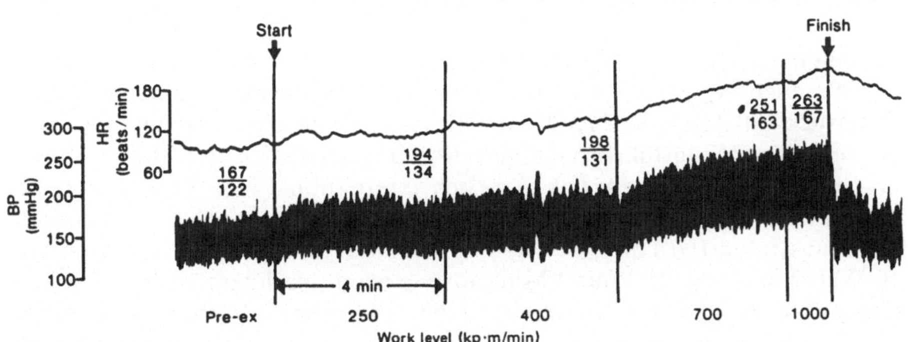

Abb. 13. Invasiv gemessener Blutdruck und Herzfrequenz bei einem typischen Hochdruckkranken während einer dynamischen Belastung im submaximalen Bereich auf dem Fahrradergometer (Miller-Craig et al. [35]).

gemittelten Tagesblutdruck (von 12 bis 18.00 Uhr) und dem Druck bei 110 Watt bei einem r von 0,89 bzw. 0,83 nachweisen. Aus dem Vergleich von Gelegenheitsblutdruckmessung, 24-Stunden-Messung und Ergometrie kamen sie zu folgendem Schluß: „It is suggested that measurement of a blood pressure during exercise is of value in estimating the level of blood pressure in an individual subject in order to assess cardiovascular risk and hence the necessity of antihypertensive therapy."

Pickering et al. [37] untersuchten normotensive, grenzwertige und hypertensive Personen im Schlaf zu Hause, bei der Arbeit und in der Klinik. Die gleichen signifikanten Unterschiede im diastolischen Blutdruckprofil innerhalb der drei Gruppen zu den obengenannten Zeitpunkten ließ sich auch während eines Belastungstests nachweisen, der somit die Gruppen in gleicher Weise trennen konnte.

In diesem Zusammenhang sind auch Untersuchungen von White et al. [45] interessant, die Patienten mittels der 24-Stunden-Messung in ‚Normotensives' ‚Office-Hypertensives' und ‚Daytime-Hypertensives' einteilten. Während sich die Office- und Daytime-Hypertensives bezüglich des Gelegenheitsblutdruckes (152/99 bzw. 151/101 mmHg) nicht unterschieden, wiesen die Office-Hypertensives neben einem normalen 24-Stunden-Blutdruckprofil (121/76 im Vergleich zu 137/91 der Daytime-Hypertensives) auch einen normalen Belastungsblutdruck von $195 \pm 26/91 \pm 15$ bei 75 Watt auf, der sich nicht signifikant von dem des Normalkollektivs ($188 \pm 22/88 \pm 14$ mmHg), wohl aber von dem der Daytime-Hypertensives (218/114) unterschied. Dabei wiesen nur die Daytime-Hypertensives eine signifikant erhöhte linksventrikuläre Muskelmasse auf.

Reproduzierbares Erfassen der für die Hochdruckkrankheit charakteristischen pathophysiologischen Parameter und deren einfache und breit anwendbare Methodik

Ergometrische Funktionsprüfungen gewährleisten sowohl exakte Messungen als auch vergleichbare reproduzierbare Ergebnisse, was auch für den Blutdruck gilt [3, 6, 9, 17, 29, 30, 31, 44] und in einem späteren Kapital (Seite 84) noch ausführlich dargestellt wird. Bezüglich der Durchführung ergometrischer Methodik hat man sich international [15, 32] geeinigt, bei untrainierten Personen und zur kardiovaskulären Diagnostik mit niedrigen Leistungsstufen (50 bzw. 75 Watt) zu beginnen und Steigerungsstufen von 10 Watt/Min. bzw. 25 Watt/2 Min. anzuwenden. Nachdem auch eine Übereinkunft bezüglich der Normalwerte des Blutdrucks während Ergometrie erzielt werden konnte, indem die Daten von Franz, Gleichmann und Samek vorgeschlagen wurden [20, 32], scheint vieles für das von Franz et al. [11, 12, 15] empfohlene methodische Vorgehen zur Hochdruckdiagnostik zu sprechen. Das heißt, die Messung des Blutdrucks im submaximalen Meßbereich von 50–100 Watt und in den 5 Erholungsminuten danach. Von anderen Autoren [7, 8, 25, 43, 46] wurden jedoch Maximaltests vorgeschlagen, sodaß es sinnvoll erscheint, die Vor- und Nachteile submaximaler und maximaler Tests gegenüberzustellen.

Tabelle 5. Vergleich von submaximaler und maximaler Ergometrie

	Submaximal	Maximal
O_2-Aufnahme	z. B. bei 100 Watt unabhängig vom Trainingszustand 1,5 l/min.	je nach erreichter Leistungsstufe
HZV	gleich bzw. gering reduziert bei Trainierten	je nach Trainingszustand
Katecholamine	In steady-state gut vergleichbar	Sehr unterschiedlich
Belastungsform	überwiegend dynamisch	zunehmend auch isometrisch
RR Meßgenauigkeit	gegeben für systolischen und diastolischen RR (relative Körperruhe)	zunehmende Unterschreitung des RR diastolisch, aber auch Probleme bei RR systolisch
Anwendbarkeit	weniger zeitaufwendig, leichter wiederholbar	zeitaufwendiger
Komplikationsrate	anwendbar bei kardiovaskulären Risikopatienten	nicht durchführbar bei Risikopatienten. Gefahr des kollaptischen RR-Abfalls.

Vergleich submaximaler und maximaler Ergometrie

Nur im submaximalen Bereich ist die Sauerstoffaufnahme eines Probanden *unabhängig* vom Trainingszustand und beträgt z. B. bei 100 Watt ca. 1,5 Ltr. pro Minute. Demgegenüber wird die maximale Sauerstoffaufnahme ganz wesentlich von der aeroben Kapazität (Ausdauerleistungsfähigkeit) und damit von der erreichten maximalen Leistungsstufe eines Probanden bestimmt. Dieses gilt gleicherweise auch für das Herzzeitvolumen, das im submaximalen Bereich vergleichbar ist, aber im maximalen Bereich mit zunehmender Leistungsstufe (Trainingszustand) größer wird und somit konsequenterweise auch zu einem höheren systolischen Blutdruck führen muß. Der höhere systolische Blutdruck auf maximale Leistungsstufe eines Ausdauertrainierten ist deshalb nicht Ausdruck einer hypertonen Regulation, sondern einer hohen Pumpleistung des Herzens.

Auch das Verhalten der Katecholamine, die das Blutdruckniveau mitbestimmen, ist im submaximalen Bereich eher vergleichbar, was maximal nicht gegeben ist (Tabelle 6).

Wie bereits ausgeführt, soll die Ergometrie zur Hochdruckdiagnostik als vasodilatatorischer Test fungieren, was jedoch nur für eine überwiegend dynamische Belastung gilt. Bei isometrischer Belastung, die grundsätzlich bei maximaler Leistung anteilmäßig beteiligt ist, kommt es zu einer Vasokonstriktion und somit einer gegenläufigen Reaktion. In einer solchen Situation kann z. B. auch bei normotensiven Probanden der diastolische Blutdruck deutlich ansteigen und zu Fehleinschätzungen führen.

Tabelle 6. Plasmanoradrenalin, Herzfrequenz (Heart rate) auf submaximaler Steady-state-Belastung von 120 bzw. 124 Watt im Vergleich zur maximalen Belastung bei 8 unbehandelten Hochdruckkranken, die in 2 Gruppen unterteilt worden waren [13].

	30 min submaximal steady-state exercise			Near-maximal exercise		
	Heart rate (beats/min)	Work load (W)	Noradrenaline (pmoles/ml)	Heart rate (beats/min)	Work load (W)	Noradrenaline pmoles/ml
Group I	139	120	5.05 ± 2.92	173	200	7.32 ± 2.72
Group II	135	124	5.01 ± 1.28	173	215	14.48 ± 7.28

Bedenkt man, daß gerade die Vergleichbarkeit der Ergebnisse eine wesentliche Voraussetzung für ein diagnostisches Verfahren darstellt, so dürfte der submaximale Meßbereich aus den bisher erwähnten Überlegungen dem maximalen Test zur Hochdruckdiagnostik eindeutig vorzuziehen sein. Dies wird auch dadurch bestätigt, daß sowohl in den invasiven wie auch den nichtinvasiven Untersuchungen die Trennung in Normotensive und Hypertensive übereinstimmend bereits im submaximalen Bereich gelang [2, 4, 10, 12, 26, 27, 28, 31, 33, 35, 41, 42, 45]. Hinzu kommt, daß der submaximale Test neben der besseren Meßgenauigkeit des Blutdrucks und der besseren Vergleichbarkeit weniger zeitaufwendig ist, geringere Patientenkooperation voraussetzt und deshalb bei allen Patienten Anwendung finden kann sowie exzessive Druckanstiege vermieden werden können. Darüber hinaus dürften die in diesem Meßbereich erhobenen Blutdruckwerte von größerer prognostischer Bedeutung sein, da sie alltäglichen Belastungen des Patienten entsprechen. Hinzu kommt, daß bei kardiovaskulären Risikopatienten Maximaltests mit einem höheren Untersuchungsrisiko behafet sein dürften und deshalb nur bedingt eingesetzt werden können.

Vergleich invasiver und auskultatorischer Messung

In zahlreichen Publikationen sind vergleichende Untersuchungen über die Wertigkeit der direkten und indirekten Messung während Ergometrie vorgelegt worden. Es besteht Übereinstimmung darüber, daß die indirekte Messung des systolischen Blutdrucks während ergometrischer Leistung keinen signifikanten Unterschied zu den direkten invasiv ermittelten Werten aufweist [1, 34, 38] sowie zuverlässige und reproduzierbare Ergebnisse gewährleistet. Im Gegensatz dazu korrelieren nach Matthes et al. [34] die direkt und indirekt ermittelten diastolischen Blutdruckwerte nur gut bei sehr leichter ergometrischer Leistung, worauf auch Anschütz [1] hinweist. Mit ansteigender ergometrischer Leistung werden die indirekt ermittelten Blutdruckwerte statistisch signifikant unterschiedlich und zunehmend zu niedrig gemessen. Übereinstimmung besteht in der Literatur allerdings darüber, daß die indirekt während ergometrischer Leistung gemessenen diastolischen Blutdrucke bei exakter Meßmethode stets zu niedrig angegeben werden. Für die praktische Anwendung bedeutet dies, daß ein gegebenenfalls gemessener diastolischer Blutdruck von z. B. 120 mmHg einer sicheren pathologischen diastolischen Blutdrucksteigerung entspricht, und es nur nicht mit Sicherheit angegeben werden kann, ob der Blutdruck nicht vielleicht 125 oder gar 130 mmHg beträgt. Auf diesen Umstand haben auch Sturm [42] und Rost [40] hingewiesen. Gleichmann [22] machte darauf aufmerksam, daß auch bei der auskultatorischen Messung bei Hochdruckkranken im Vergleich zu Sportlern der diastolische Blutdruck immer ansteigt und daß auch die Reproduzierbarkeit des diastolischen Blutdrucks trotz unterschiedlicher Untersucher im Abstand von einem halben oder einem Jahr genauso gut sei, wie der des systolischen Blutdrucks [21]. Aufgrund der invasiven Daten kommt Matthes et al. [34] zu dem Schluß: „Für die routinemäßige Blutdruckmessung in Klinik und Praxis und auch für die kleine Ergometrie bringt die indirekte Druckmessung nach Riva-Rocci-Korotkow bei Beachtung der oben erwähnten Kriterien hinreichend genaue Ergebnisse.“

Daß die indirekte Messung des diastolischen Blutdrucks während Ergometrie sowohl zur Beantwortung wissenschaftlicher Fragestellungen als auch für die praktische Anwendung verwertbare Ergebnisse liefert, läßt sich auch durch die hier vorgelegten Untersuchungen eindeutig belegen. Die eigenen Untersuchungen zeigen, daß Patienten mit hohem diastolischen Blutdruck während Ergometrie auch in der Erholungsphase nach Rückgang der Herzfrequenz deutlich erhöhte Blutdrucke aufweisen, so daß im Mittel aus den Belastungsblutdrucken die Höhe der Werte der 3. und 5. Minute danach oder umgekehrt abgeschätzt werden können. Weiterhin spricht für die gute Verwertbarkeit der indirekten diastolischen Blutdruckbestimmung während Ergometrie, daß unter Verwendung dieser Methode die verschiedenen Gruppen der Hochdruckkranken bezüglich ihres Alters und Schweregrades nicht nur systolisch, sondern auch diastolisch eindeutig voneinander getrennt werden konnten. Dabei war besonders wichtig, daß zwischen den einzelnen Gruppen die Unterschiede im diastolischen Blutdruck sowohl während der Ergometrie als auch in der Erholungsphase danach stets gleich waren und ein entsprechendes Ausmaß aufwiesen.

Selten kann es bei der Messung des diastolischen Blutdrucks während der Ergometrie zum sogenannten Null- oder Durchlaufphänomen kommen, d. h. die Geräusche können bis zum Nullpunkt auskultiert werden. Hervorgerufen wird dieses durch eine Abnahme der Wandspannung, vor allen Dingen durch die Zunahme der Strömungsgeschwindigkeit des Blutes, die wiederum mit den höheren Leistungsfrequenzen ansteigt [1]. Somit findet sich dieses Phänomen überwiegend bei höheren Leistungsstufen und besonders bei jüngeren Patienten mit hyperkinetischem Herzsyndrom, die überhöhte Herzfrequenzen und eine weitgestellte Peripherie aufweisen. Auch Rost [40] hat darauf hingewiesen, daß das Auftreten des Null-Phänomens zusammenhängt mit der hohen Strömungsgeschwindigkeit auf hoher Leistungsstufe und im Leistungsbereich von 50 bis 100 Watt wesentlich weniger

in Erscheinung tritt. Von den 409 untersuchten Hochdruckkranken wies
kein einziger ein Durchlaufphänomen auf, was aufgrund des erhöhten peripheren Gefäßwiderstandes und der somit eingeschränkten Gefäßweitstellung auch nicht zu erwarten ist. Allerdings ließ sich bei 7 der insgesamt 49
belastungsnegativen Grenzwerthypertoniker der diastolische Blutdruck
während Ergometrie nicht sicher in der Phase 4 bestimmen. In solchen
Fällen muß zur Beurteilung des diastolischen Blutdrucks die Messung in der
Erholungsphase nach Rückgang der Herzfrequenz herangezogen werden.
Kommt es während einer submaximalen Ergometrie von 50 bis 100 Watt zu
einem Durchlaufphänomen und ist hierdurch der diastolische Blutdruck
nicht meßbar, so ist das Vorliegen einer arteriellen Hypertonie allerdings
sehr unwahrscheinlich.

Die negativen Erfahrungen der Kölner Arbeitsgruppe mit der diastolischen Blutdruckmessung hängen auch entscheidend mit der Tatsache zusammen, daß die Messung mit einem automatisch messenden ELAG-Gerät
erfolgte, worauf auch Gleichmann [23] hingewiesen hat.

Literatur

1. Anschütz F (1970) Über die Zuverlässigkeit der auskultatorisch ermittelten Blutdruckwerte unter körperlicher Belastung. Fortschr. Med. 88, 1391
2. Bachour G, Bender F, Wessels F (1977) Telemetrische Überprüfung der normalen
   und gestörten arteriellen Blutdruckregulation unter Belastung. Med Welt 28:113
3. Caen JL, Faurie A, Debru JL, Can G, Maillion JM (1978) Reproductibilité des
   mesures de la tension artérielle et de la fréquence cardiaque lors de l'épreuve d'effort. Archs Mal. Coeur 71:47
4. Chaix RL, Dimitria VM, Wagniart PR, Safar ME (1982) A simple exercise test in
   boderline and sustained essential hypertension. Int J Cardiol 1:371
5. Chaney RH, Eyman, RK (1988) Blood pressure at rest and during maximal dynamic
   and isometric exercise as predictors of systemic hypertension. Am J Cardiol 62:1058
6. Clausen JP, Trap-Jensen J (1976) Heart rate and arterial blood pressure during
   exercise in patients with angina pectoris. Circulation 53:436
7. Dahms RW, Giese MD, Nagle FJ, Corliss RJ (1978) The diagnosis and prognosis
   value of combined rest-exercise blood pressure patterns. Med Sci Sports 10, 36
8. Davidoff R, Schamroth CL, Goldman AP, Diamond TH, Culliers AJ, Myburgh DP
   (1982) Postexercise blood pressure as a predictor of hypertension. Aviation, Space
   and Environ Med 53:591
9. Dlin RA, Silverberg DS, Bar-Or O (1983) Follow-up of normotensive men with
   exaggerated pressure response to exercise. Amer Heart J 106:316
10. Dufey K, Krönig B, Wolff HP (1974) Direkte telemetrische Blutdruckmessungen zur
    Erfassung von Belastungsblutdrucken bei Hochdruckkranken. Therapiewoche 24:2
11. Franz I-W, Lohmann FW (1978) Ergometry in the assessment of antihypertensive
    treatment. Dt med Wschr 38:1487
12. Franz IW (1979) Untersuchungen über das Blutdruckverhalten während und nach
    Ergometrie bei Grenzwerthypertonikern im Vergleich zu Normalpersonen und Pa-
    tienten mit stabiler Hypertonie. Z Kardiol 68:107
13. Franz IW, Lohmann FW, Koch G (1980) Differential effects of long-term cardiose-
    lective and nonselective beta-receptor-blockade on plasma catecholamines during and
    after physical exercise in hypertensive patients. J Cardiovasc Pharmacol 2:35
14. Franz IW (Hrsg) (1981) Belastungsblutdruck bei Hochdruckkranken. Springer, Ber-
    lin Heidelberg New York

15. Franz IW (1982) Ergometrie bei Hochdruckkranken. Springer, Berlin Heidelberg New York
16. Franz IW (1982) Assessment of blood pressure response during ergometric work in normotensive and hypertensive patients. Acta med scand, suppl 670, p 35
17. Franz I-W, Lohmann FW (1982) Reproducibility of blood pressure measurements in hypertensives during and after ergometry. Dt med Wschr 107:1379
18. Franz I-W, Bartels F, Müller R (1982) Blood pressure response to ergometric work in normotensive subjects, aged 20–50 years. Z Kardiol 71:458
19. Franz I-W (1985) Ergometry in the assessment of arterial hypertension. Cardiology 72:147
20. Franz I-W (1984) Prognostische Bedeutung des Belastungsblutdruckes. In: M Anlauf, KD Bock (Hrsg) Blutdruck unter körperlicher Belastung. Steinkopff, Darmstadt, S 79
21. Gleichmann U (1984) Diskussionsbeitrag. In: M Anlauf, KD Bock (Hrsg) Blutdruck unter körperlicher Belastung. Steinkopff, Darmstadt, S 62
22. Gleichmann U (1984) Diskussionsbeitrag. In: M Anlauf, KD Block (Hrsg) Blutdruck unter körperlicher Belastung. Steinkopff, Darmstadt, S 63
23. Gleichmann U (1984) Diskussionsbeitrag. In: M Anlauf, KD Bock (Hrsg) Blutdruck unter körperlicher Belastung. Steinkopff, Darmstadt, S 66
24. Gupta A, Manolio TA, Garrison RJ, Levy D (1992) Systolic blood pressure response to exercise predicts incident hypertension. The Framingham offspring study. JACC 19:86 A
25. Jackson AS, Squires WG, Grimes G, Beard EF (1983) Prediction of future resting hypertension from exercise blood pressure. J Cardiac Rehab 3:263
26. Jeffé M, Candry F, Blümchen G (1987) Exercise hypertension in healthy normotensive subjects. Herz 12:110
27. Julius S, Pascual AV, Sannerstedt R, Mitchell C (1971) Relationship between cardiac output and peripheral resistance in boderline hypertension. Circulation 46:382
28. Krönig B (1976) Blutdruckvariabilität bei Hochdruckkranken. Hüthig, Heidelberg
29. Lake BJ (1982) Arterial pressures and dynamic exercise. Colloquium at the University of New England, Armidale
30. Lassvik C (1978) Reproducibility of work performance and serial exercises in patients with angina pectoris. Scand J Clin Lab Invest 38:747
31. Leibel B, Kobrin I, Ben-Ishay D (1982) Exercise testing in assessment of hypertension. Brit Med J 285:1535
32. Löllgen H, Ulmer HV, Crean P (1988) Recommendations and standard guidelines for exercise testing. Europ Heart J 8 (Suppl 4):3
33. Lund-Johansen P (1978) Beeinträchtigung der Haemodynamik bei Hypertonie – Spontane Veränderungen und Auswirkungen einer medikamentösen Therapie. Wiener Med Wschr 128:4
34. Matthes D, Schütz P, Hüllemann KG (1978) Unterschiede zwischen indirekt und direkt ermittelten Blutdruckwerten. Med Klin 73:371
35. Millar-Craig MW, Balasubramanian V, Mann S, Raftery EB (1980) Use of graded exercise testing in assessing the hypertensive patient. Clin Cardiol 3:236
36. Molineux D, Steptoe A (1988) Exaggerated blood pressure responses to submaximal exercise in normotensive adolescents with a family history of hypertension. Hypertension 6:361
37. Pickering ThG, Harshfield GA, Kleinert HD, Blank S, Laragh JH (1982) Blood pressure during normal daily activities, sleep and exercise. JAMA 247:992
38. Rost R (1979) Kreislaufreaktion und -adaptation unter körperlicher Belastung. Osang, Bonn
39. Rost R, Heck H, Amecke F (1984) Klinische Wertigkeit des Blutdrucks bei Ergometrie. In: H Holzgreve, R Rost (Hrsg) Aktuelles und Kontroverses aus der Hochdruckforschung. MMV Medizin Verlag, München, S 66
40. Rost R (1984) Diskussionsbeitrag. In: M Anlauf, KD Bock (Hrsg) Blutdruck unter körperlicher Belastung. Steinkopff, Darmstadt, S 68

41. Sannerstedt R (1969) Hemodynamic findings at rest and during exercise in patients with arterial hypertension. Am J med Sci 258:70
42. Sturm A (1982) Blutdruck bei Ergometrie. Dtsch med Wschr 107:637
43. Tanji JL, Champlin JL, Wong GJ, Lew EY, Brown ThC, Amsterdam EA (1989) Blood pressure recovery curves after submaximal exercise. AM J Hypertens 2, 135
44. Thomson PD, Kelemen MH (1975) Hypotension accompanying the onset of exertional angina: a sign of severe compromise of left ventricular blood supply. Circulation 52:28
45. White WB, Schulman P, Mc Cabe EJ, Deym HM (1989) Average daily blood pressure not office blood pressure determines cardiac function in patients with hypertension. JAMA 261:873
46. Wilson NV, Meyer BM (1981) Early prediction of hypertension using exercise blood pressure. Prev Med 10:62
47. Wilson MF, Sung BH, Pincomb GA, Lovello WR (1990) Exaggerated pressure response to exercise in men at risk for systemic hypertension. Am J Cardiol 66:731

Methods for Blood Pressure Evaluation Using Exercise Stress Testing

P. A. Hertzman

Introduction

We and others have previously shown that blood pressure analysis during ergometric stress testing is a safe and reliable procedure that can be used effectively in diagnosis [1, 2, 3, 4, 5, 6, 7, 8, 9], and as a predictor of future hypertension both in borderline [10, 11, 12] and in normal patients [13, 14, 15, 16, 17].

Because the cardiovascular consequences of hypertension may depend on blood pressure peaks induced by daily activity, exercise, and emotional responses [18, 19, 20] and since casual blood pressure measurements are extremely variable [21], many have emphasized the advantage of exercise stress testing over casual readings.

In our initial study [1], we found that
1. men and women have significantly different blood pressure responses to exercise,
2. comparison of blood pressures at 100-watts workload, peak exercise and 5-minutes post exercise provided significant information for distinguishing between normal, borderline, hypertensive patients, and
3. regression equations generated by discriminant analysis were helpful in improving classification accuracy. We were unable to demonstrate the utility of comparing pulse vs blood pressure linear regression curves. In the current study these parameters were reevaluated in a larger cohort of patients.

Methods and Subjects

Patient Characteristics

Patients included in this study were selected from consecutive stress tests performed in a private family practice medical office between June, 1986 and March, 1992. The tests were performed on asymptomatic patients prior to beginning regular exercise, and in others for a variety of indications including chest pain, hypertension, and palpitations.

I.-W. Franz (Hrsg.)
Belastungsblutdruck
bei Hochdruckkranken
© Springer-Verlag Berlin Heidelberg 1993

None of the patients included in the study were taking any medications which would be expected to affect blood pressure, nor did any of the subjects demonstrate any significant cardiovascular disease.

Subjects were assigned to one of three blood pressure subgroups:
1. normal,
2. borderline, or
3. established hypertension.

Patients classified as normal had no history of hypertension. Patients were considered borderline if they had demonstrated at least three out of six random diastolic blood pressure readings of 90 or above. Patients were considered to have established hypertension if they had demonstrated at least four out of six random diastolic blood pressure readings above 94.

Protocols

Blood pressures were measured with a mercury manometer. The arm was positioned at the horizontal level of the fourth intercostal space with the manometer at the same level. The width of the cuff used was based on the circumference of the mid point of the upper mid arm as described in guidelines published by the American Heart Association [22]. The fifth phase (disappearance of sound) of the Korotkoff sounds was used to determine diastolic pressure. Baseline blood pressure consisted of the average of three readings at rest.

Testing was performed on a Bosch microprocessor controlled Ergometer (Model Erg 550) on which workload is independent of pedal speed. The ergometer allows for more accurate blood pressure measurement than a treadmill system due to lower noise levels and greater stability of the upper body.

Using a modified Balke protocol the workload was increased at 1 minute intervals in 25 watt increments. In order to obtain meaningful comparisons among different age groups it is necessary to reach a heart rate equal to at least 85% of estimated maximal heart rate [21].

Blood pressure and pulse were monitored each minute. Finally, supine blood pressures were recorded at one minute intervals until five minutes post exercise.

Linear Regression and Statistical Analysis of Blood Pressure Response

Resting, 100 watt, peak, and recovery blood pressures were documented. Linear regression curves were calculated using the method of least squares. Linear regressions and correlation coefficients were calculated for pulse vs systolic blood pressure and for pulse vs diastolic blood pressure. Linear regression data that was retained exhibited significantly positive correlation coefficients ($r > .63$).

For every variable mean and standard deviations were calculated separately for the men and women in each subgroup. A General Linear Models – Analysis of Variance model was employed to compare subgroups. When appropriate, Post Hoc testing was performed using the Fischer's LSD test. Finally Discriminant Analysis was performed using a regression classification technique. Regression equations for each subgroup were generated retaining independent variables with F-Value > 1 and F-Probability < 0.10.

Results

Average age was 47.29 years ($\pm$ 9.57). There were 656 men and 355 women. Five hundred and fourteen were normal, 398 were borderline, and 100 were established hypertensives.

Characteristics by subgroup (including mean resting blood pressure values) are shown in Table 1.

Table 1. Patient characteristics by subgroup

	normal	borderline	established hypertension
Men	301	279	77
Women	213	119	23
total	514	398	100
Age ± 1 S.D.			
Men	47.83 ± 10.30	46.03 ± 8.25	46.36 ± 10.28
Women	48.61 ± 9.92	47.63 ± 9.29	44.52 ± 8.78
Resting blood pressure mean (± 1 S.D.)			
Men	118 (12)/77 (8)	131 (13)/88 (7)	139 (13)/96 (8)
Women	114 (16)/75 (9)	131 (14)/88 (9)	142 (16)/95 (9)

Descriptive Statistics

Mean results, mean results plus and minus 1.6 standard deviations, and 90th percentile values for resting blood pressure, blood pressure at 100 watts workload, blood pressure at peak workload, and recovery blood pressure are shown separately for men and women in Figures 1–12. Pulse vs blood pressure linear regression curves for normals, borderlines, and hypertensives are shown for men in figure 13 and for women in figure 14.

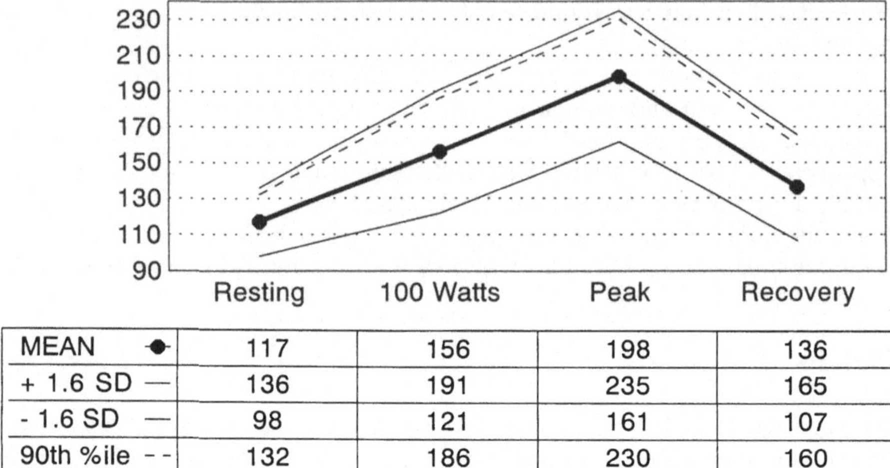

MEAN ●	117	156	198	136
+ 1.6 SD —	136	191	235	165
- 1.6 SD —	98	121	161	107
90th %ile --	132	186	230	160

Fig. 1. Systolic blood pressures in normal men at rest, at 100 watts workload, at peak exercise and during recovery (5 minutes post exercise)

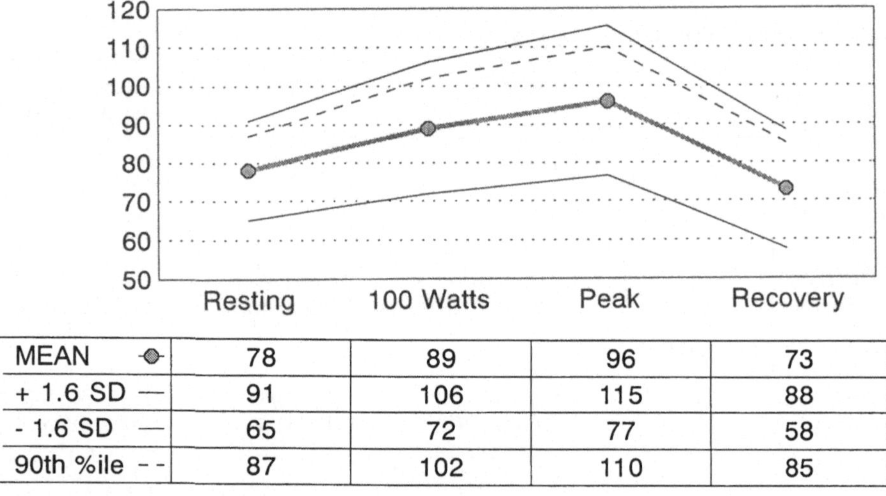

MEAN ◈	78	89	96	73
+ 1.6 SD —	91	106	115	88
- 1.6 SD —	65	72	77	58
90th %ile --	87	102	110	85

Fig. 2. Diastolic blood pressures in normal men at rest, at 100 watts workload, at peak exercise and during recovery (5 minutes post exercise)

Normal Subgroup

Mean values (± one standard deviation) and 90th percentile values for the normal subgroup were:

1. Resting BP

       Men   = 118 (12) / 78 (8); 132 / 87
       Women   = 114 (6) / 75 (9); 131 / 85

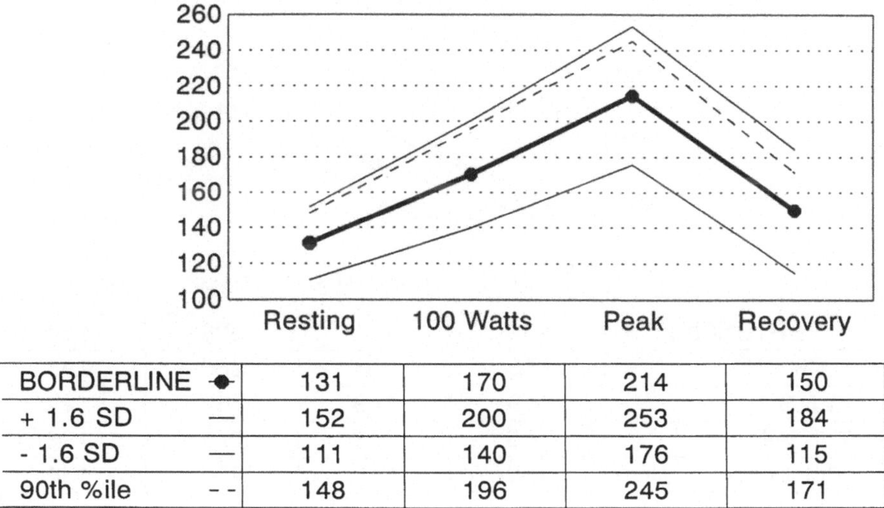

	Resting	100 Watts	Peak	Recovery
BORDERLINE ●	131	170	214	150
+ 1.6 SD —	152	200	253	184
- 1.6 SD —	111	140	176	115
90th %ile - -	148	196	245	171

Fig. 3. Systolic blood pressures in men with borderline hypertension at rest, at 100 watts workload, at peak exercise and during recovery (5 minutes post exercise)

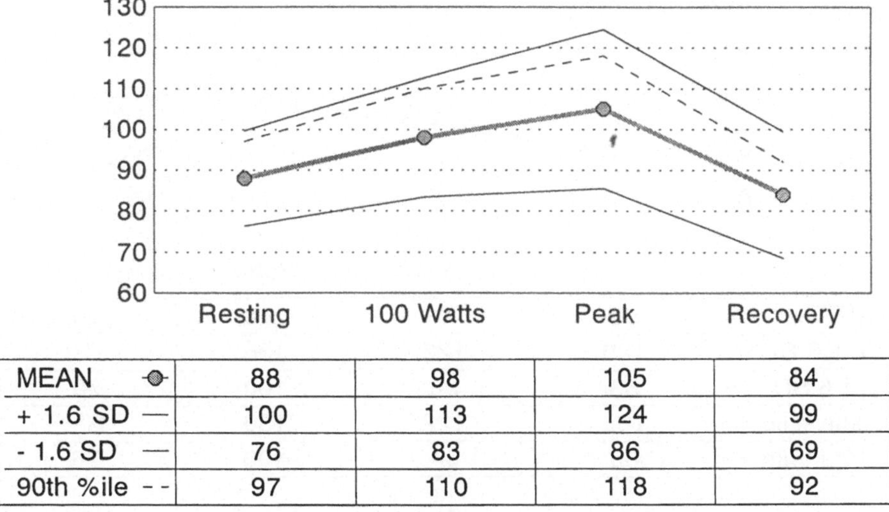

	Resting	100 Watts	Peak	Recovery
MEAN ●	88	98	105	84
+ 1.6 SD —	100	113	124	99
- 1.6 SD —	76	83	86	69
90th %ile - -	97	110	118	92

Fig. 4. Diastolic blood pressures in men with borderline hypertension at rest, at 100 watts workload, at peak exercise and during recovery (5 minutes post exercise)

2. BP at 100 watts
    Men   = 157 (22) / 89 (11); 186 / 102
    Women = 157 (21) / 91 (10); 180 / 100
3. BP at peak exercise
    Men   = 198 (23) / 96 (12); 230 / 110
    Women = 167 (22) / 93 (10); 198 / 106

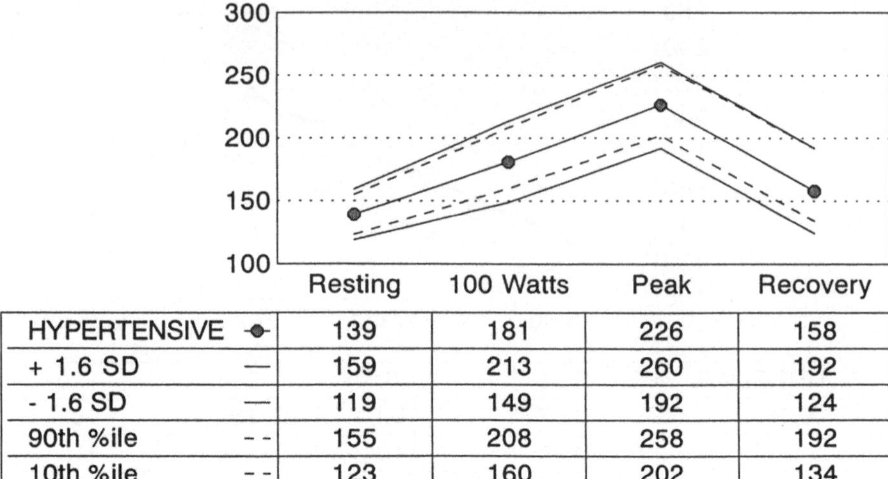

		Resting	100 Watts	Peak	Recovery
HYPERTENSIVE	●	139	181	226	158
+ 1.6 SD	—	159	213	260	192
- 1.6 SD	—	119	149	192	124
90th %ile	- -	155	208	258	192
10th %ile	- -	123	160	202	134

Fig. 5. Systolic blood pressures in hypertensive men at rest, at 100 watts workload, at peak exercise and during recovery (5 minutes post exercise)

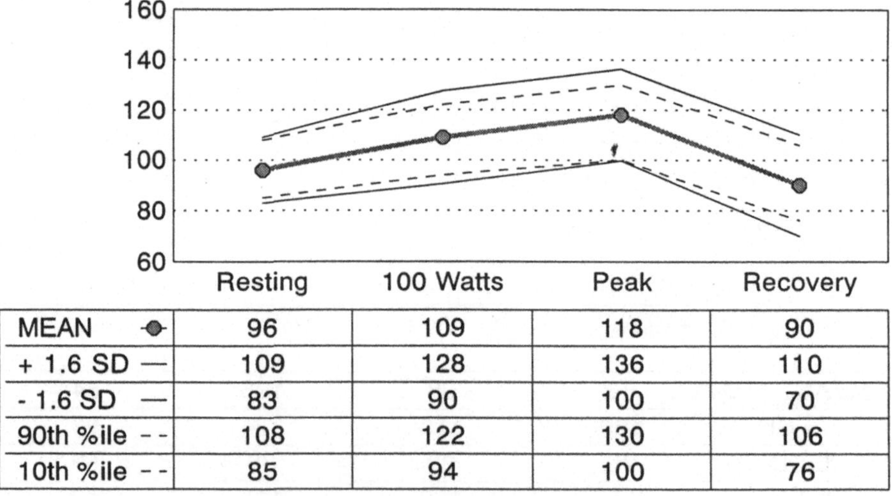

		Resting	100 Watts	Peak	Recovery
MEAN	●	96	109	118	90
+ 1.6 SD	—	109	128	136	110
- 1.6 SD	—	83	90	100	70
90th %ile	- -	108	122	130	106
10th %ile	- -	85	94	100	76

Fig. 6. Diastolic blood pressures in hypertensive men at rest, at 100 watts workload, at peak exercise and during recovery (5 minutes post exercise)

4. BP 5 minutes post exercise
    Men   = 136 (18) / 73 (10); 160 / 85
    Women   = 124 (19) / 72 (9); 144 / 82.

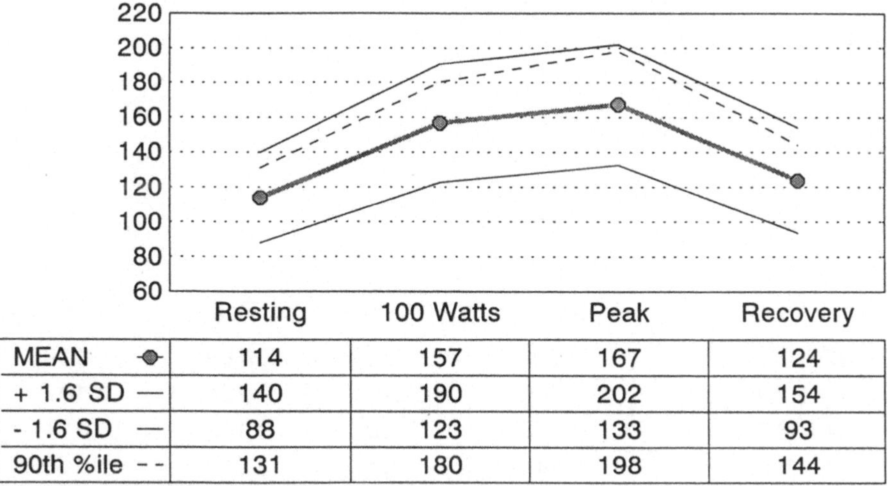

	Resting	100 Watts	Peak	Recovery
MEAN ◉–	114	157	167	124
+ 1.6 SD —	140	190	202	154
- 1.6 SD —	88	123	133	93
90th %ile - -	131	180	198	144

Fig. 7. Systolic blood pressures in normal women at rest, at 100 watts workload, at peak exercise and during recovery (5 minutes post exercise)

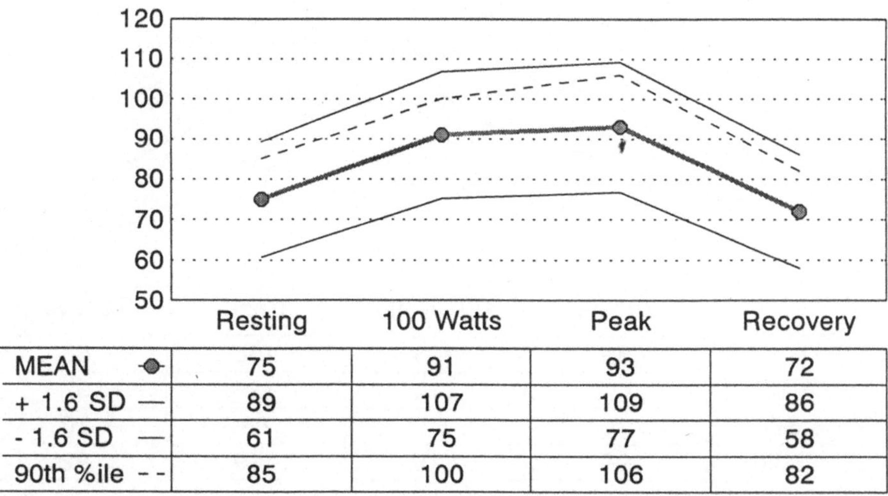

	Resting	100 Watts	Peak	Recovery
MEAN ◉–	75	91	93	72
+ 1.6 SD —	89	107	109	86
- 1.6 SD —	61	75	77	58
90th %ile - -	85	100	106	82

Fig. 8. Diastolic blood pressures in normal women at rest, at 100 watts workload, at peak exercise and during recovery (5 minutes post exercise)

Subgroup Comparisons

When an Analysis of Variance was performed designating Blood Pressure Subgroup as Factor A and Sex Category as Factor B a significant AB interaction ($P < .05$) was identified for all blood pressure measurements

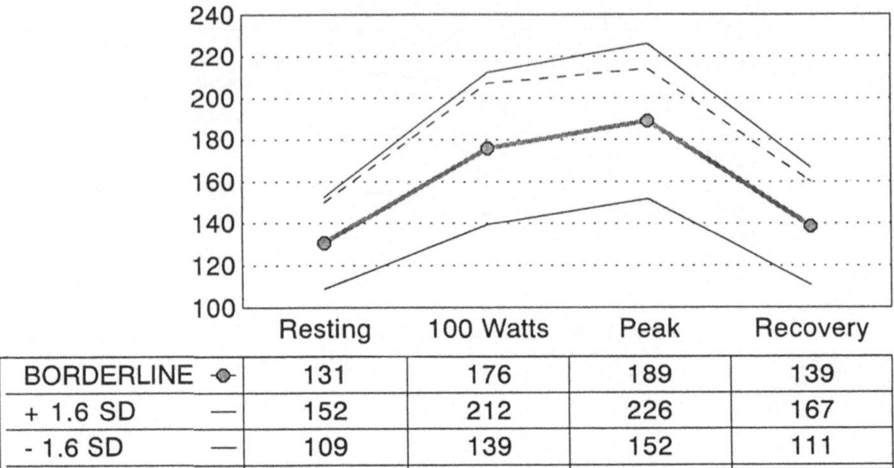

	Resting	100 Watts	Peak	Recovery
BORDERLINE	131	176	189	139
+ 1.6 SD	152	212	226	167
- 1.6 SD	109	139	152	111
90th %ile	150	207	214	160

Fig. 9. Systolic blood pressures in women with borderline hypertension at rest, at 100 watts workload, at peak exercise and during recovery (5 minutes post exercise)

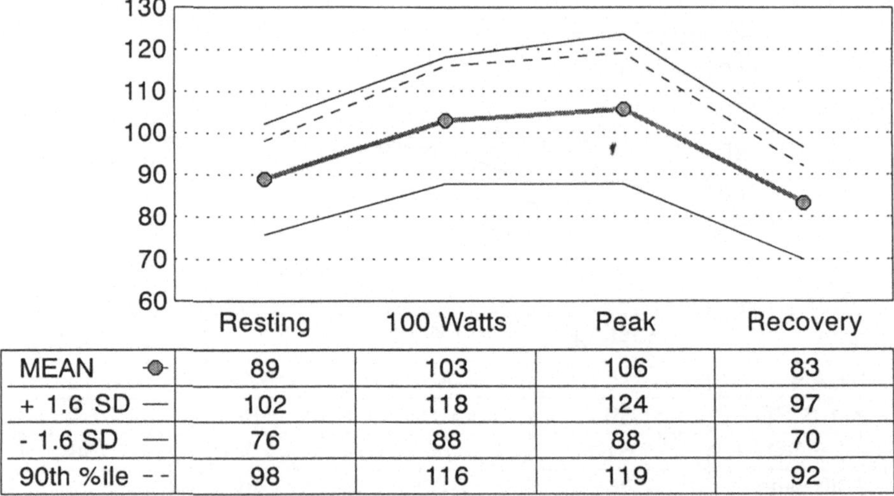

	Resting	100 Watts	Peak	Recovery
MEAN	89	103	106	83
+ 1.6 SD	102	118	124	97
- 1.6 SD	76	88	88	70
90th %ile	98	116	119	92

Fig. 10. Diastolic blood pressures in women with borderline hypertension at rest, at 100 watts workload, at peak exercise and during recovery (5 minutes post exercise)

during exercise. In our initial study [1], when patients within each subgroup were stratified according to age by decade (Factor C) no significant AC nor BC interaction (P > .05) for Age Category could be demonstrated for any of the variables. For this reason Analysis of Variance and Discriminant analysis was subsequently performed on Male and Female data independently

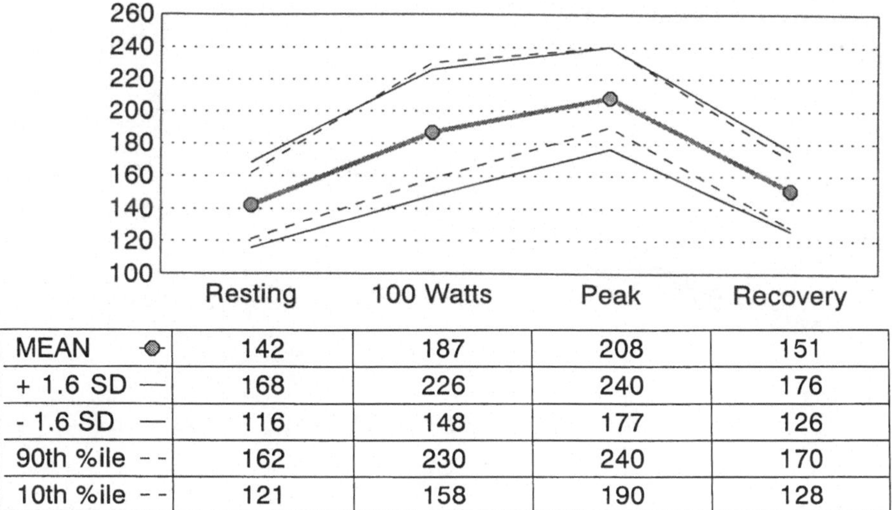

	Resting	100 Watts	Peak	Recovery
MEAN	142	187	208	151
+ 1.6 SD	168	226	240	176
- 1.6 SD	116	148	177	126
90th %ile	162	230	240	170
10th %ile	121	158	190	128

Fig. 11. Systolic blood pressures in hypertensive women at rest, at 100 watts workload, at peak exercise and during recovery (5 minutes post exercise)

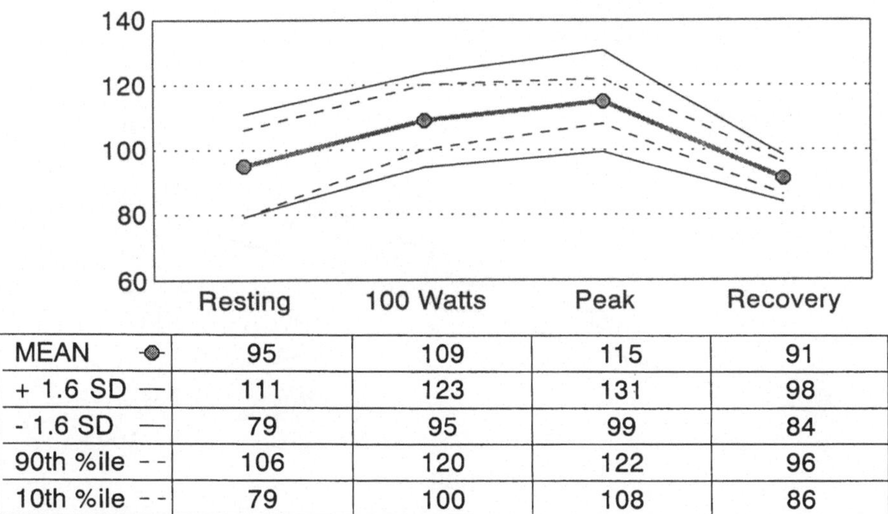

	Resting	100 Watts	Peak	Recovery
MEAN	95	109	115	91
+ 1.6 SD	111	123	131	98
- 1.6 SD	79	95	99	84
90th %ile	106	120	122	96
10th %ile	79	100	108	86

Fig. 12. Diastolic blood pressures in hypertensive women at rest, at 100 watts workload, at peak exercise and during recovery (5 minutes post exercise)

without respect to age category. Figures 15–18 illustrate subgroup comparisons.

Comparing Normal vs Established hypertension subgroups, Normal vs Borderline subgroups, and Borderline vs Established hypertension subgroups significant differences were identified between the subgroups for blood pressures at rest, at 100 watts, peak, and five minutes recovery ($p <$ .05) for both men and women.

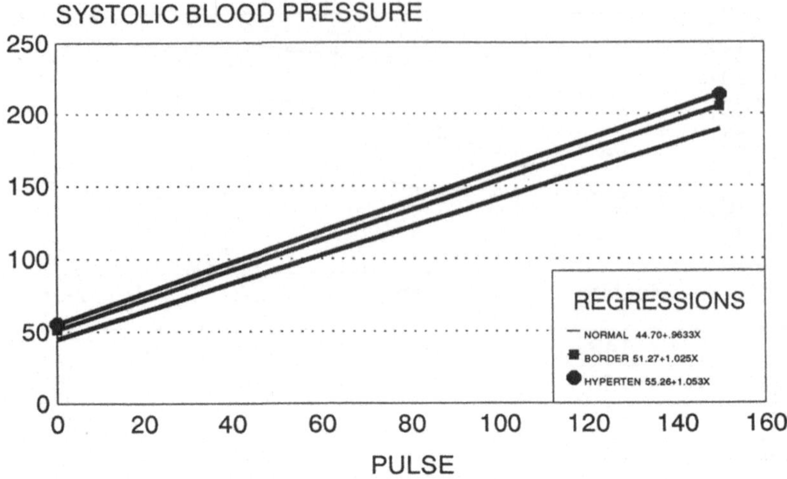

Fig. 13. Pulse vs systolic blood pressure linear regression curves (calculated by method of least squares) for normal, borderline, and hypertensive men. Regression equations are shown in box at lower right

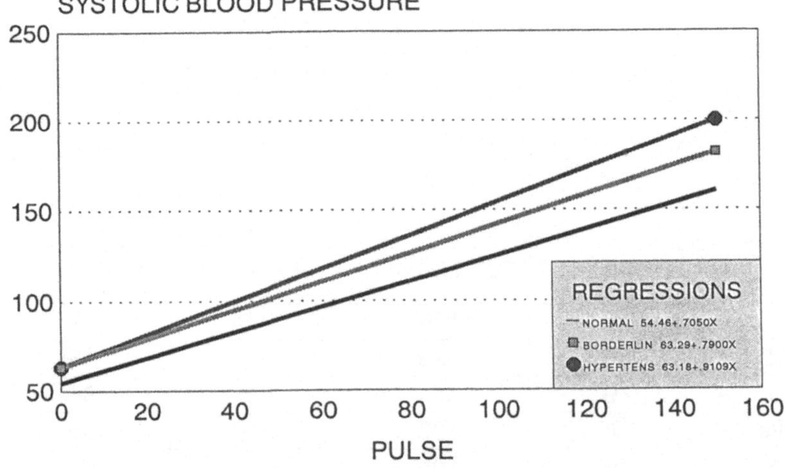

Fig. 14. Pulse vs systolic blood pressure linear regression curves (calculated by method of least squares) for normal, borderline, and hypertensive women. Regression equations are shown in box at lower right

In addition, significant differences were also demonstrated when comparing the slopes of the pulse vs systolic blood pressure linear regression curves ($p < .05$), but not the pulse vs diastolic blood pressure curves between the subgroups for both men and women. A slight advantage was seen when data for the regression calculations included blood pressure measurements during the 5 minute recovery period after peak exercise.

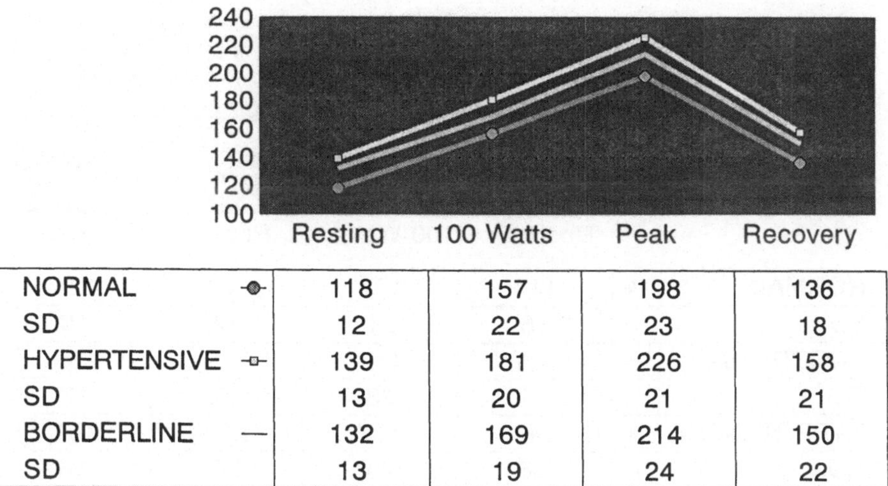

	Resting	100 Watts	Peak	Recovery
NORMAL ⊕	118	157	198	136
SD	12	22	23	18
HYPERTENSIVE ⊡	139	181	226	158
SD	13	20	21	21
BORDERLINE —	132	169	214	150
SD	13	19	24	22

Fig. 15. Comparison of mean systolic blood pressures in normal, borderline, and hypertensive men at rest, at 100 watts workload, at peak exercise and during recovery (5 minutes post exercise). Significant differences (p < .05 by ANOVA) for each measurement between all subgroups

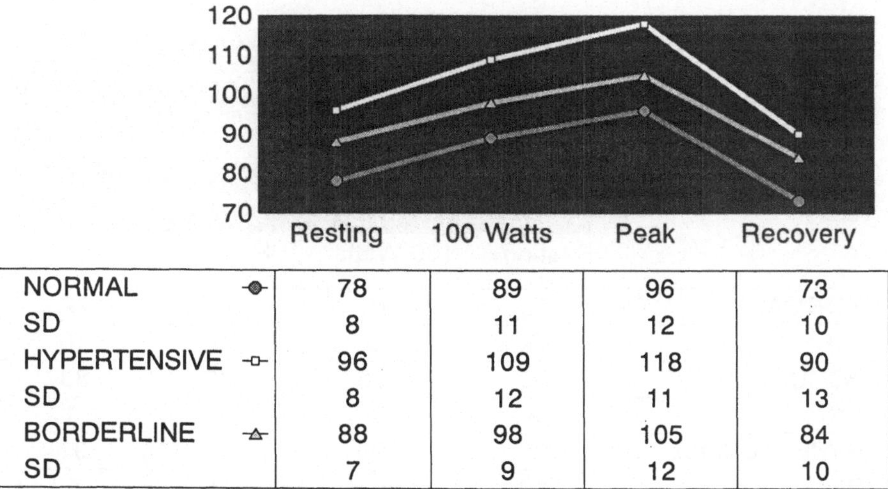

	Resting	100 Watts	Peak	Recovery
NORMAL ⊕	78	89	96	73
SD	8	11	12	10
HYPERTENSIVE ⊡	96	109	118	90
SD	8	12	11	13
BORDERLINE ⊿	88	98	105	84
SD	7	9	12	10

Fig. 16. Comparison of mean diastolic blood pressures in normal, borderline, and hypertensive men at rest, at 100 watts workload, at peak exercise and during recovery (5 minutes post exercise). Significant differences (p < .05 by ANOVA) for each measurement between all subgroups

Men vs Women

Within the normal subgroup differences between men and women were significant (p < .05) for each recording except systolic bp at 100 watts and diastolic bp at recovery. Within the borderline subgroup differences be-

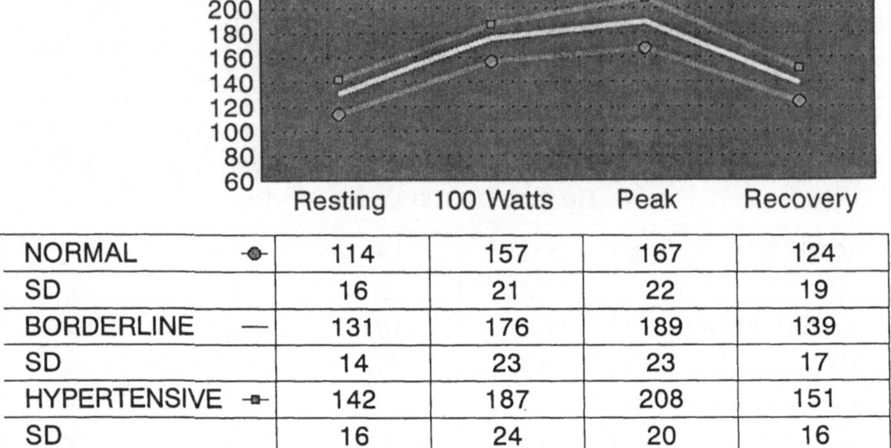

	Resting	100 Watts	Peak	Recovery
NORMAL —●—	114	157	167	124
SD	16	21	22	19
BORDERLINE —	131	176	189	139
SD	14	23	23	17
HYPERTENSIVE —■—	142	187	208	151
SD	16	24	20	16

Fig. 17. Comparison of mean systolic blood pressures in normal, borderline, and hypertensive women at rest, at 100 watts workload, at peak exercise and during recovery (5 minutes post exercise). Significant differences (p < .05 by ANOVA) for each measurement between all subgroups

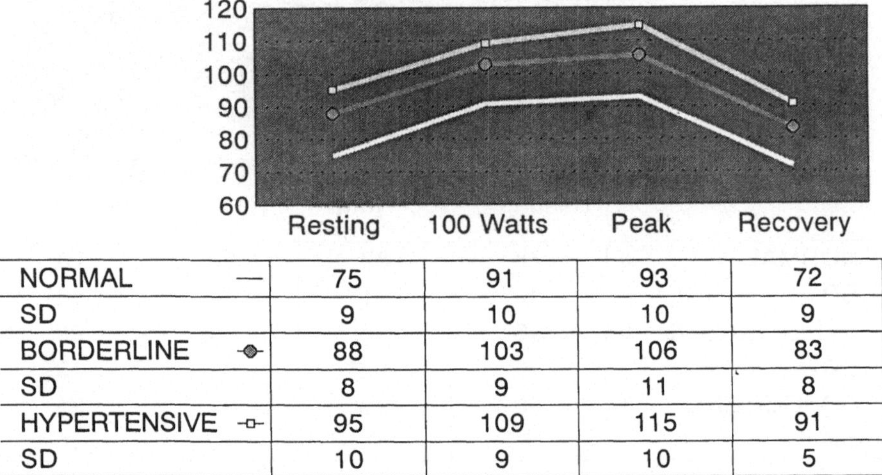

	Resting	100 Watts	Peak	Recovery
NORMAL —	75	91	93	72
SD	9	10	10	9
BORDERLINE —●—	88	103	106	83
SD	8	9	11	8
HYPERTENSIVE —□—	95	109	115	91
SD	10	9	10	5

Fig. 18. Comparison of mean diastolic blood pressures in normal, borderline, and hypertensive women at rest, at 100 watts workload, at peak exercise and during recovery (5 minutes post exercise). Significant differences (p < .05 by ANOVA) for each measurement between all subgroups

tween men and women were significant (p < .05) only for bp at 100 watts (systolic and diastolic); and systolic bp at peak exercise and recovery. Within the hypertensive subgroup differences between men and women were significant (p < .05) only for systolic bp at peak exercise.

Table 2. Regression coefficients for subgroup prediction equations

Group	normal		borderline		established	
	men	women	men	women	men	women
Constant	−80.51956	−63.911138	−99.19636	−84.95307	−116.1723	−101.107
Blood pressure						
Systolic resting	.3523926		.3876318		.3895341	
Diastolic resting	.5138224	.4375658	.6318252	.5457737	.6949102	.5927919
Systolic 100 watts	−.066445	−.006104	−.082661	−.0209926	−.091072	−.070844
Diastolic 100 watts	.3348193		.3535988		.4255622	
Systolic max	.2202122	.1526058	.2368333	.1768191	.2423422	.2380712
Diastolic max		.3746502		.4106819		.4434953
Diastolic recovery	.2267326	.4990005	.2522217	.5868987	.2955407	.6456379

Discriminant Analysis

Multiple Regression prediction equations were calculated separately for men and women. The regression coefficients for the equations are listed in Table 2. The equations improve the classification accuracy (compared to random classification) by 47.8% for men and by 58.5% for women.

These equations are listed below (P = Probability that individual is in given subgroup, NOR = NORMAL, BORD = BORDERLINE, EST = ESTABLISHED, SO = SYSTOLIC RESTING BLOOD PRESSURE, DO = DIASTOLIC RESTING BLOOD PRESSURE, S100 = SYSTOLIC BLOOD PRESSURE AT 100 WATTS, D100 = DIASTOLIC BLOOD PRESSURE AT 100 WATTS, SM = SYSTOLIC PEAK BLOOD PRESSURE, DM = DIASTOLIC PEAK BLOOD PRESSURE, DR = DIASTOLIC RECOVERY BLOOD PRESSURE):

For Men:
P(NOR) = − 80.51956 + .3523926 X SO + .5138224 X DO − . 066445 X S100 + .3348193 X D100 + .2202122 X SM + .2267326 X DR
P(BORD) = − 99.19636 + .3876318 X SO + .6318252 X DO − .082661 X S100 + .3535988 X D100 + .2368333 X SM + .2522217 X DR
P(EST) = − 116.1723 + .3895341 X SO + .6949102 X DO − .091072 X S100 + .4255622 X D100 + .2423422 X SM + .2955407 X DR

For Women:
P(NOR) = − 63.911138 + .4375658 X DO − .006104 X S100 + .1525058 X SM + .3746502 X DM + .4990005 X DR
P(BORD) = − 84.95307 + .5457737 X DO − .0209926 X S100 + .1768191 X SM + .4106819 X DM + .5868987 X DR
P(EST) = − 101.107 + .5927919 X DO − .070844 X S100 + .2380712 X SM + .4434953 X DM + .6456379 X DR

Discussion

Although within the normal subgroup men and women exhibit significantly different blood pressure responses at most levels of exercise, these differences progressively disappear within the borderline and hypertensive subgroups. Within the hypertensive subgroup only the peak systolic blood pressure are significantly different between the two sexes. We, previously were unable to demonstrate an age effect with our data.

Measuring blood pressure response at rest, at 100 watts workload, at peak workload, and at five minutes recovery provides information that may be used to help discriminate between Normal and Hypertensive persons, Normal and Borderline persons, and Borderline and Hypertensive persons for both men and women.

Based on data from this study, suggested upper limits of normal BP response (Mean + 1.6 SD) during exercise are:

	Men	Women
BP at 100 Watts	191/106	190/107
BP at Peak	235/115	202/109

In contrast to our initial study, the differences in the slopes of the pulse vs systolic blood pressure linear regression curves between subgroups were significant for both men and women. The Regression Equations produced by Discriminant Analysis may be used to estimate the probability that an individual should be classified in a particular subgroup. This could be particularly helpful in predicting whether a borderline individual is more likely to be normal or hypertensive.

Retrospective studies have suggested that 10 to 25% of patients with borderline hypertension may progress to sustained hypertension [23] and two studies have demonstrated that 80–97% of borderline hypertensives who react positively to exercise testing will develop established hypertension within 4–5 years [5, 24].

Although one recent study showed that exercise systolic blood pressure was a significant predictor of cardiovascular events [25], others have been unable to demonstrate that exaggerated exercise blood pressure is significantly better than resting blood pressure as a determinant of target organ damage [26, 27]. Additional long term follow up studies will be necessary to determine whether blood pressure during exercise is a better predictor of outcome, including future end organ damage than resting blood pressure.

Summary

In summary, three useful methods for discriminating between normal, borderline, and genuinely hypertensive patients have been shown:
1. measurement of blood pressure at 100 watts workload, at peak workload, and at five minutes post exercise,

2. calculation of linear regression curves for pulse vs systolic blood pressure, and
3. calculation of predictive regression equations by discriminant analysis.

Whether any of these methods will allow accurate prediction of:
1. future evolution of sustained hypertension in normal or borderline patients,
2. eventual development of LVH or other end organ damage, or
3. adequacy of BP control in hypertensive patients on medication
   will require well designed long term follow up studies.

References

1. Hertzman P (1989) Exercise Stress Testing in Blood Pressure Evaluation. J Am Bd Fm Pract 2:161–168
2. Fan F et al (1985) Role of Exercise Treadmill in diagnosing Hypertension. J Nat Med Assn 77:1014–1015
3. Wilson N, Meyer B (1981) Early Prediction of Hypertension using Exercise Blood Pressure. Prev Med 10:62–68
4. Ellestad M (1986) Stress Testing. F. A. Davis, Philadelphia, p 365
5. Crohnin CJ (1984) Exercise testing in Hypertensive patients (letter). JAMA 251:343
6. Franz I-W (1986) Ergometry in Hypertensive Patients. Springer-Verlag, Berlin
7. Sannerstedt R (1981) Exercise in the Patient with Arterial Hypertension. Practical Cardiology 7:89–100
8. Martinez-Caro D (1984) Diagnostic value of stress testing in the elderly. European Heart J 5 (Suppl E):63–67
9. Toto-Moukouo J et al (1984) "Use of Exercise Testing in the Evaluation of Patients with Borderline Hypertension". Practical Cardiology 10 (13):61, December
10. Chaix RL et al (1982) A simple exercise test in borderline and sustained essential hypertension. Int J Cardiol 1:371–382
11. Millar-Craig MW et al (1980) Use of Graded exercise testing in assessing the Hypertensive patient. Clin Cardiol 3:236–240
12. Franz IW (1982) Assessment of Blood Pressure response during ergometric work in normotensive and hypertensive patients. Acta Med Scand 670 (Suppl):35–47
13. Ellestad M (1986) Stress Testing. F. A. Davis, Philadelphia, p 368
14. Hansen H et al (1985) Blood Pressure in Children, measured at rest and during Exertion. Acta Med Scand (Suppl) 693:47–49
15. Astrand I (1965) Blood Pressure during physical work in a group of 221 women and men 48–63 years old. Acta Medica Scandinavia 178 (1):41–46
16. Dlin RA et al (1983) Follow-up of normotensive men with exaggerated blood pressure response to exercise. Am Heart J 106:316–320
17. Jackson AS et al (1983) Prediction of Future Resting Hypertension from Exercise Blood Pressure. J Cardiac Rehab 3:263–268
18. Franz I-W (1984) Antihypertensive effects on blood pressure at rest and during exercise of Calcium antagonists, B-receptor blockers, and their combination in hypertensive patients. J Cardiovas Pharm 6 (Suppl):1037–1042
19. Nathwani D et al (1985) Left Ventricular hypertrophy in mild hypertension: correlation with exercise blood pressure. Am Heart J 109:386–387
20. Ren J-F et al (1985) Exercise systolic blood pressure: a powerful determinant of increased left ventricular mass in patients with hypertension. J Am Coll Cardiol 5:1224–1231

21. Franz I-W (1987) Exercise hypertension: Its measurement and evaluation. Herz 12:99–109
22. Kirkendall WM et al (1980) Recommendations for Human Blood Pressure Determination by Sphingomanometers. Circulation 62 (5):1146A–1155A
23. Schork JS (1971) Borderline Hypertension-A Critical Review. J Chron Dis 23:723–739
24. Patyna WD (1984) Die prognostische Bedeutung des Belastungsblutdrucks für die Hypertonieentstehung bei Koronarkranken. Herz/Kreisl 12:627
25. Fagard R, Staessen J, Thijs L, Amery A (1991) Prognostic significance of exercise versus resting blood pressure in hypertensive men. Hypertension 17:574–578
26. Lauer M, Levy D, Anderson K, Plehn J (1992) Is the a relationship between exercise systolic blood pressure response and left ventricular mass? Ann Int Med 116:203–210
27. Fagard R, Bielen E, Hespel P, Lijnen P, Staessen J, Vanhees R, Van Hoof R, Amery A (1990) Physical exercise in hypertension. In: Laragh JH, Brenner BM (eds) Hypertension: Pathophysiology, Diagnosis, and Management. Raven Press, Ltd., New York, p 1987

Blutdruckverhalten normotensiver und hypertensiver Personen während Ergometrie

J. V. Anschelewitsch

Einleitung

Es sind bereits 14 Jahre vergangen, daß die Professoren I.-W. Franz und F. W. Lohmann [4] erstmals die Ergometrie zur frühzeitigen Diagnostik der arteriellen Hypertonie und zur Objektivierung der Bewertung einer antihypertensiven Pharmakotherapie vorgeschlagen haben. Im Laufe der Zeit hat sich vieles in unseren Vorstellungen im Bereich der Hypertonie geändert. Heute wird schon allgemein davon ausgegangen, daß die Messung des arteriellen Blutdruckes (BD) im Ruhezustand bei Patienten mit Hypertonie nicht maßgebend ist für die Effektivitätsbeurteilung einer antihypertensiven Therapie, denn im Laufe eines Tages ist der BD bedeutenden individuellen Schwankungen ausgesetzt, insbesondere unter der Einwirkung emotionaler und physischer Stressoren. Darüberhinaus wurde gezeigt, daß die Erhöhung des BD unter derartigen Belastungen bei essentiellen Hypertonikern ausgeprägter und dauerhafter ist als bei Gesunden [2, 3, 7, 8].

In den vergangenen 14 Jahren – ich will diesen Zeitabschnitt besonders hervorheben –, seit der Publikation von I.-W. Franz und F. W. Lohmann zur Modifikation der Ergometriediagnostik, sind bezüglich ergometrischer Untersuchungen eine Vielzahl von Publikationen erschienen. Doch wurde in der Mehrzahl der Untersuchungen die Ergometrie mit der Zielsetzung und Methodik durchgeführt, die maximale Belastbarkeit bzw. die Herzfrequenz zu beurteilen. Diese Forschungen waren auch für den Hypertoniebereich von Interesse, verbesserten bzw. erleichterten allerdings nicht die besonders aus kardiologischer Sicht wichtige Frühdiagnostik und die objektive Bewertung nichtmedikamentöser und medikamentöser Therapie der Hypertonie.

Es ist kein Zufall, daß auch die letzten Empfehlungen vieler Experten zu diesen Fragen sich nur auf Messungen des BD im Ruhezustand beziehen [9]. Das veranlaßt uns zur nochmaligen Überprüfung der von I.-W. Franz und F. W. Lohmann vorgeschlagenen ergometrischen Methodik [4]. Darüberhinaus ergab sich ein aktueller Anlaß, weil in den letzten Jahren das 24-Stunden-Monitoring favorisiert wird, obgleich noch ungelöste Probleme bezüglich der kontinuierlichen 24-Stunden-RR-Registrierung bestehen [5, 6, 10]. So z. B. muß mit der Möglichkeit von Fehlmessungen (bei nicht invasiver Meßmethodik), insbesondere bei körperlichen Belastungen, gerechnet

I.-W. Franz (Hrsg.)
Belastungsblutdruck
bei Hochdruckkranken
© Springer-Verlag Berlin Heidelberg 1993

werden. Außerdem fehlt bis jetzt eine exakte Vorstellung über die physiologischen Schwankungen des BD [1] und somit den Normbereich. Dies bedeutet eine Unsicherheit bei der Bewertung einer normalen oder hypertensiven Reaktion. Demgegenüber erlauben unsere Untersuchungen, nach dem Vorschlag von Franz, eine genaue Abgrenzung zwischen normalem und pathologisch erhöhtem Blutdruck.

Blutdruckverhalten während Ergometrie

Die Methodik dieser ergometrischen Untersuchung besteht in der Messung des BD und der Herzfrequenz (HF) im Ruhezustand, bei Belastung von 50 Watt unter Verwendung von Steigerungsstufen von 10 Watt/min bis 100 Watt mit einer nachfolgenden Ruhephase von 5 Minuten. Unsere gemeinsamen Untersuchungen mit meinem Mitarbeiter A. Gersamia an 47 normotensiven gesunden Probanden (28 Männer und 19 Frauen) im Alter von 25 bis 48 Jahren (mittleres Alter 39,9 ± 6 Jahre) mit einem Ruheblutdruck von < 140/90 mm Hg ergaben auf der letzten Leistungsstufe einen gleichen BD für Männer und Frauen. Der systolische BD (SBD) war 165–195 mm Hg, der mittlere ($\bar{x} \pm$ SD) 182,5 ± 8,2 mm Hg. Der diastolische BD (DBD) schwankte zwischen 80–85 mm Hg (der mittlere 88.4 ± 4,8). Somit war bei diesen normotensiven Probanden der Blutdruck bei 100 Watt systolisch ($\bar{x} \pm$ 2 SD) zwischen 166 und 199 mm Hg und diastolisch zwischen 78,8 und 98 mm Hg. Einschließlich möglicher Fehler bei den Messungen können wir feststellen, daß der Blutdruck bei Gesunden auf einer Leistungsstufe von 100 Watt nicht höher ist als 200/100 mm Hg und in der 5. Erholungsminute bei allen Probanden niedriger als 140/90 mm Hg.

Die Herzfrequenz bei 100 Watt war bei den Frauen signifikant höher (140 ± 5,8/min) als bei Männern (121 ± 6,1/min; $p < 0.001$). Entsprechend war bei Frauen der Robinson-Index ebenfalls größer (256 ± 18) als bei Männern (220.6 ± 18,1; $p < 0.01$). In der fünften Minute der Erholungsphase kehrte die HF zu den Ausgangswerten zurück.

Darüberhinaus sind die bei den gesunden Probanden gewonnenen Resultate gut reproduzierbar. Das zeigt auch die Tatsache, daß die erhaltenen Ergebnisse völlig mit denen von I.-W. Franz übereinstimmen. Die von uns nach 2–7 Tagen wiederholten ergometrischen Untersuchungen bei denselben 10 Gesunden ergaben für alle Parameter im Vergleich mit den ersten Untersuchungen nahezu identische Ergebnisse ($p > 0.25$).

Die mit dieser Methodik erzielten Blutdruckwerte bei gesunden normotensiven Personen im Alter bis zu 50 Jahren ermöglichten uns, die Grenze zwischen physiologischer und hypertensiver Reaktion zu definieren und ihre quantitative Charakteristik darzustellen. Bei allen 30 untersuchten Patienten mit Hypertonie (14 Männer und 16 Frauen) im Alter von 24 bis 50 Jahren (mittleres Alter 40,7 ± 7 J.), die zur Zeit der Untersuchung keine antihypertensive Pharmakotherapie erhielten, zeigte sich, im Vergleich zum Normalkollektiv, ein völlig unterschiedliches Blutdruckverhalten während und nach Ergometrie, welches wir als hypertensive Reaktion definierten.

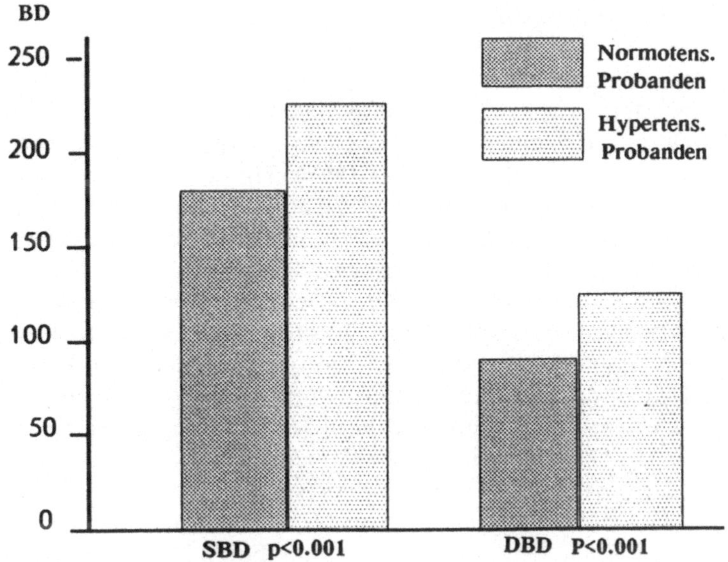

Abb. 1. Zeigt den systolischen und diastolischen Blutdruck bei normotensiven Probanden im Vergleich zu Hypertonikern auf einer Leistungsstufe von 100 Watt (weiteres s. Text)

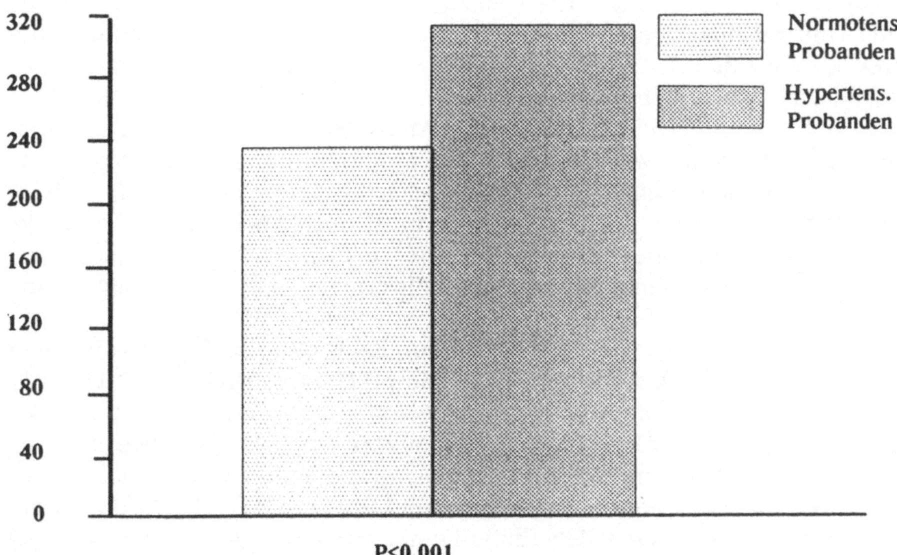

Abb. 2. Zeigt den Robinson-Index als Maß für den myokardialen O_2-Verbrauch bei normotensiven Probanden im Vergleich zu Hypertonikern bei 100 Watt

Schlußfolgerungen

14 der Patienten wiesen ein Stadium I der EH (WHO) mit diastolischen Ruhewerten zwischen 95–104 mm Hg und 16 ein Stadium II der EH (DBD 105–114 mm Hg) auf. Individuelle Schwankungen des systolischen Blutdrukkes lagen im Bereich von 140–170 mm Hg bei Patienten im Stadium I und zwischen 160–180 mm Hg im Stadium II. Die pathologisch hypertensive Blutdruckreaktion während und nach Ergometrie wurde durch zwei typische Meßwerte charakterisiert. Erstens war bei 100 Watt der systolische und diastolische Blutdruck bei *allen* Patienten bedeutend höher als der obere normotensive Grenzwert von > 200/100 mnm Hg. Dementsprechend fand sich ein signifikant (p < 0.001; Abb. 1) erhöhter systolischer (226 ± 12,6 mm Hg) und diastolischer (120 ± 6,2 mm Hg) Blutdruck bei 100 Watt. Zweitens war in der fünften Minute der Erholungsphase bei allen Patienten das Niveau des BD höher als 140/90 mm Hg (p < 0.001) und entsprach dem Ruhewert vor Ergometrie. Außer diesen zwei typischen Befunden war eine Tendenz zur erhöhten HF festzustellen. Somit war der Robinson-Index auf maximaler Belastung, hauptsächlich als Folge höheren SBD, bei Patienten mit EH viel größer (312 ± 24,1) als beim normotensiven Kontrollkollektiv (p < 0.001; Abb. 2).

Bei wiederholten Untersuchungen an 10 Patienten in einem Interval von 2–5 Tagen konnten wir, ebenso wie bei den Gesunden, eine gute Reproduzierbarkeit der Resultate feststellen.

Zuletzt möchte ich noch folgendes erwähnen. Die Ergometrie nach der Methode von I.-W. Franz ist nicht nur eine einfache, sondern auch eine nicht zeitaufwendige und kostengünstige (bezüglich der benötigten Apparatur) Untersuchung, die darüberhinaus hilft, eine übermäßige Erhöhung des BD zu vermeiden. Im Gegensatz zu anderen ergometrischen Verfahren, die auf die maximale Belastbarkeit zielen, ist der Leistungsbereich von 50 bis 100 Watt alltäglichen Belastungen des Menschen entsprechend. Es scheint uns außerordentlich wichtig, daß diese Methodik die sichere Abgrenzung zwischen physiologischer und pathologischer Reaktion ermöglicht. Dies ist einerseits wichtig für die Diagnostik und in noch höherem Maße für die sichere Bewertung der Effektivität einer antihypertensiven Behandlung, auch wenn die Behandlung zur Normalisierung des BD im Ruhezustand geführt hat.

Da die Bedeutung der Ergometrie zur Kontrolle der Effektivität einer antihypertensiven Therapie noch zur Besprechung ansteht, will ich nicht näher darauf eingehen. Allerdings entstehen hier einige Fragen: Ist es möglich und korrekt, die Resultate der Ergometrie auf das Blutdruckverhalten bei psychoemotionalen Belastungen zu extrapolieren? Wie verhalten sich die Resultate während der Ergometrie und der ABDM? Geben die Resultate während Ergometrie den Einfluß einer antihypertensiven Therapie auf die Hypertrophie der linken Herzkammer wieder?

Die bis heute erzielten Resultate erlauben uns, die erörterte Methodik der Ergometrie als zweckmäßigen und gesicherten Standard-Test zur Einschätzung der Hypertonie vorzuschlagen. Es erscheint mir auch zweckmäßig, in den Test den Robinson-Index einzubeziehen. Dies ist von Bedeutung bei der Beurteilung einer antihypertensiven Therapie, die den erhöhten myokardialen O_2-Verbrauch unterschiedlich beeinflußt.

Literatur

1. Baumgart P (1989) 24-Stunden-Blutdruck bei primärer und sekundärer Hypertonie. Herz 14/4:246–250
2. Franz I-W (1984) Blutdruckverhalten von Normalpersonen und Hochdruckkranken während und nach Ergometrie. Internist prax 24/4:605–619
3. Franz I-W (1991) Hypertonie und Herz. Springer Verlag
4. Franz I-W, Lohman FW (1978) Die Bedeutung der ergometrischen Untersuchung zur Beurteilung der antihypertensiven Therapie. Dtsch Med Wschr 103/38:1478–1481
5. Heprin D, Vaisse B (1989) Enregistrement ambulatoire non invasiv de la pression arterielle. Donnés actuelles. Ann Cardiol Angiol 38/2:103–108
6. Höfling B (1987) Ambulante programmierte Blutdruckmessung über 24 Stunden. Fortschr Med 105/24:473–476
7. Klaus D (1987) Ergometrie in der Hypertonie-Diagnostik. Dtsch Med Wschr 112/39:1509–1511
8. Krönig B (1984) Blutdruckvariabilität bei Hochdruckkranken. Therapiewoche 34/42:5947–5965
9. Mejia AD, Julius S, Jones KA, Schork NJ, Kneisley J (1990) The Tecumsch blood pressure study. Normativa data on blood pressure self-determination. Arch Intern Med 150:1209–1213
10. Schrader J, Schoel G, Buhrschinner H ua (1988) Ambulante kontinuierliche 24 h Blutdruckregistrierung in der Diagnostik und Therapie der arteriellen Hypertonie und die Beeinflussung durch die Antihypertensiva Enalaprol, Metoprolol, Mepindolol und Nitrendipin. Klin Wschr 66/18:928–939

Reproduzierbarkeit ergometrischer Blutdruckmessungen zur Identifizierung des Hochdruckkranken

F. W. Lohmann

Einleitung

Unabdingbare Voraussetzung für die klinische Anwendung einer Untersuchungsmethode ist, daß sie standardisierbar ist und ihre Ergebnisse reproduzierbar sind.

Die aszendierende Ergometrie erfüllt diese Bedingungen. Durch die Wahl der Belastungsstufen zwischen 50 und 100 Watt bei Steigerungsstufen um jeweils 10 Watt/Minute ergeben sich bei einer Belastungsdauer von 6 Minuten folgende praktische wichtige Vorteile:

a) Dieser Leistungsbereich entspricht den durchschnittlichen alltäglichen körperlichen Aktivitäten und verhindert durch die allmähliche Leistungssteigerung überschießende Blutdruckanstiege bzw. läßt diese früh genug im Ansatz erkennen.

b) Außerdem stimmt in diesem Bereich die indirekte Blutdruckmessung noch gut mit den direkt zu messenden Blutdruckwerten überein. Dieses gilt nicht nur für den systolischen Blutdruck, sondern in diesem Leistungsbereich auch noch für den diastolischen Blutdruck. Bei höheren Leistungsstufen wird dann der diastolische Blutdruck im Vergleich zur direkten Messung zunehmend zu niedrig bestimmt. Ein in höheren Leistungsbereichen pathologisch erhöht gemessener diastolischer Blutdruck ist somit auf jeden Fall pathologisch erhöht (Abb. 1) [4].

Aufgrund der standardisierten Belastungsphase der Untersuchung, sind auch die Blutdruckwerte in der nachfolgenden Erholungsphase unter gleichen Bedingungen zu erheben und daher gut vergleichbar.

Ergometrie zur Identifizierung Hochdruckkranker zu verschiedenen Tageszeiten

Bereits 1982 haben wir Befunde vorgelegt, welche die gute Reproduzierbarkeit dieses standardisierten ergometrischen Untersuchungsverfahrens belegten [1, 2].

Dazu wurden 20 unbehandelte männliche Hypertoniepatienten mit einem mittleren Alter von 35,8 Jahren (Stadium I nach WHO) dreimal an einem

I.-W. Franz (Hrsg.)
Belastungsblutdruck
bei Hochdruckkranken
© Springer-Verlag Berlin Heidelberg 1993

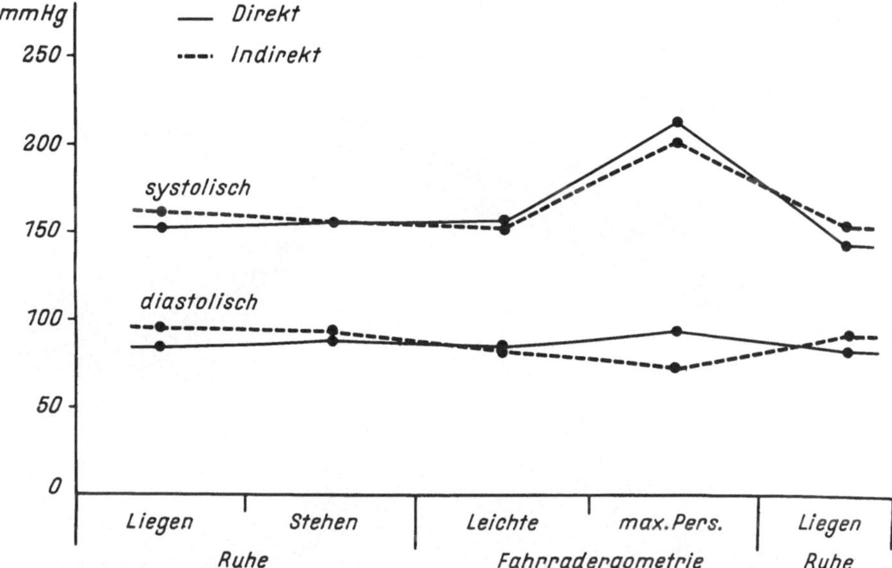

Abb. 1. Vergleichende schematische Darstellung der direkten und indirekten Blutdruckmessung [nach Matthes et al., 4]

arbeitsfreien Sonnabend in der Zeit von 8 bis 10, 10 bis 12 und 16 bis 18 Uhr
entsprechend untersucht, um das Blutdruck- und Herzfrequenzverhalten
vor, während und nach standardisierter Ergometrie zu bestimmen. Alle
Patienten waren hinsichtlich ihres Bluthochdrucks unbehandelt.

Die Untersuchung erfolgte mittels eines eichbaren, mechanisch gebrem-
sten Fahrradergometers bei einer konstanten Drehzahl von 50 Umdrehun-
gen/Minute in halbsitzender Position der Patienten. Die Messung des Blutdrucks vor, unter und nach Belastung erfolgte indirekt nach Riva-Rocci-
Korotkow in den letzten 20 Sekunden der zu messenden Minute, und zwar
jeweils durch denselben Untersucher. Die Herzfrequenz wurde mittels einer
EKG-Registrierung entsprechend ermittelt.

Nach einer Ruhephase wurde die Belastung mit 50 Watt begonnen und in
Stufen von 10 Watt/Minute bis 100 Watt gesteigert, so daß eine Belastungsphase von 6 Minuten resultierte. Es schloß sich eine fünfminütige Erholungsphase an. Die Tabelle 1 zeigt die erhobenen Befunde. Die angegebenen Signifikanzen beziehen sich auf die erste Untersuchungzwischen 8 und
10 Uhr.

Auf den beiden ersten Leistungsstufen von 50 und 60 Watt war der
systolische Blutdruck bei der zweiten und dritten Untersuchung deutlich
niedriger im Vergleich zur Erstuntersuchung. Dieses ist sicherlich auf die
emotionale Belastung vor und zu Beginn der ersten Untersuchung zurückzu-
führen. Mit zunehmender Leistungsstufe zeigte sich jedoch dann eine gute
Übereinstimmung aller drei Meßwerte. Analog gilt dieses auch für die

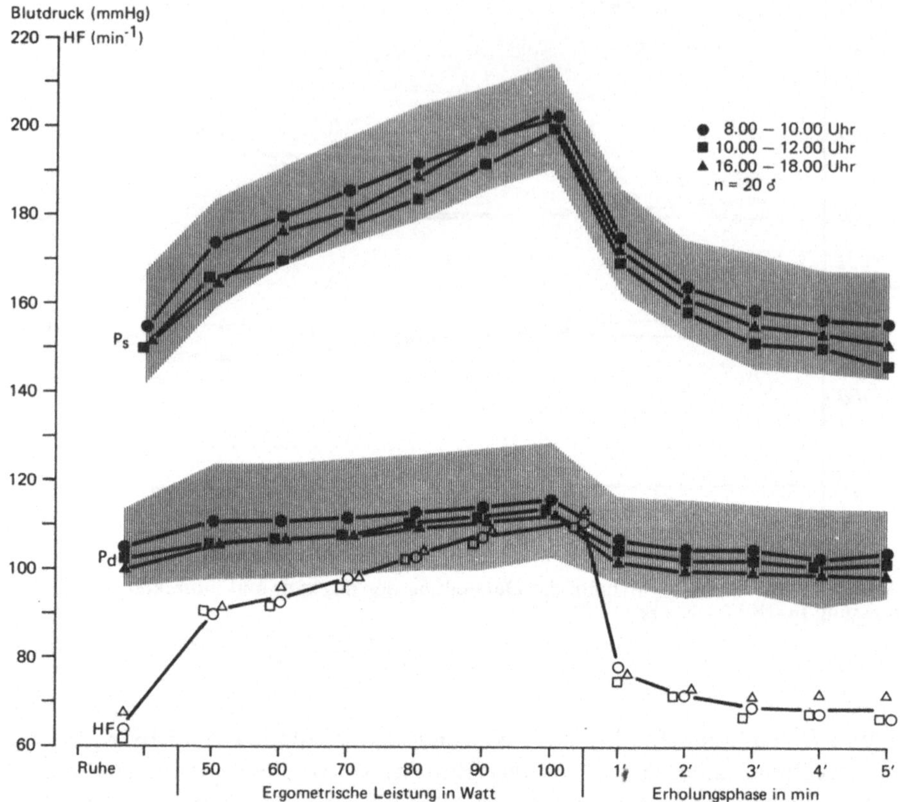

Abb. 2. Systolischer (P_s), diastolischer (P_d) Blutdruck und Herzfrequenz (HF) in Ruhe sowie während und nach Ergometrie anläßlich dreier Untersuchungen in der Zeit zwischen 8 und 10, 10 und 12 bzw. 16 und 18 Uhr bei 20 männlichen Hochdruckkranken. Der schraffierte Bereich stellt die einfache Standardabweichung der ersten Untersuchung dar

Herzfrequenz unter Ruhebedingungen. Zwischen 70 und 100 Watt (also oberhalb einer Leistung von 1 Watt/kg Körpergewicht), fand sich dann eine gute Übereinstimmung der Blutdruckwerte aller drei Untersuchungsperioden. Dieses demonstriert auch die Abbildung 2. Die schraffierte Fläche markiert dabei die einfache Standardabweichung für den systolischen und diastolischen Blutdruck aus der ersten Untersuchungsperiode.

Wie gut gerade auch der diastolische Blutdruck reproduzierbar ist, konnte von Franz et al. [3] auch bei Patienten selbst mit grenzwertiger bzw. milder Hypertonie gezeigt werden (Abb. 3). Danach bewirkte nicht einmal eine 60-min. Ausdauerbelastung mit einer Herzfrequenz zwischen 130 bzw. 140 mm Hg einen signifikant veränderten Anstieg während und nach Ergometrie. Nur bei zwei Patienten war der diastolische Blutdruck während und nach Ergometrie unter 100 bzw. 90 mm Hg abgefallen.

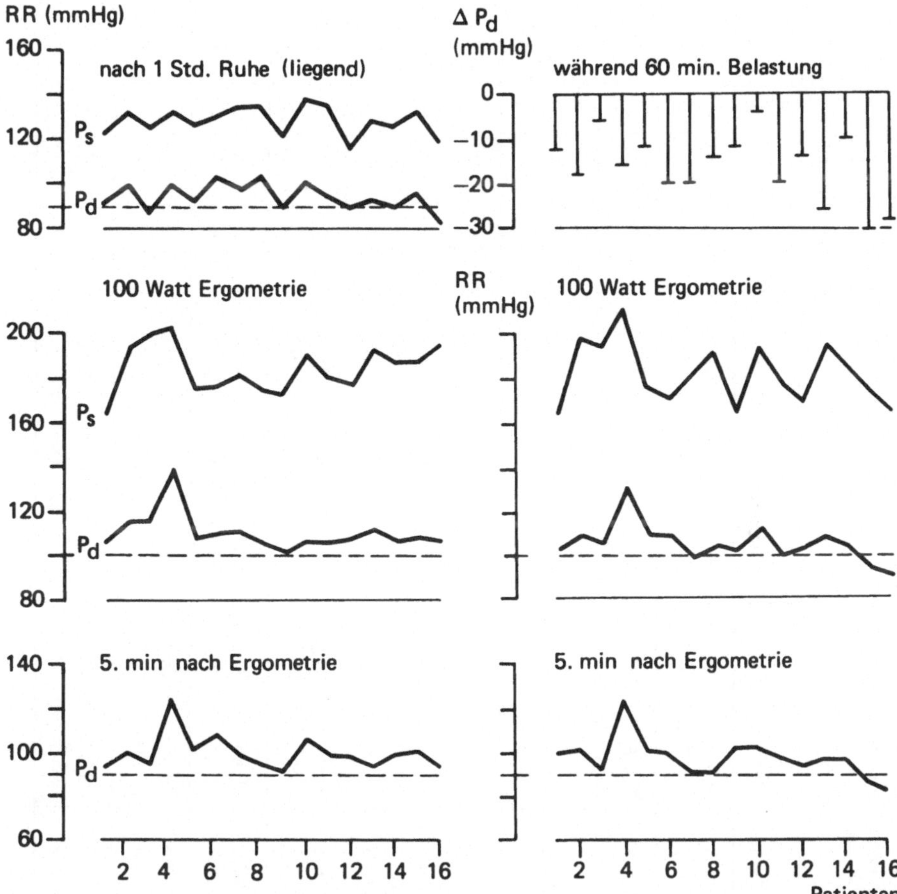

Abb. 3. Zeigt bei 16 grenzwertig bis milden Hypertonikern den Ruheblutdruck nach 1 Std. Liegen (oben links), des Blutdruckverhaltens bei 100 Watt (Mitte links) sowie 5 min danach (unten links). Rechts findet sich der Abfall des diastolischen Blutdrucks während einer 60minütigen Ausdauerbelastung sowie das Blutdruckverhalten 15 Minuten danach erneut während und nach der standardisierten Ergometrie (weitere Erläuterung siehe Text)

Insgesamt ist somit festzustellen, daß oberhalb eines Leistungsbereichs von 1 Watt/kg Körpergewicht systolischer und diastolischer Blutdruck sowie auch Herzfrequenz während und nach einer standardisierten Ergometrie eine sehr gute Reproduzierbarkeit aufweisen, obwohl sich der Ruheblutdruck signifikant unterschied. Als ganz wesentlich muß festgehalten werden, daß die gute Übereinstimmung nicht nur für die Mittelwerte galt. Obwohl es sich bei den untersuchten Patienten nur um eine milde bis grenzwertige Ruhehypertonie (Tabelle 1) handelte, mit teilweise normotensiven Ruhewerten am Nachmittag, waren alle, ohne Ausnahme, anläßlich der drei Untersuchungen durch die Ergometrie stets als Hochdruckkranke zu identifizieren.

Tabelle 1. Mittelwerte (x) und Standardabweichung (s) des systolischen (P_s) und diastolischen (P_d) Blutdrucks sowie der Herzfrequenz (HF) bei acht Patienten mit Grenzwerthypertonie, die am selben Tag dreimal jeweils nach 2 und 8 Stunden ergometriert wurden

			Ruhe		ergometrische Leistung (Watt)							Erholungsphase [min]		
			Liegen	Stehen	vor Ergo-metrie	50	60	70	80	90	100	1.	3.	5.
P_s [mm Hg]	8–10 Uhr	$\bar{x}$	148,6	142,9	152	171	177,6	180,3	187,6	193,1	200,3	170,8	154,5	151,5
		s	12,7	17,0	7,1	9,7	7,7	6,7	8,1	6,5	6,6	11,3	7,6	7,6
	10–12 Uhr	$\bar{x}$	141,1	141,4	145,1*	160,8*	164,6*	173,5	179,5	187,9	197,1	167,3	147,8	143,8
		s	8,7	6,9	5,0	8,1	10,8	8,5	9,0	11,2	11,6	12,3	5,7	8,9
	16–18 Uhr	$\bar{x}$	133,4*	132,6	144,6*	159,8*	170,8	176,6	185,3	192,5	199,0	170,3	150,8	145,1
		s	7,5	5,1	8,7	6,1	6,3	4,8	8,8	7,3	6,6	7,7	6,6	8,6
P_d [mm Hg]	8–10 Uhr	$\bar{x}$	98,3	96,6	105,7	105,6	106,9	107,1	107,4	109,3	111,5	105,8	99,8	101
		s	6,5	5,6	5,5	10,1	11,1	10,6	10,4	11,2	10,1	9,5	6,7	9,0
	10–12 Uhr	$\bar{x}$	97,1	98,0	102,9	102,3	101,3	102,1	106,3	106,0	108,1	100,8	98	98,4
		s	9,5	6,9	6,4	10,8	7,6	9,8	10,2	9,9	10,1	6,4	7,9	7,9
	16–18 Uhr	$\bar{x}$	91,4	93,4	95,7**	100,1	101,1	102,3	103,3	104,8	106,8	96,5*	95,5	95,3
		s	6,9	5,5	4,2	8,0	9,1	10,1	9,4	9,4	9,7	5,3	6,7	6,8
HF [min^{-1}]	8–10 Uhr	$\bar{x}$	62,4	69,6	70,5	90,0	93,3	98,4	103,4	107,7	111,6	78,2	69,2	67,4
		s	8,4	11,0	15,1	8,8	8,7	9,8	9,1	10,9	10,7	12,4	12,0	10,9
	10–12 Uhr	$\bar{x}$	56*	63,6	59,6	90,9	91,7	96,2	101,7	105,9	110,4	74,6	66,8	66,8
		s	5,5	10,2	7,8	9,4	9,0	9,7	9,3	10,6	10,5	11,9	10,4	10,2
	16–18 Uhr	$\bar{x}$	65,6	79,0*	91,9	65,9	97,2	98,7	105,4	110,0	114,3	76,9	71,4	72,4
		s	6,9	14	11,6	8,4	8,6	9,4	7,9	8,4	9,4	9,7	9,9	11,8

* P < 0,05   ** P < 0,01

Ergometrie zur Kontrolle eines Therapieeffektes

Dieses zeigen auch die Untersuchungen von Patyna, der das Blutdruckverhalten während und nach standardisierter Ergometrie bei Patienten mit essentieller Hypertonie untersuchte, und zwar vor und nach einer dreiwöchigen Ergometer-Trainingsbehandlung (täglich 15 Min. 100 Watt), vor und nach einer antihypertensiven Therapie mit einem Beta-Rezeptorenblocker (100 mg Metoprolol täglich) und in einer Kontrollgruppe vor und nach nur balneophysikalischer Behandlung [5]. Die Tabelle 2 zeigt, daß bei einer Leistung von annähernd 100 Watt (97 ± 22,2) diese Kontrollgruppe zu Beginn und nach dreiwöchiger balneophysikalischer Behandlung hinsichtlich des systolischen und diastolischen Blutdrucks sowie der Herzfrequenz praktisch identische Werte zeigte.

Tabelle 2. Mittelwerte und Standardabweichungen von Blutdruck (RR), Herzfrequenz (HF) und Druckfrequenzprodukt (DFP) bei 90 Hypertonikern in Ruhe und während ergometrischer Leistung vor und nach Ergometertraining (I), Betablockertherapie (II) bzw. ohne diese Behandlungsmaßnahmen (III) [nach 5]

Parameter	Trainingsgruppe I n = 30		Hypertoniker n = 90 Betablockergruppe II n = 30		Kontrollgruppe III n = 30	
Ruhewerte						
RR syst. mm Hg	169 ± 15	*** 153 ± 11	175 ± 8	*** 146 ± 12	170 ± 11	*** 162 ± 15
RR diast. mm Hg	106 ± 9	*** 98 ± 8	107 ± 7	*** 91 ± 8	104 ± 8	** 99 ± 10
HF min^{-1}	76 ± 14	*** 70 ± 11	78 ± 11	*** 63 ± 11	74 ± 12	n.s. 76 ± 11
DFP mm Hg · min^{-1}	12 890 ± 2876	*** 10 597 ± 1936	13 617 ± 2085	*** 9 200 ± 1757	12 674 ± 2622	n.s. 12 404 ± 2491
Gewicht kg	82,6 ± 11,4	*** 79,8 ± 9,9	76,2 ± 12,5	n.s. 76,3 12,7	79,9 14,2	*** 77,3 13,1
Belastungswerte						
Leistung in Watt	111 ± 17		91 ± 19		97 ± 22	
RR syst. mm Hg	235 ± 15	*** 211 ± 17	221 ± 18	*** 181 ± 18	224 ± 18	n.s. 223 ± 20
RR diast. mm Hg	116 ± 13	*** 107 ± 10	112 ± 10	* 104 ± 12	117 ± 10	n.s. 116 ± 11
HF min^{-1}	123 ± 15	** 116 ± 13	130 ± 15	*** 105 ± 13	124 ± 12	n.s. 128 ± 14
DFP mm Hg · min^{-1}	29 013 ± 4615	*** 24 557 ± 4005	28 714 ± 4043	*** 19 122 ± 3477	27 752 ± 3685	n.s. 28 669 ± 4741

* p ± 0,01   ** p < 0,005   *** p < 0,001   ns = keine Signifikanz

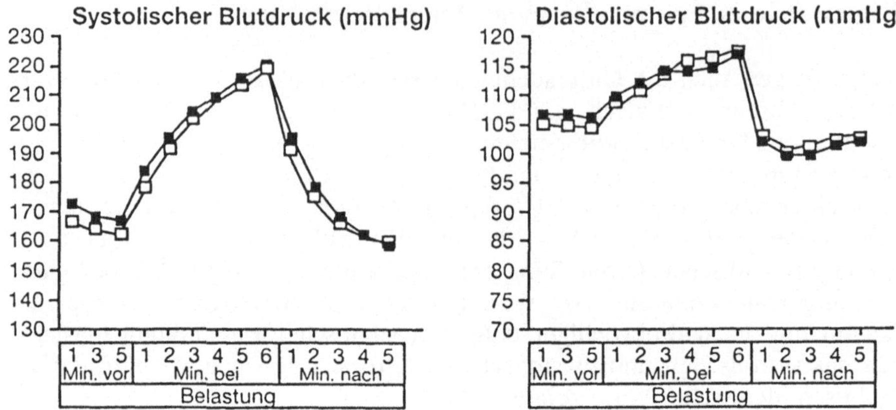

Abb. 4. Blutdruckverhalten 24 h und 3–4 h nach Placebo (n = 32) in Ruhe und bei Belastung

Schließlich seien noch eigene Befunde erwähnt, die bei 32 Hypertoniepatienten mit milder bis mittelschwerer arterieller Hypertonie erhoben wurden [6]. Diese Patienten wurden am Ende einer zweiwöchigen Placebophase 24 Stunden und 3 bis 4 Stunden nach Placebogabe in der zuvor beschriebenen Weise standardisiert ergometrisch untersucht. Wie die Abbildung 4 erkennen läßt, fand sich ein identisches Blutdruckverhalten unter Belastung sowie danach, was auch für die Herzfrequenz galt.

Konsequenzen für die Praxis

Das skizzierte ergometrische Untersuchungsverfahren weist somit eine sehr gute Reproduzierbarkeit auf und ist daher bestens geeignet, Patienten mit pathologischem Blutdruckverhalten unter/oder nach Belastung zu identifizieren als auch den Einfluß einer antihypertensiven Therapie zu objektivieren. Unterschiede im Verhalten des Belastungsblutdruckes vor und nach Gabe eines Antihypertensivums sind dann therapiebedingt. Fragen nach Ausmaß und Dauer der antihypertensiven Wirkung einer Substanz sowie ihr Einfluß auf den Ruhe- und Belastungsblutdruck lassen sich durch das standardisierte und gut reproduzierbare ergometrische Untersuchungsverfahren gut beantworten. Auch eine vergleichende Beurteilung unterschiedlicher Therapieprinzipien ist auf diese Weise möglich. Weiterhin erlaubt die Ergometrie, den Einfluß einer antihypertensiven Therapie auf die körperliche Leistungsfähigkeit und auf den Energiestoffwechsel qualitativ und quantitativ zu beurteilen.

Grundlage all dieser Aussagen ist die Tatsache, daß die standardisierte Ergometrie unabhängig von der Tageszeit optimal reproduzierbar ist.

Literatur

1. Franz I-W, Lohmann FW (1982) Reproduzierbarkeit des Blutdruckverhaltens während und nach Ergometrie bei Hochdruckkranken. Dtsch Med Wschr 107:1379
2. Franz I-W (1982) Ergometrie bei Hochdruckkranken. – Diagnostische und therapeutische Konsequenzen für die Praxis. Springer, Berlin Heidelberg New York
3. Franz I-W (1984) Prognostische Bedeutung des Belastungsblutdruckes. In: Anlauf M, Bock KD (Hrsg) Blutdruck unter körperlicher Belastung. Steinkopff, Darmstadt, S. 79
4. Matthes D, Schütz P, Hüllemann K-D (1978) Unterschiede zwischen indirekt und direkt ermittelten Blutdruckwerten. Med Klin 11:371
5. Patyna WD (1983) Der therapeutische Effekt eines täglichen Ergometrietrainings auf das Blutdruckverhalten unter körperlicher Belastung. Herz/Kreislauf 15:566
6. Schmidt H, Mühr F, Lohmann FW (1991) Die antihypertensive Wirkung und Wirkungsdauer der Kalziumantagonisten Felodipin und Nitrendipin in Ruhe und bei Belastung. Klin Wschr 69 (Suppl XXII):48

Diskussion

R. Rost, Köln
Ich würde dafür plädieren, den Belastungsbereich nicht auf 100 Watt zu beschränken, sondern höher zu belasten, damit auch eine koronare Herzerkrankung beurteilbar wird.

I.-W. Franz, Todtmoos
Das ist aus meiner Sicht eigentlich gar kein Widerspruch. Auch wir belasten in der Praxis natürlich Patienten, bei denen eine koronare Herzerkrankung auszuschließen oder nachzuweisen ist, wesentlich höher als 100 Watt. Wenn wir dieses Verfahren wählen, so verwerten wir aber zur Diagnostik der arteriellen Hypertonie aus methodischen Gründen nur den Wert bis 100 Watt und in der Erholungsphase danach.

L. Samek, Krozingen
Wie ist es dann aber mit der Beurteilung der Erholungsphase, wenn man in der Belastung zuvor über 100 Watt hinausgegangen ist und dabei doch wesentlich höhere Belastungsblutdrucke entstanden sind?

I.-W. Franz, Todtmoos
Herr Samek, das ist ein berechtigter Einwand. In einem solchen Fall, besonders im Bereich ganz hoher Belastungen (z. B. über 200 Watt), ist im Einzelfall die Erholungsphase dann zu kurz und es kann zu Fehleinschätzungen kommen. In Grenzfällen müßte man deshalb dann zur Hochdruckdiagnostik die Ergometrie wiederholen. Dieses ist allerdings die absolute Ausnahme und kommt in der Routine sehr selten vor.

D. Klaus, Dortmund
Es sollte darauf hingewiesen werden, daß der absolute Blutdruckanstieg (Delta P) unter Belastungen bei Normotonikern und manifesten Hypertonikern gleich groß ist, während Grenzwerthypertoniker bei fast normotensiven Ausgangswerten unter Belastung überhöhte, vor allen Dingen systolische Blutdruckanstiege aufweisen. Treten überhöhte Blutdruckwerte unter Belastung bei Normotonikern auf, so besteht für diese Personen ein relativ hohes Risiko, in 5–10 Jahren einen manifesten Hochdruck zu entwickeln (Entwicklung der Hypertonie in 40–60 %).

I.-W. Franz, Todtmoos

Ich möchte diese Aussage von Herrn Klaus unterstützen. Auch wir haben bei unseren vergleichenden Untersuchungen zwischen Normotensiven, Grenzwerthypertonien und stabilen Hypertonikern zeigen können, daß das Delta zwischen Ruhe und erster Leistungsstufe, aber auch zwischen Ruhe und 100 Watt bei belastungspositiven Grenzwerthypertonikern im Vergleich zu Normotensiven aber auch stabilen Hypertonikern (Abb. 1) deutlich überhöht ist.

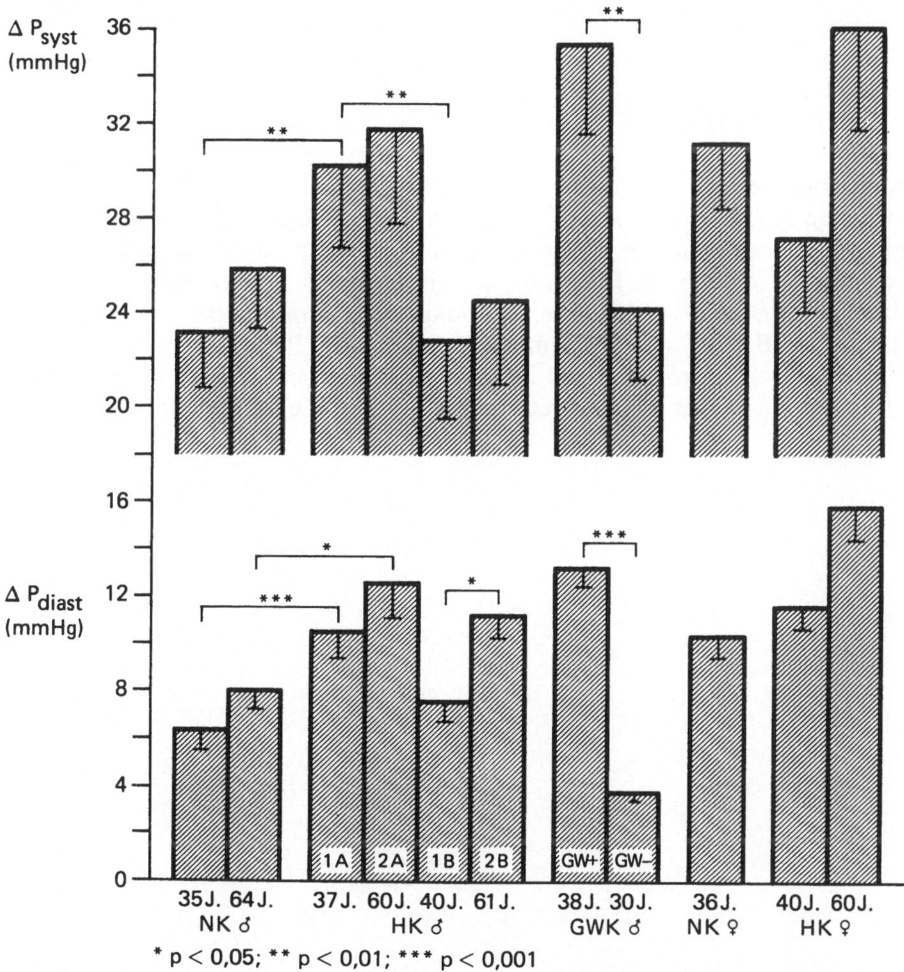

Abb. 1. Systolische (ΔP_s) und diastolische (ΔP_d) Blutdruckanstiege zwischen Liegen und 50 Watt für Hochdruckkranke (HK) unterschiedlichen Alters, Schweregrades und Geschlechts im Vergleich zu Normalpersonen (NK) und Grenzwerthypertonikern (GWK) (s. Text)

Th. Philipp, Essen
Die Diskussion über das Delta der Druckanstiege mag ja wissenschaftlich interessant sein, aber ist es nicht so, daß es die absoluten Werte sind, die wichtig für die Prognose werden?

I.-W. Franz, Todtmoos
Danke, das möchte ich unbedingt unterstützen.

Natürlich ist die absolute Druckbelastung oder der maximal auftretende Druck entscheidend für die kardiovaskulären Folgeerkrankungen. Die Diskussion über das Delta könnte aber in der Früherkennung von Hochdruckkranken eine Bedeutung haben.

D. Klaus, Dortmund
Eine Anmerkung zur Frage, ob der überhöhte Belastungsblutdruck Risikoindikator oder Risikofaktor ist.

Bei fortgeschrittener Hypertonie, aber auch bereits bei milder Hypertonie mit linksventrikulärer Hypertrophie ist ein überhöhter Belastungsblutdruck wahrscheinlich ein zusätzlicher Risikofaktor, wie auch der Zusammenhang zwischen LVH und Belastungsblutdruck zeigt. Dagegen erscheint für Normotoniker ein erhöhter Belastungsblutdruck eher ein Risikoindikator zu sein. Es ergibt sich die Frage, ob bei diesen Personen der überhöhte Blutdruckanstieg auch Ausdruck eines mangelnden Trainingszustandes ist und damit die Brücke zu den Untersuchungen von Paffenberger geschlagen wird, der zeigen konnte, daß mangelnde körperliche Aktivität mit einem erhöhten Risiko für das Auftreten einer Hypertonie verbunden ist.

Untersuchungen zur Blutdruckentwicklung bei Kindern, Jugendlichen und jungen Erwachsenen unter besonderer Berücksichtigung des Belastungsblutdrucks

W. Briedigkeit

Einleitung

Von seiten der präventiven Pädiatrie und Kardiologie wird immer wieder die Frage gestellt, ob und in welchem Umfang Blutdruckerhöhungen im Kindes- und Jugendalter als Vorläufer der arteriellen Hypertonie des Erwachsenen anzusehen sind. Die vorliegende Studie hatte zum Ziel, mit den begrenzten Möglichkeiten einer kinderkardiologischen Ambulanz einen Beitrag zu dieser Thematik zu leisten.

Methodik

Es wurden 115 Kinder (79 Jungen, 36 Mädchen, Durchschnittsalter 11 Jahre) mit Grenzwert- und milder Hypertonie (entsprechend der 90.–97. Perzentile der Deutschen Liga zur Bekämpfung des hohen Blutdrucks [4]) im Vergleich mit einer ebenfalls 115 Kinder umfassenden altersentsprechenden normotonen Kontrollgruppe zunächst über eine Zeit von durchschnittlich fünf Jahren beobachtet und gesundheitserzieherisch beeinflußt: körperliche Konditionierung durch Freizeitsport in Schularbeitsgemeinschaften oder Sportvereinen, Ernährungsberatung mit Empfehlung einer speisesalzarmen und ggf. kalorienreduzierten Kost, Agitation gegen das Rauchen, Bemühungen um Konfliktlösungen im Bedarfsfall, Berufsberatung; keine Pharmakotherapie. Die normotone Kontrollgruppe bestand aus Kindern mit akzidentellen Herzgeräuschen.

Fahrradergometrie im Sitzen bei der Erstuntersuchung, 3 Belastungsstufen ohne Pausen: 1,0; 2,0; 2,5 bzw. 3,0 Watt/kg Körpergewicht, je 6 min, 60–80 U/min [1, 2]. Bei übergewichtigen Kindern Wattberechnung nach dem größenbezogenen Normgewicht entsprechend der 50. Perzentile.

Definition des Übergewichts: Körpergewicht über der alters-, größen- und geschlechtsabhängigen 75. Perzentile [8].

Zum Zeitpunkt des 2. Follow-up für die Endauswertung nach 10 Jahren waren die im Durchschnitt 21jährigen Probanden der pädiatrischen Zuständigkeit entwachsen und wurden zur Abschlußuntersuchung eingeladen. Von der anfangs hypertonen Versuchsgruppe kamen 92 = 80%, von der ursprünglich normotonen Kontrollgruppe 79 = 69%.

I.-W. Franz (Hrsg.)
Belastungsblutdruck
bei Hochdruckkranken
© Springer-Verlag Berlin Heidelberg 1993

Tabelle 1. Blutdruckentwicklung bei 11jährigen Kindern mit Borderline-Hypertonie und Normotonie

Untersuchungsbeginn		Untersuchungsende nach 5 Jahren		
Gruppe		Normotonie	Grenzwert-hypertonie	Hypertonie
Grenzwert-hypertoniker	115 (100%)	53 (46,1%)	50 (43,5%)	12 (10,4%)
Normotoniker	115 (100%)	113 (98,3%)	2 (1,7%)	0 (0,0%)

Ergebnisse

Tabelle 1 zeigt, daß von den 115 Kindern mit Borderline- und milder Hypertonie nach 5jähriger Beobachtungszeit fast die Hälfte (= 46%) normoton war. Fast der gleiche Anteil (= 44%) war weiterhin grenzwerthyperton, und 10% hatten eine bestätigte Hypertonie entwickelt. Von den 115 normotonen Kindern hatten nach fünf Jahren nur 2% eine Grenzwerthypertonie.

Nach 10 Jahren war der Anteil bestätigter Hypertonien in der Versuchsgruppe auf 34% angestiegen und der der Normotoniker auf 28% abgefallen (Tabelle 2).

Tabelle 2. Blutdruckentwicklung bei 11jährigen Kindern mit Borderline-Hypertonie und Normotonie

Untersuchungsbeginn		Untersuchungsende nach 10 Jahren			
Gruppe	n	n	Normotonie	Grenzwert-hypertonie	Hypertonie
Grenzwert-hypertoniker	115	92 (100%)	26 (28,0%)	35 (38,0%)	31 (34,0%)
Normotoniker	115	79 (100%)	75 (95,0%)	3 (3,8%)	1 (1,2%)

Auf den Tabellen 3 und 4 ist zu sehen, daß das Belastungsverhalten des Blutdrucks eine prognostische Aussage über die weitere Blutdruckentwicklung zuläßt: Unter den Borderline-Hypertonikern, die ihren Blutdruck normalisierten, überwogen signifikant die anfangs belastungsnormotensiven, unter den hyperton gebliebenen überwogen die ehemals belastungshypertensiven Kinder.

Tabelle 3. Beziehungen zwischen dem Blutdruckwert der Borderline-Gruppe bei Abschluß der Studie und dem Belastungsverhalten des Blutdrucks bei der Erstuntersuchung

Ruheblutdruck bei Abschluß der Studie nach 5 J.		Belastungsverhalten des Blutdrucks bei der Erstuntersuchung		
		normotensiv	hypertensiv	P
normal	53 (100%)	45 (84,9%)	8 (15,1%)	< 1%
erhöht	62 (100%)	11 (17,7%)	51 (82,3%)	< 1%

Tabelle 4. Beziehungen zwischen dem Blutdruckwert der Borderline-Gruppe bei Abschluß der Studie und dem Belastungsverhalten des Blutdrucks bei der Erstuntersuchung

Ruheblutdruck bei Abschluß der Studie nach 10 J.		Belastungsverhalten des Blutdrucks bei der Erstuntersuchung		
		normotensiv	hypertensiv	P
normal	26 (100%)	21 (81%)	5 (19%)	< 1%
erhöht	66 (100%)	10 (15%)	56 (85%)	< 1%

Zum Einfluß des Geschlechts geben die Tabellen 5 und 6 Auskunft: Während in den normotonen Gruppen die Geschlechtsverteilung zufallsunterworfen und ohne signifikante Unterschiede ist, also der Normalverteilung der Geschlechter nahekommt, bildeten in den hypertonen Kollektiven am Anfang wie am Ende der Beobachtungszeit die Jungen die Mehrheit.

Tabelle 5. Geschlechtsverteilung am Beginn und Ende der Beobachtungszeit (nach 5 Jahren)

Beobachtungs-zeitpunkt	n	Probanden mit Normotonie			Probanden mit Blutdruckerhöhung		
		männl.	weibl.	P	männl.	weibl.	P
Beginn	230	52 (45,2%)	63 (54,8%)	> 5%	79 (68,7%)	36 (31,3%)	< 1%
Ende	230	84 (50,6%)	82 (49,4%)	> 5%	47 (73,4%)	17 (26,6%)	< 1%

Tabelle 6. Geschlechtsverteilung am Beginn und Ende der Beobachtungszeit (nach 10 Jahren)

Beobachtungs-zeitpunkt	n	Probanden mit Normotonie			Probanden mit Blutdruckerhöhung		
		männl.	weibl.	P	männl.	weibl.	P
Beginn	230	52 (45,2%)	63 (54,8%)	> 5%	79 (68,7%)	36 (31,3%)	< 1%
Ende	171	56 (55,4%)	45 (44,6%)	> 5%	53 (75,7%)	17 (24,3%)	< 1%

Wie die Tabellen 7 und 8 erkennen lassen, erwies sich auch in dieser Untersuchung die Adipositas als eng mit der Hypertonie verbundener Faktor. Die Dicken überwogen signifikant in den Gruppen mit Blutdruckerhöhung am Anfang wie am Ende der Studie.

Tabelle 7. Anteil der Übergewichtigen in der hypertonen und normotonen Gruppe am Ende der Studie (nach 5 J.)

Gruppe (n = 230)		Übergewicht	Normalgewicht	P
Hypertoniker	64 (100%)	40 (62,5%)	24 (37,5%)	< 1%
Normotoniker	166 (100%)	26 (15,7%)	140 (84,3%)	< 1%

Tabelle 8. Anteil der Übergewichtigen in der hypertonen und normotonen Gruppe am Ende der Studie (nach 10 J.)

Gruppe (n = 171)		Übergewicht	Normalgewicht	P
Hypertoniker	70 (100%)	46 (65,7%)	24 (34,3%)	< 1%
Normotoniker	101 (100%)	18 (17,8%)	83 (82,2%)	< 1%

Diskussion

Die Ergebnisse hinsichtlich der Blutdruckentwicklung lassen sich mit denen anderer Autoren [7, 9] gut vergleichen. Knapp ein Drittel der Kinder mit Grenzwert- bzw. milder Hypertonie ist nach 10 Jahren normoton. Andererseits kommen die hypertonen Erwachsenen fast nur aus dieser Gruppe, und die normotonen Kinder bleiben nahezu ausschließlich normoton, was einer Bestätigung des tracking-Phänomens entspricht.

Unsere Erfahrungen stimmen u. a. mit denen von Franz [6] und Fagard [5] mit Erwachsenen sowie von Lauer [7] mit Kindern überein, in einem erhöhten Belastungsblutdruck einen Hinweis auf eine spätere Hypertonieentwicklung zu sehen. 85 % unserer Borderline-Hypertoniker, die nach 10 Jahren weiterhin einen erhöhten Ruheblutdruck hatten, und fast alle, die nach Ablauf der Beobachtungszeit bestätigte Hypertoniker waren, hatten bei der Erstuntersuchung als Kinder einen erhöhten Belastungsblutdruck (Normwerte des Belastungsblutdrucks für Kinder s. [2]). Umgekehrt fanden sich unter den Borderline-Patienten mit Normalisierungstendenz des Ruheblutdrucks zu über 80 % ursprünglich belastungsnormotensive Probanden.

Man kann also aufgrund der Blutdruckregulation unter der Ergometrie in einem hohen Prozentsatz eine Frühdiagnose stellen, was für eine Beratung und frühzeitige Beeinflussung dieser Patienten von Bedeutung ist [1, 6].

Der individuelle Vorhersagewert des Ergometrieergebnisses wird erhöht, wenn man weitere, aus der Befragung und Untersuchung leicht erhältliche, mit einer Hypertonieentwicklung eng korrelierende Faktoren berücksichtigt wie das Körpergewicht, eine hypertoniebelastete Familienanamnese [3, 7, 9] und auch das Geschlecht. Bereits in den hier untersuchten Altersgruppen ist der bekannte epidemiologische Trend zu höherer Hypertonieprävalenz bei jungen Männern gegenüber gleichaltrigen Frauen erkennbar.

Schlußfolgerungen

Das Ergebnis dieser Verlaufsbeobachtung läßt sich wie folgt zusammenfassen:
- Kinder, die während der Präpubertät und Pubertät in Ruhe und unter Belastung normoton sind, werden zum überwiegenden Teil bis zum Eintritt ins Erwachsenenalter normoton bleiben.
- Kinder, bei denen während Präpubertät und Pubertät Borderline-Werte des Blutdrucks gemessen werden, haben zu etwa einem Drittel Aussicht, normoton zu werden, besonders bei normalem Körpergewicht und normalem Belastungsblutdruck.
- Kinder mit Borderline-Werten behalten in der Mehrzahl diesen Befund bzw. werden Hypertoniker, wenn sie übergewichtig sind und/oder belastungshypertensiv reagieren.
- Kinder mit erhöhtem Blutdruck sollten bei aller Unterschiedlichkeit der individuellen Prognose ihrer Blutdruckentwicklung als potentielle hyper-

tone Erwachsene angesehen und deshalb nachdrücklich zu einer antihypertensiven gesunden Lebensweise angehalten werden.

Literatur

1. Briedigkeit W (1981) Untersuchungen zur Blutdruckentwicklung bei Jugendlichen. Dt Gesundh Wesen 36:1087–1091
2. Briedigkeit W, Tittmann F (1982) Erfahrungen mit der Fahrradergometrie bei Kindern unter besonderer Berücksichtigung des Belastungsblutdrucks. Kinderärztl Praxis 37:518–528
3. Briedigkeit W, Tittmann F, Honigmann G (1979) Ergometrische Untersuchungen von Kindern und Jugendlichen mit systolischer Grenzwerthypertonie. Z ärztl Fortbild 73:378–384
4. Deutsche Liga zur Bekämpfung des hohen Blutdruckes e.V. (1987) Hypertonie bei Kindern. Heidelberg (Merkblatt 1. Aufl. S. 4–5)
5. Fagard R, Staessen J, Thijs L, Amery A (1991) Prognostic significance of exercise versus resting blood pressure in hypertensive men. Hypertension 17:574–578
6. Franz IW (1981) Ergometrische Untersuchungen zur Diagnostik bei der arteriellen Hypertonie. In: Franz IW (Hrsg) Belastungsblutdruck bei Hochdruckkranken. Springer Berlin Heidelberg New York
7. Lauer RM (1991) Childhood predictors of future blood pressure. Hypertension 18/Suppl 3:74–81
8. Oehmisch W (1970) Die Entwicklung der Körpermaße bei Kindern und Jugendlichen in der Deutschen Demokratischen Republik. Akademie für Ärztliche Fortbildung der DDR, Berlin
9. Widimský J, Jandová R (1976) Mild hypertension at young age – a long-term follow-up. Cor Vasa 18:233–236

Ergometrisches Follow-up des Blutdruck- verhaltens bei normotensiven Erwachsenen

R. Rost, H. Heck und *K. Völker*

Methodische Vorbemerkungen

Zur Bewertung des Blutdruckverhaltens beim erwachsenen Menschen in der Längsschnittentwicklung soll zunächst die Frage des normalen Blutdruckverhaltens unter Belastungsbedingungen diskutiert werden.

In Deutschland hat sich die Ergometrie im Gegensatz zu den USA weitgehend als fahrradergometrischer Test durchgesetzt. Einer der Gründe hierfür ist die Möglichkeit der Blutdruckmessung bei Fortdauer der Belastung im Gegensatz zum Laufband, bei dem eine Belastungsunterbrechung erforderlich wird, die zu einem sofortigen Abfall des Blutdrucks führt. Die folgenden Angaben beziehen sich daher auf die Fahrradergometrie.

Die üblicherweise durchgeführte indirekte Blutdruckmessung zeigt einen Anstieg des systolischen Drucks in Abhängigkeit von der Belastungsintensität. Die Bewertung des indirekt gemessenen diastolischen Drucks ergibt sich weniger eindeutig. Im Mittel kommt es hier mit ansteigender Belastungsintensität zu einem Abfall des diastolischen Wertes. Bei sehr hohen Belastungen und insbesondere nach Belastungsende werden oft noch Korotkoff-Geräusche gehört, obwohl der Manschettendruck bereits auf Null abgefallen ist, das sogenannte „Null-Phänomen". Die gleichzeitig durchgeführte direkte Blutdruckmessung zeigt dagegen intraateriell einen Anstieg des diastolischen Wertes, allerdings weniger ausgeprägt als die systolische Drucksteigerung (Abb. 1). Aus diesem Grund halten wir die generelle Einbeziehung des diastolischen Belastungsblutdrucks bei indirekter Messung für problematisch.

Dies bedeutet nicht, daß der diastolische Druck völlig außer acht gelassen werden sollte, da insbesondere ein überhöhter diastolischer Druckanstieg auf eine schwere koronare Dreigefäßerkrankung hinweisen kann (Sheps, 1979). Die Abbildung 1 zeigt zwar, daß im Bereich unterer Belastungen die indirekt gemessenen Werte den direkt gemessenen entsprechen. Hierbei handelt es sich jedoch um Mittelwerte, die nicht auf eine Übereinstimmung auch im Einzelfall schließen lassen. Indirekt wird der diastolische Druck in Ruhe zu hoch gemessen, unter Belastung eher zu niedrig. Hierdurch kommt es zu einer Überschneidung der indirekten und direkten Druckkurve, wobei der Überschneidungspunkt im Einzelfall jedoch unterschiedlich liegen kann.

I.-W. Franz (Hrsg.)
Belastungsblutdruck
bei Hochdruckkranken
© Springer-Verlag Berlin Heidelberg 1993

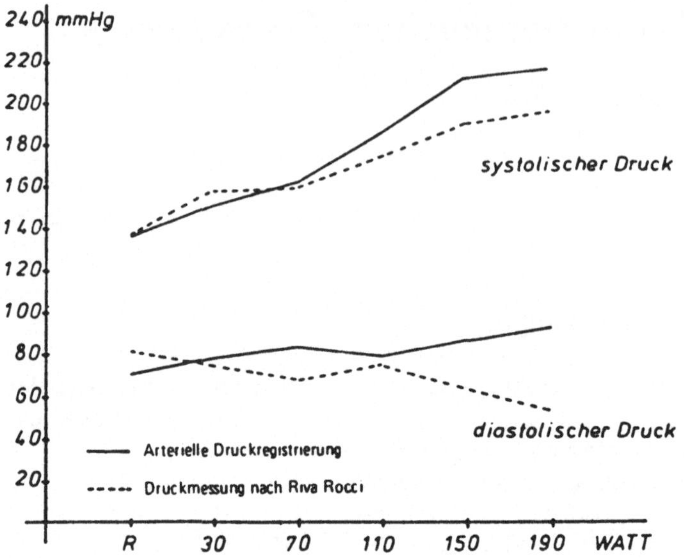

Abb. 1. Vergleich des arteriellen Belastungsdrucks bei direkter und indirekter Messung. Während der systolische Druck bei indirekter Messung korrekt wiedergegeben wird, scheint der diastolische Druck indirekt gemessen mit zunehmender Belastungsintensität abzufallen, während er bei direkter Messung ansteigt (Messung bei Fahrradergometrie im Liegen)

Zur Erklärung des beschriebenen ergometrischen Druckverhaltens sollen einige allgemeine hämodynamische Überlegungen beitragen:

Wie auch in Körperruhe wird unter Belastungsbedingungen der Blutdruck vom Herzminutenvolumen und dem peripheren Widerstand bestimmt entsprechend dem Ohm'schen Gesetz. Das Minutenvolumen steigt linear mit der Belastungsintensität an (bezüglich weiterer Einzelheiten und Literaturangaben wird auf Rost 1984 verwiesen). Der periphere Widerstand wird im wesentlichen von der Belastungsform bestimmt. Bei einer rein dynamischen Belastung ohne wesentlichen Krafteinsatz fällt der Widerstand entsprechend der Steigerung des Minutenvolumens ab. Der arterielle Mitteldruck ändert sich daher kaum. Durch die Änderung der Reflektionsverhältnisse in der Peripherie wird die Blutdruckwelle lediglich versteilt, ohne daß es zu einer Flächenänderung unter der Druckkurve kommt. Bei einer rein isometrischen Belastung als Gegenpol kann durch die Kompression der intramuskulären Gefäße der Widerstand in der arbeitenden Muskulatur nicht abfallen, entsprechend kommt es zu einem steilen und parallelen Anstieg des diastolischen, mittleren und systolischen Drucks. Nachdem die Fahrradergometrie sowohl dynamische wie besonders bei höherer Belastungsintensität auch statische Komponenten enthält, ist es nicht verwunderlich, daß sie auch in hämodynamischen Mustern zwischen beiden genannten Extremen liegt, d. h., es findet sich ein Anstieg des systolischen Drucks bei geringerem

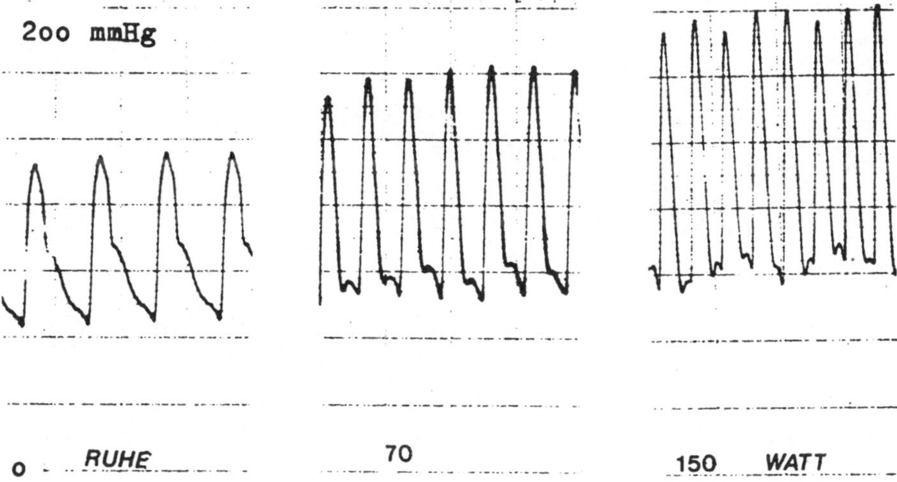

Abb. 2. Arterielle Druckkurve in Ruhe sowie bei 70 und 150 Watt.

Anstieg des diastolischen Wertes. An Einzelbeispielen wird dies in der Abbildung 2 dokumentiert. Dabei ist zu berücksichtigen, daß die Fahrradergometrie in liegender Position durchgeführt wurde. Bei sitzender Position fällt der diastolische Druckanstieg flacher aus.

Die Frage, in welcher Form und durch welche Einflußgrößen dieses prinzipielle Reaktionsmuster verändert wird, wurde speziell in unserer Arbeitsgruppe von Heck (1984) untersucht. Dabei ergab sich kein Einfluß des Trainingszustandes. Die wichtigsten Einflußgrößen waren insbesondere das Lebensalter und bis zu einem gewissen Grade das Körpergewicht. Aus diesen Daten wurde die in der Abbildung 3 wiedergegebene doppelte Regressionsgerade errechnet, die wir zur Beurteilung des Normwertverhaltens des systolischen Blutdrucks unter Belastungsbedingungen vorschlagen. Angesichts der Tatsache, daß heute körperlich aktive Hypertoniker ein Spektrum vom Jugendlichen bis hin zum Menschen im hohen Lebensalter einnehmen, scheint uns ein solches Kontinuum günstiger, als Ein-Punkt-Regeln, wie beispielsweise der Grenzwert von 200 mm Hg bei einer Belastungsintensität von 100 Watt oder Normwerte nur für bestimmte Altersgruppen.

Zur Frage des Vergleichs liegender/sitzender Belastung wurden von uns an unterschiedlichen Kollektiven entsprechende Untersuchungen durchgeführt, die die Abbildung 4 zeigt (Rost et al. 1987). Untersucht wurde jeweils ein jüngeres normotones Kollektiv von Sportstudenten bzw. Sportstudentinnen sowie ein älteres normotones Kollektiv von Männern über 40 Jahren. Demgegenüber gestellt wurde eine Gruppe von älteren Hypertonikern. Wie die Abbildung deutlich macht, ist der systolische Blutdruck im Liegen jeweils höher als im Sitzen. Die Unterschiede sind bei den älteren Normoto-

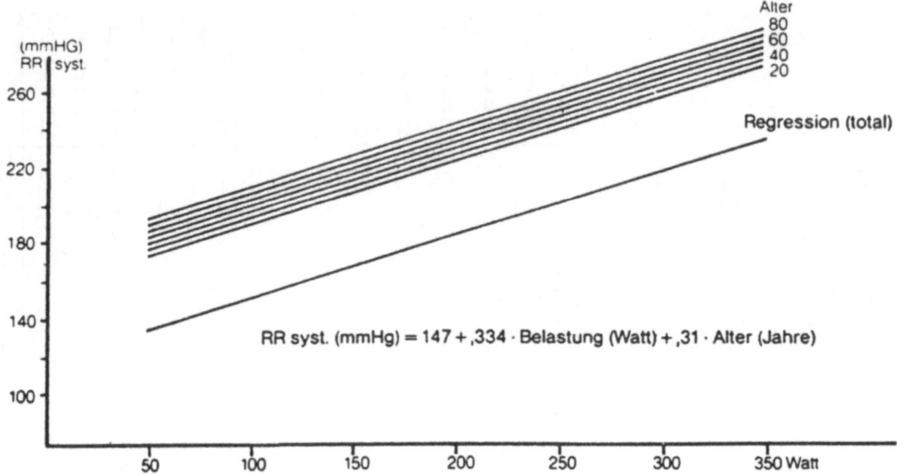

Abb. 3. Doppelte Regression zwischen Lebensalter, Belastungsintensität und systolischem Blutdruck. Dargestellt ist die Regressionsgerade, weiterhin die Linien der doppelten Standardabweichung in Abhängigkeit vom Lebensalter. Diese Linien können als Referenzwerte für den oberen altersabhängigen „Normalwert" Verwendung finden

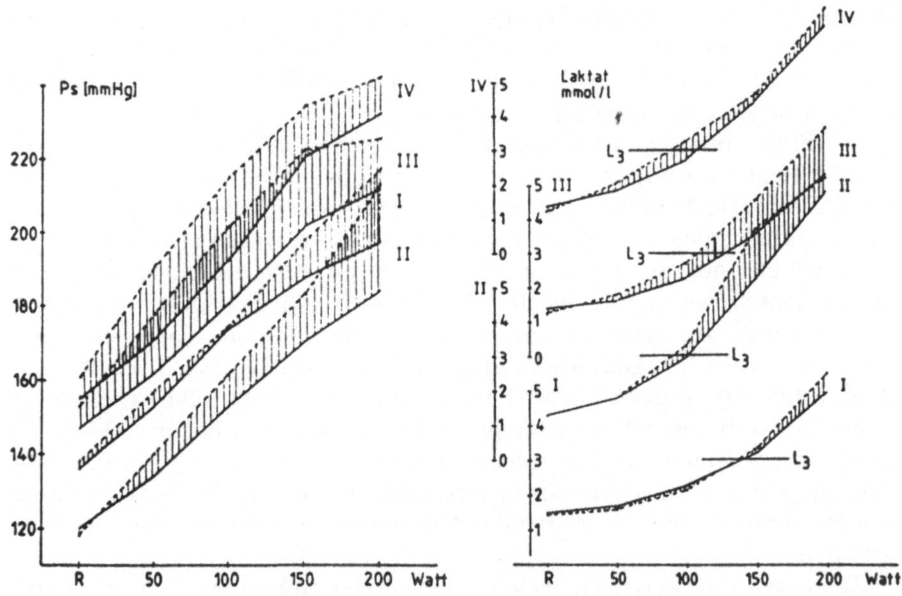

Abb. 4. Vergleichende Ergometrie sitzend (–), liegend (---), links systolischer Blutdruck, rechts Laktat

I   Sportstudenten
II   Sportstudentinnen
III normotones älteres Kollektiv
IV   hypertones älteres Kollektiv
    L_3 = Schwellenbelastung bei 3 mmol Laktat

nikern auf den unteren Belastungsstufen deutlicher ausgeprägt als bei den Sportstudenten. Diese Kurven finden ihr Korrelat in dem Anstieg des Laktats. Die Befunde weisen darauf hin, daß die Blutdruckregulation bei der Ergometrie ebenso wie auch bei anderen Belastungsformen von muskulären Rezeptoren mitgeregelt wird (Alam und Smirk, 1937). Niedrige Belastungsstufen bedeuten bei der großen Muskelmasse der Sportstudenten eine relativ geringe muskuläre Belastung. Erst dann, wenn bei höheren Belastungsstufen ein prozentual höherer Anteil der maximalen willkürlichen Kraft (MVC) benötigt wird, steigen sowohl der Druck als auch die intramuskuläre Kompression der Gefäße sowie durch die hierdurch geschaffene anaerobe Situation der Laktatwerte. Als Faustregel kann festgestellt werden, daß der Blutdruckanstieg bei Belastung im Liegen um etwa 1 mm Hg pro 10 Watt oder 10 mm Hg pro 100 Watt höher liegt als bei sitzender Ergometrie.

Follow-up von belastungspositiven Probanden

Die Frage der prospektiven Bedeutung einer sogenannten Belastungshypertonie wurde von uns zusammen mit Amecke (1984) untersucht. Gegenübergestellt wurde eine Gruppe von belastungspositiven Probanden, also Probanden, bei denen der Belastungsblutdruck nach den o. a. Kriterien bei normalem oder grenzwertigem Ruheblutdruck überschießend angestiegen war, sowie eine vergleichbare belastungsnegative Gruppe. Wie die Abbildung 5 zeigt, kam es im Mittel von durchschnittlich 5 Jahren nur bei belastungspositiven Probanden zur Entwicklung einer manifesten Ruhe-Hypertonie. Diese Befunde decken sich mit den Angaben von Franz (1981), wenn auch mit einer geringeren prognostischen Sicherheit. Dies könnte mit den von uns gesetzten niedrigeren Normwerten zusammenhängen. Andererseits war dagegen die falsch negative Quote in der Gruppe der belastungsnegativen Probanden gleich Null. Die Festlegung von Normweiten ist letztlich immer eine Frage von Sensitivität und Spezifität.

Die Daten verdeutlichen ferner, daß es ausgeprägte Unterschiede in Abhängigkeit vom Lebensalter gibt. Bei den normotonen belastungspositiven Jugendlichen, bei denen sich in der Beobachtungszeit eine Belastungshypertonie entwickelte, handelte es sich nur um wenige Prozente. Sehr hoch war dagegen die Treffsicherheit bei älteren „Belastungshypertonikern"*, besonders dann, wenn sie bereits in Ruhe zu dem Bereich der Grenzwerthypertoniker zu rechnen waren. Bei dieser Gruppe kann bei der Feststellung eines überschießenden Belastungsblutdrucks mit hoher Wahrscheinlichkeit davon ausgegangen werden, daß sich in den nächsten 5 Jahren eine manifeste Ruhehypertonie entwickeln wird. Bei „jugendlicher Belastungshypertonie" ist die Aussagekraft deutlich geringer. Die Frage muß

---

* Der Begriff der „Belastungshypertonie" wird durch Anführungszeichen relativiert, um deutlich zu machen, daß bisher einem überschießenden Belastungsblutdruck per se noch nicht die Bedeutung eines pathologischen Zustandes zugebilligt werden kann.

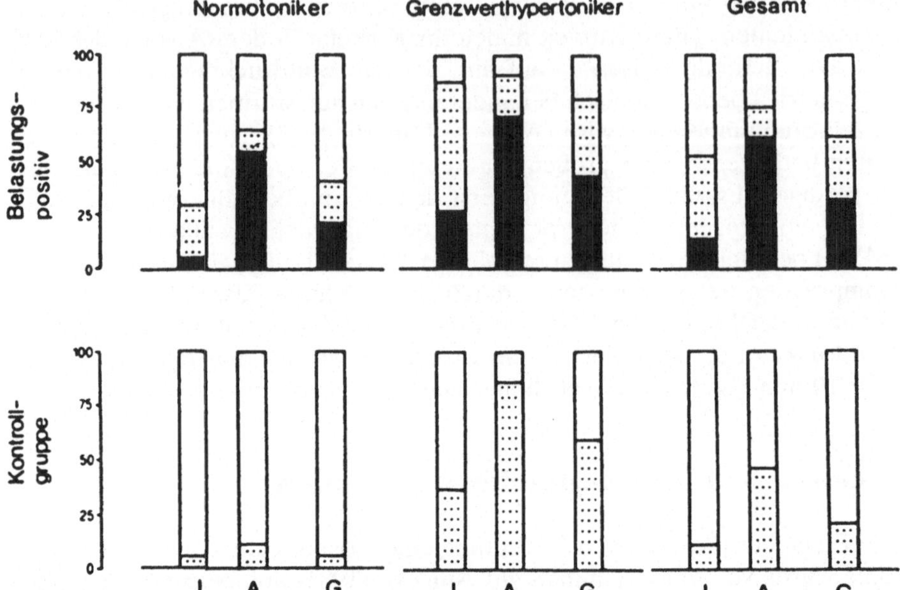

Abb. 5. Manifestierung einer Ruhehypertonie bei einem „belastungspositiven" und einem „belastungsnegativen" Kollektiv. Bezüglich der Einzelheiten wird auf den Text verwiesen. Symbole: Die Säulen stellen die normotonen (leere Säulen), grenzwerthypertonen (gepunktete Säulen) und hypertonen (schwarze Säulen) Probanden bei der Nachkontrolle dar, die erste Säule jeweils die Gruppe der unter 45jährigen, die zweite Säule die Gruppe der über 45jährigen, die dritte Säule die Gesamtgruppe. In dem unten dargestellten, bei der Erstuntersuchung belastungsnormotonen Kontrollkollektiv hatte sich zwar eine Reihe von Grenzwerthypertonien, jedoch keine manifeste Hypertonie entwickelt im Gegensatz zum „belastungspositiven" Kollektiv

zunächst noch offenbleiben, ob sich generell die „Belastungshypertonie" bei Jugendlichen wieder zurückbilden kann, im gleichen Sinne, wie dies bei der juvenilen Hypertonie generell beobachtet wird, oder ob bei einem längeren Beobachtungszeitraum mit einer größer werdenden Zahl von manifesten Hypertonikern gerechnet werden muß.

Ergometrie und ABDM

Die konventionelle und ergometrische Blutdruckmessung wurde in den letzten Jahren besonders durch die automatische Blutdruckmessung (ABDM) ergänzt.

Die Frage stellt sich, inwieweit sich die ergometrische „Belastungshypertonie" in den Ergebnissen der ABDM wiederspiegelt, d. h., inwieweit sich

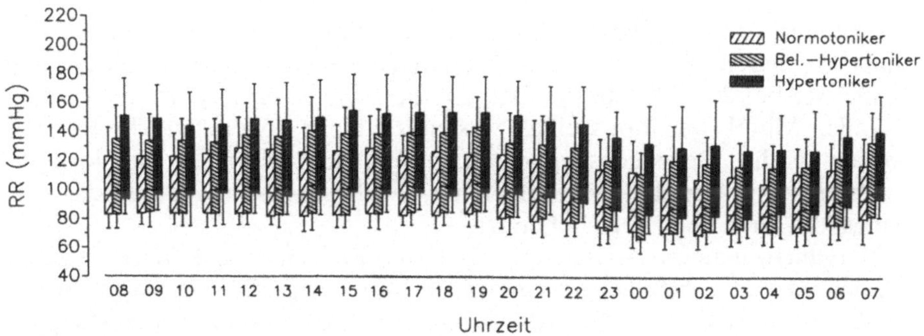

Abb. 6. Mittelwerte und Standardabweichungen der systolischen und diastolischen Stundenmittelwerte des 24-h-Blutdruckprofils der Normotoniker, Belastungshypertoniker und Hypertoniker

ergometrische Druckmessung bzw. ABDM gegenseitig ergänzen oder ersetzen. Zu dieser Fragestellung wurden in den letzten Jahren von unserer Gruppe ausführliche Untersuchungen durchgeführt (Völker, 1990).

Die wichtigsten Ergebnisse zeigt die Abbildung 6. Untersucht wurden jeweils ein Kollektiv von Normotonikern, Belastungshypertonikern und manifesten Hypertonikern. Wie die Abbildung 6 erkennen läßt, unterscheiden sich im 24-Stunden-Verlauf die „Belastungshypertoniker" von den Normotonikern durch ihren höheren systolischen Blutdruck bei im Prinzip gleichem diastolischen Wert. Die Hypertoniker zeigen dagegen sowohl einen erhöhten systolischen wie diastolischen Druck.

In der Aufgliederung nach den verschiedenen körperlichen Aktivitäten (s. Abb. 7) ergibt sich die höhere Variabilität der „Belastungshypertoniker".

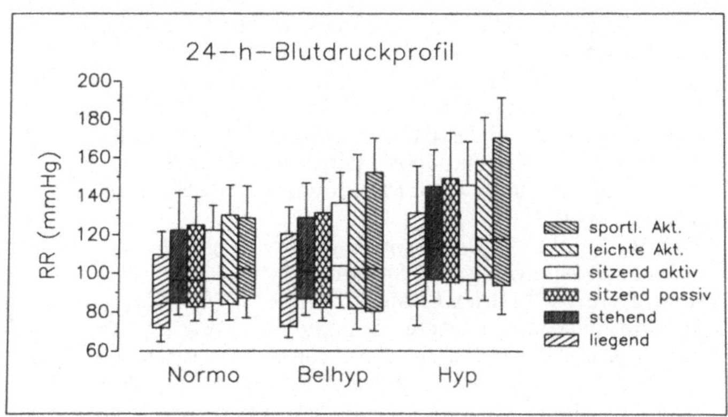

Abb. 7. Mittelwerte und Standardabweichungen der systolischen und diastolischen Blutdruckwerte im 24-h-Blutdruckprofil mit unterschiedlichem Aktivitätsniveau (liegend, stehend, sitzend passiv, sitzend aktiv, leichte Aktivität, sportliche Aktivität) bei Normotonikern (Normo), „Belastungshypertonikern" (Belhyp) und Hypertonikern (Hyp)

Ausgehend von dem gleichen Basalwert wie die Normotoniker reagieren sie auf verschiedene körperliche Aktivitätszustände überschießend im gleichen Sinne wie bei der Ergometrie. Obwohl die manifesten Hypertoniker im 24-Stunden-Mittel definitionsgemäß wesentlich mehr höhere Druckwerte aufweisen als die „Belastungshypertoniker" und ganz besonders die Normotoniker, ist ihre Variabilität geringer, da bei ihnen gewissermaßen die Ausgangslinie nach oben verschoben ist.

Vergleicht man die Aussagekraft über die Belastungsreaktionen zwischen ergometrischer Druckmessung und ABDM, so zeigt die ABDM im Prinzip qualitativ gleichartig die überschießende Druckreaktion unter Belastungsbedingungen an wie die Ergometrie. Quantitativ ist die Aussagekraft jedoch schlechter, da die exakte Belastungsdosierung und die Einordnung in einen entsprechenden Normwertbereich nicht im gleichen Sinne möglich ist wie bei der Ergometrie. Andererseits erlaubt die ABDM eine Beurteilung des 24-Stunden-Druckmusters, die im gleichen Sinne mit der Ergometrie nicht möglich ist. Dies kann im Einzelfall zu wichtigen therapeutischen Konsequenzen führen. Darüberhinaus gibt es einen gewissen Probandenkreis, der zwar in der Ergometrie mit überschießenden Druckmustern reagiert, jedoch nicht in der ABDM und umgekehrt. Ergometrische Druckmessung und ABDM stellen somit sich ergänzende und keine alternativen Verfahren zur Blutdruckbeurteilung dar.

Literatur

1. Alam N, Smirk F (1937) Observations in man upon a blood pressure raising reflex raising from the voluntary muscles. J Physiol 89:372
2. Amecke F, Rost R (1984) Prognostic significance of an overshooting exercise blood pressure as an indicator of subsequent manifestation of hypertension. In: Löllgen H, Mellerowicz H (eds) Progress in ergometry: quality control and test criteria. 5 Int. Seminar on Ergometry. Springer, Berlin Heidelberg New York, p 212
3. Franz IW (1981) Belastungsblutdruck bei Hochdruckkranken. Springer Berlin Heidelberg New York
4. Heck H, Rost R, Hollman W (1984) Normwerte des arteriellen Blutdruckverhaltens während fahrradergometrischer Belastung. In: Anlauf M, Bock K (Hrsg) Blutdruck unter körperlicher Belastung. Steinkopff, Darmstadt, S. 49–61
5. Rost R (1984) Herz und Sport. Perimed, Erlangen
6. Rost R, Hollmann W (1982) Belastungsuntersuchungen in der Praxis. Thieme, Stuttgart New York
7. Rost R, Reinke A, Bjarnason B (1987) Vergleichende Ergometrie in liegender und sitzender Position. Dtsch Z Sportmed 38:280–288
8. Sheps D, Ernst J, Briex F, Meyerburg R (1979) Exercise-induced increase in diastolic pressure; indicator of severe coronary artery disease. Am J Cardiol 43:708–712
9. Völker K (1990) Das Blutdruckverhalten im statischen Stufentest und im ambulanten 24-h-Profil in Beziehung zur Blutdruckreaktion im Fahrradergometertest sowie das ANP-Verhalten bei unterschiedlichen Belastungsbedingungen. Habilitationsschrift, DSHS Köln

Ergometrisches Follow-up des Blutdruck-verhaltens bei Grenzwerthypertonikern

B. Agrawal und *I.-W. Franz*

Einleitung

Die Grenzwerthypertonie stellt ein diagnostisches (und therapeutisches) Problem dar. Sie wird i. d. R. definiert als diastolischer Blutdruck zwischen 90 und 94 mmHg und systolischer Blutdruck zwischen 140 und 159 mmHg unter Ruhebedingungen. Dadurch wird sie von der Normotonie einerseits und Hypertonie andererseits abgegrenzt. Früher wurden auch andere Begriffe wie „labile Hypertonie", „hyperkinetisches Herzsyndrom", „Prä-hypertension", „latente Hypertonie" und verschiedene andere, die heute klar definiert oder verlassen worden sind, als Synonyme benutzt.

Prinzipiell ist der Blutdruck keine kontinuierliche Größe, und deshalb muß jede Einteilung dieser Art etwas arbiträr sein. Es zeigte sich jedoch, daß bei der Grenzwerthypertonie verschiedene humorale und strukturelle, vaskuläre und kardiale Veränderungen vorhanden sind, die diese Einteilung berechtigen. So zeigten Ambrosioni et al. (1986), daß Grenzwerthypertoniker eine höhere intrazelluläre Natriumkonzentration haben. Covi et al. (1992) zeigten, daß Grenzwerthypertoniker und manifeste Hypertoniker ähnliche Blutdruckanstiege unter Katecholamin-Infusion hatten. Werning (1982) verwies auf verschiedene hormonale und funktionelle Veränderungen, u. a. erhöhte Renninwerte, Sympathikusaktivierung und Vagushemmung. Mark (1984) faßte verschiedene Hinweise zusammen, die zeigten, daß es bereits bei Grenzwerthypertonikern zu strukturellen vaskulären Veränderungen in den Widerstands- wie Kapazitätsgefäßen gibt. Duprez et al. (1992) konnten bereits bei Grenzwerthypertoniepatienten eine Einschränkung der Mikrozirkulation zeigen. Naumann/Gerner (1990) beschrieben eine höhere linksventrikuläre Muskelmasse und höhere Septum- und Hinterwanddicken bei Grenzwerthypertonikern im Vergleich zu Normotonikern. Julius et al. (1990) zeigten in der Tecumseh Blutdruckstudie, daß junge Erwachsene (18–38 Jahre) bereits hypertoniebedingte Endorganschädigungen aufwiesen. Außerdem war bei diesem Kollektiv der minimale Unterarmgefäßwiderstand erhöht, sowie die ventrikuläre diastolische Relaxation eingeschränkt.

I.-W. Franz (Hrsg.)
Belastungsblutdruck
bei Hochdruckkranken
© Springer-Verlag Berlin Heidelberg 1993

Epidemiologie der Grenzwerthypertonie

Die Bedeutung der Grenzwerthypertonie geht auch aus epidemiologischen Daten und Studien hervor. Die Prävalenz wird mit 10–25 % geschätzt, wobei mit steigendem Alter ein Anstieg des Anteils zu verzeichnen ist (Julius et al. 1980, Carey and Ayer 1976, Lew 1973). Wichtig ist dabei auch der Langzeitverlauf dieses Kollektivs. Lew (1973) analysierte Lebensversicherungsdaten und zeigte, daß bereits bei systolischem Blutdruck zwischen 148 und 157 mmHg und diastolischem Blutdruck zwischen 88 und 92 mmHg ein Anstieg des Mortalitätsrisikos um 91 % bzw. 60 % zu verzeichnen war. Schönberger (1986) faßte die Daten der Framingham, Albany, Chicago Gas, Western Electric und Tecumseh Studien zusammen und zeigte, daß bereits beim eingangsdiastolischen Blutdruck von 90 mmHg die Wahrscheinlichkeit eines nichttödlichen Infarktes bei weißen Männern im Alter von 40–54 Jahren auf das 6,27–11,86fache und die des koronaren Todes auf 3,35–5,55fache ansteigt. Ähnliche Ergebnisse zeigten Paul (1971) sowie Fuji et al. (1984).

Ein Teil der Grenzwerthypertoniker entwickeln auch eine manifeste Hypertonie. Julius/Schork (1971) geben den Anteil, die eine stabile arterielle Hypertonie entwickeln, mit ca. 20 % an. Dies scheint eher eine konservative Schätzung zu sein. Paffenberger et al. (1968) befragten ehemalige Collegestudenten, über die auch Blutdruckwerte vorlagen (damaliger Altersdurchschnitt 19 Jahre) im Mittel nach 27 Jahren bezüglich der Entwicklung einer arteriellen Hypertonie. Die Befragten mit Ausgangswert 140–149 mm/Hg systolisch entwickelten in 20 % der Fälle eine manifeste Hypertonie. Dasselbe galt für einen ausgangs diastolischen Blutdruckwert von 90–99 mmHg. Seccareccia et al. (1988) untersuchten 852 normotensive Männer im Alter von 40–59 Jahren in Abständen von 5 und 10 Jahren. Nach 5 Jahren entwickelten 31,3 % eine Grenzwerthypertonie. Im Verlauf der nächsten 5 Jahre wurden 29,6 % der Grenzwerthypertoniker wieder normotensiv, 41,9 % blieben Grenzwerthypertoniker und 28,5 % wurden manifest hypertensiv. Kawecka-Jaszcz und Kocemba (1990) untersuchten 253 männliche Grenzwerthypertoniker im Alter von 40–59 Jahren, die in einer polnischen Industrieanlage arbeiteten. Bei einer Nachuntersuchung nach 13 Jahren waren 79,1 % hypertensiv. Weiterhin zeigte sich im Vergleich zu einem normotensiven Vergleichskollektiv, daß die Mortalität fast doppelt so hoch war (15,4 % vs. 8,4 %).

Daher stellt die Diagnostik und Therapie der Grenzwerthypertonie eine wichtige präventive und sozialmedizinische Aufgabe dar.

Diagnostik der Grenzwerthypertonie

Einleitung

Da nicht alle Grenzwerthypertoniker eine manifeste Hypertonie entwickeln, stellt sich die Frage, wie die stärker gefährdete Gruppe identifiziert werden kann, um die begrenzten Ressourcen konzentrieren zu können. Da die Ruheblutdruckmessung erheblichen Schwankungen unterworfen ist, können die Messungen sowohl im normalen als auch im pathologischen Bereich liegen. Die Australian Therapeutic Trial in mild hypertension (1982, 1984) hat dies nochmals verdeutlicht, wo ein großer Anteil der Patienten der Placebogruppe nach 3 Jahren (die meisten sogar bereits nach 4 Monaten) normotensiv wurden. Dies wird auch durch die o. a. Untersuchungen von Seccareccia et al. (1988) bestätigt. Multivarianzanalysen zeigten eine höhere Rate bei Patienten mit positiver Familienanamnese, Fettstoffwechselstörungen, Übergewicht, Diabetes mellitus, Nikotinabusus und bei Einnahme hormonaler Kontrazeptiva. Trotzdem kann man daraus nicht mit hoher Wahrscheinlichkeit voraussagen, welche Patienten eine manifeste Hypertonie entwickeln werden.

Wie Julius und Schork bereits 1978 erwähnten, kann die Voraussage entweder durch beschreibende Merkmale oder durch Provokationstests verbessert werden. Verschiedene Streßuntersuchungen sind bisher angewandt worden, z. B. Kälte, isometrische Belastung (Cantor et al. 1987), psychische Belastung (Sherwood et al. 1989), Kipp-Tisch Untersuchung (Payen et al. 1982) und körperlicher Belastung. Dabei hat sich die standardisierte ergometrische Belastungsuntersuchung als standardisierbare, reproduzierbare, valide und leicht durchführbare Untersuchung bewährt (Agrawal/Franz [1985], Franz et al. [1982], Franz [1981], Franz [1982], Anlauf/Bock [1984]).

Ergometrie bei Grenzwerthypertonikern

Daher untersuchten wir 52 männliche Grenzwerthypertoniker (Alter 20–50 Jahre) auf einem Fahrradergometer in einer halbsitzenden Position. Die Belastung begann mit 50 Watt und wurde jede Minute um 10 Watt bis 100 Watt gesteigert. Anschließend erfolgte eine 5minutige Ruhephase. Aufgrund ihres Blutdruckverhaltens während der Ergometrie war eine klare Unterteilung in zwei Gruppen möglich (Abb. 1 und 2):
- belastungspositiv (58 % = 30 Patienten)
- belastungsnegativ (42 % = 22 Patienten)

Die Belastungspositiven hatten bei 100 Watt Belastung einen Blutdruck von über 200/100 mmHg (x ± 1s des Normalkollektivs) und auch in der 5. Minute nach Belastung noch nicht zum Ausgangsblutdruck zurückgekehrte Werte. Diese Gruppe mit einem durchschnittlichen Blutdruck von 211/115 mmHg (bei 100 Watt Belastung) unterschied sich nicht signifikant

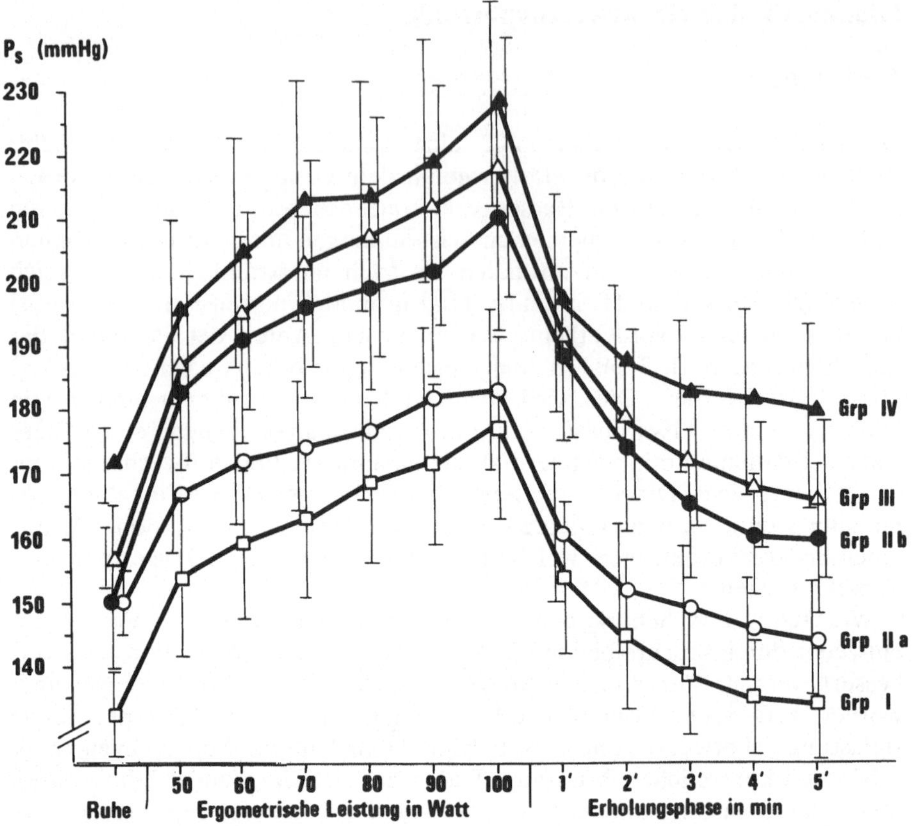

Abb. 1. Systolischer (P_s) Blutdruck von „belastungspositiven" (Grp IIb; n = 30) und „belastungsnegativen" (Grp IIa; n = 22) Grenzwerthypertonikern im Vergleich zu Normalpersonen (Grp I; n = 47) und Hochdruckkranken (Grp III, n = 32; Grp IV, n = 25) gleicher Altersverteilung

von manifest hypertensiven Patienten (219/118 mmHg). In der 5. Minute der Erholungsphase lag der Blutdruck mit 161/100 mmHg noch deutlich im pathologischen Bereich. Die Belastungsnegativen hingegen zeigten bei 100 Watt einen Blutdruck von 183/92 mmHg und wichen damit nicht signifikant von einem Normalkollektiv ab (178/91 mnmHg). Bereits in der 1. Minute nach Belastung war der diastolische Blutdruck mit 86 mmHg im normotensiven Bereich.

Ergometrisches Follow-up des Belastungsblutdrucks

45 dieser Patienten (26 der 30 Belastungspositiven und 19 der 22 Belastungsnegativen) konnten im Durchschnitt nach 3,8 Jahren nachuntersucht wer-

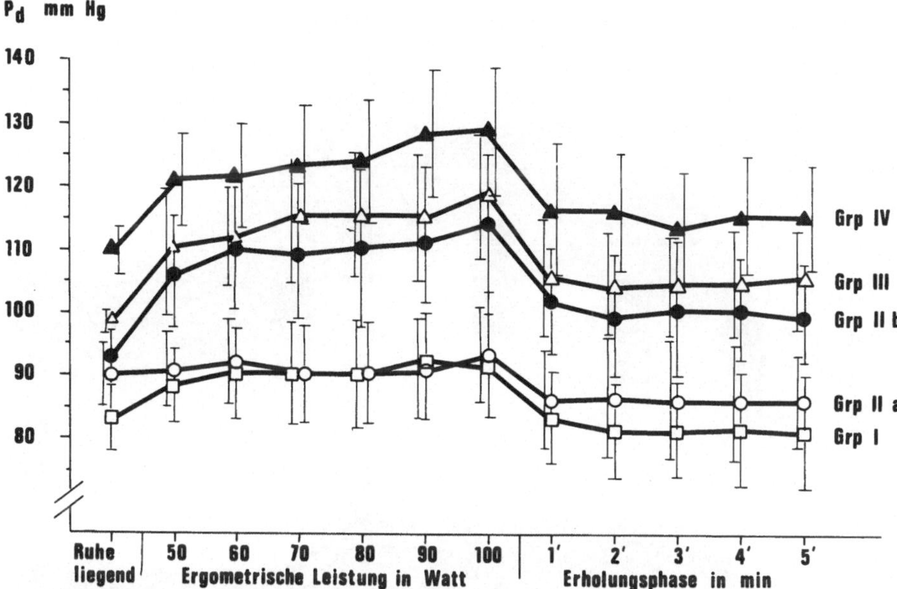

Abb. 2. Diastolischer (P_d) Blutdruck von „belastungspositiven" (Grp IIb; n = 30) und „belastungsnegativen" (Grp IIa; n = 22) Grenzwerthypertonikern im Vergleich zu Normalpersonen (Grp I; n = 47) und Hochdruckkranken (Grp III, n = 32; Grp IV, n = 25) gleicher Altersverteilung

den. Bei der belastungspositiven Gruppe zeigte sich, daß der Ruheblutdruck von 153/93 mmHg auf 156/103 mmHg eindeutig gestiegen war (Abb. 3) und alle bis auf eine Ausnahme eine „Ruhehypertonie" entwickelt hatten. Bei der Belastungsuntersuchung waren mit einer Ausnahme die Patienten weiterhin belastungspositiv. Bei den belastungsnegativen Grenzwerthypertonikern zeigten ca. zwei Drittel weiterhin ein belastungsnegatives Profil, obwohl der Blutdruck in Ruhe weiterhin im Grenzbereich lag (Abb. 4). Ein Drittel jedoch war in das Lager der belastungspositiven Grenzwerthypertoniker übergewechselt (Abb. 5). Insgesamt konnte damit gezeigt werden, daß dem Belastungsblutdruck eine wichtige frühprognostische Bedeutung bei der Grenzwerthypertonie zukommt.

Amecke und Rost (1984) haben retrospektiv Probanden, darunter auch Grenzwerthypertoniker, untersucht. Es wurde dabei nur der systolische Belastungsblutdruck berücksichtigt, der 2 Standardabweichungen oberhalb der folgenden Formel lag: $P_s = 120 + 0{,}4$ (Watt + Alter). Sie zeigten, daß bei den älteren (über 45 Jahre) belastungspositiven Grenzwerthypertonikern nach durchschnittlich 5 Jahren 70% eine manifeste arterielle Hypertonie entwickelten. Bei Jüngeren (unter 45 Jahren) wurde dies nur bei einem von 20 Patienten (5%) gesehen. Interessant wäre, wie bei weiteren Nachbeobachtungen diese Gruppe sich verhält. Im Gegensatz zu unseren Unter-

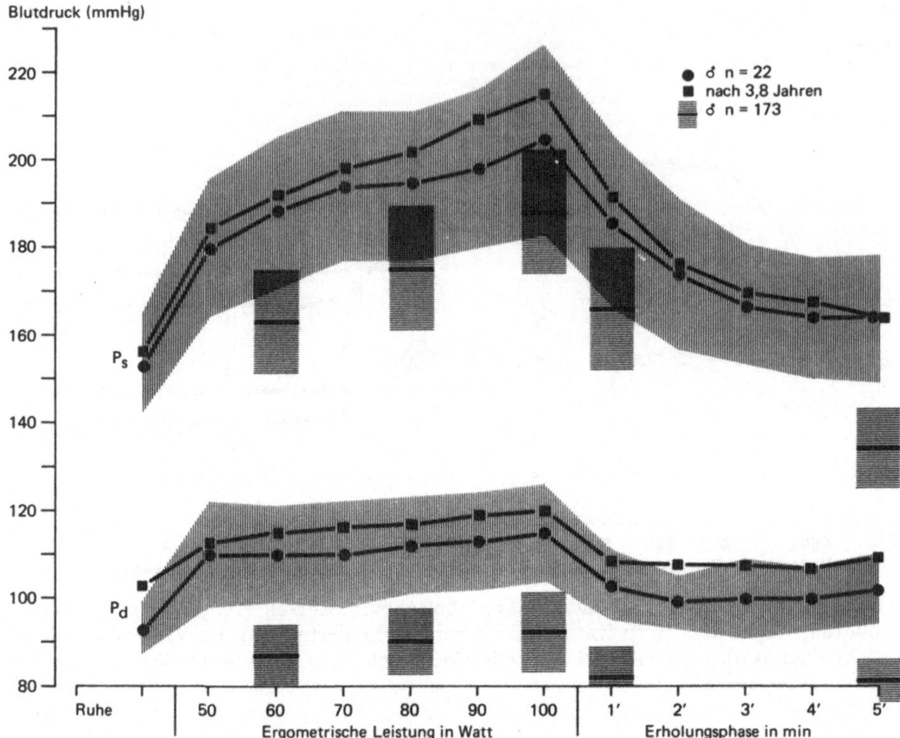

Abb. 3. Blutdruckverhalten von „belastungspositiven" Grenzwerthypertonikern anläßlich der Erstuntersuchung und einer Nachuntersuchung nach 3,8 Jahren, die in eine Hypertonie übergegangen waren. Der schraffierte Bereich stellt die einfache Standardabweichung der ersten Messung dar

suchungen wurde der diastolische Blutdruck hierbei nicht mitberücksichtigt. Bei den belastungsnegativen Grenzwerthypertonikern entwickelte kein Einziger eine manifeste arterielle Hypertonie innerhalb des Beobachtungszeitraumes.

Follow-up bei überschießender Kreislaufreaktion unter Belastung

Verschiedene Autoren haben die besondere Bedeutung des Belastungsblutdrucks für die Frühprognose der Entwicklung einer arteriellen Hypertonie untersucht. Wilson und Meyer (1981) haben 3820 Probanden (3395 Männer und 425 Frauen) im Alter von 25–65 Jahren am Laufband untersucht und diese nach 2,7 Jahren nachuntersucht. Bei den nicht hypertensiven Probanden, die unter Belastung eine hypertensive Kreislaufreaktion zeigten, war das relative Risiko eine arterielle Hypertonie innerhalb des Beobachtungs-

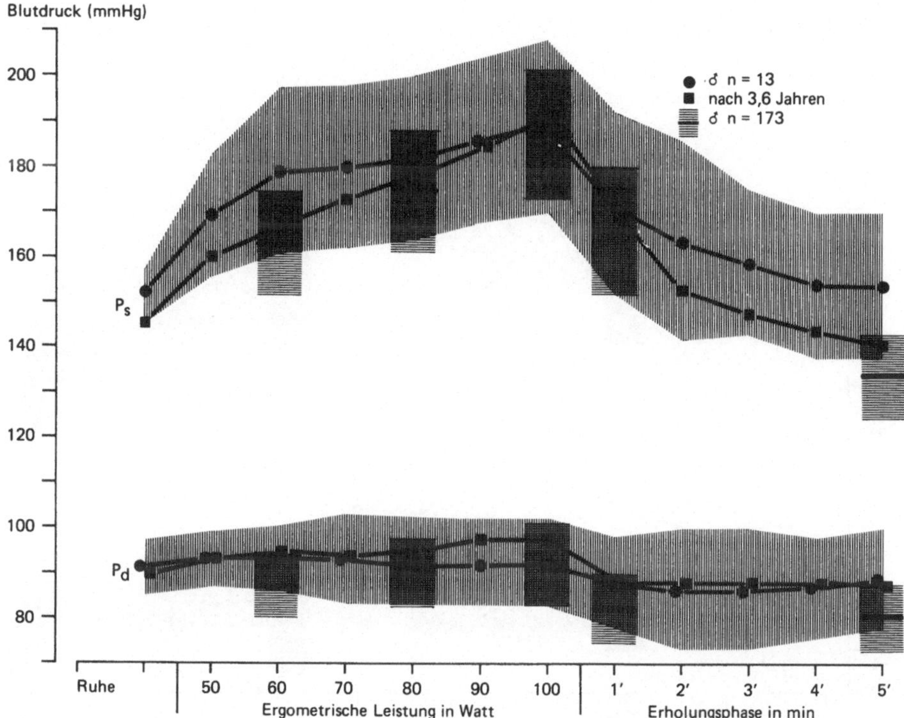

Abb. 4. Blutdruckverhalten von „belastungsnegativen" Grenzwerthypertonikern anläßlich der Erstuntersuchung und einer Nachuntersuchung nach 3,6 Jahren, die weiterhin dem normotensiven Bereich zuzuordnen waren. Der schraffierte Bereich stellt die einfache Standardabweichung der ersten Messung dar

zeitraumes zu entwickeln mehr als doppelt so hoch (2,28; Frauen 3,33, Männer 2,17). Daher schlossen die Autorinnen, daß der Belastungsblutdruck ein guter Parameter für die Voraussage einer späteren Hypertonieentwicklung war. Dlin et al. (1983) führten eine fahrradergometrische Untersuchung an 150 normotensiven Probanden durch, wovon 75 belastungspositiv und 75 belastungsnegativ waren (RR systolisch $\geq$ 200 mmHg). Nach durchschnittlich 5,8 Jahren sind 8 der belastungspositiven Probanden hypertensiv geworden, jedoch keiner aus der Gruppe der belastungsnegativen Probanden. Davidoff et al. (1982) und Dahms et al. (1979) kamen zu ähnlichen Ergebnissen (siehe Beitrag Franz Seite 38). Dieses unterstreicht erneut die Bedeutung des Belastungsblutdrucks für die Langzeitprognose der Entwicklung einer arteriellen Hypertonie (siehe Beitrag Briedigkeit Seite 95).

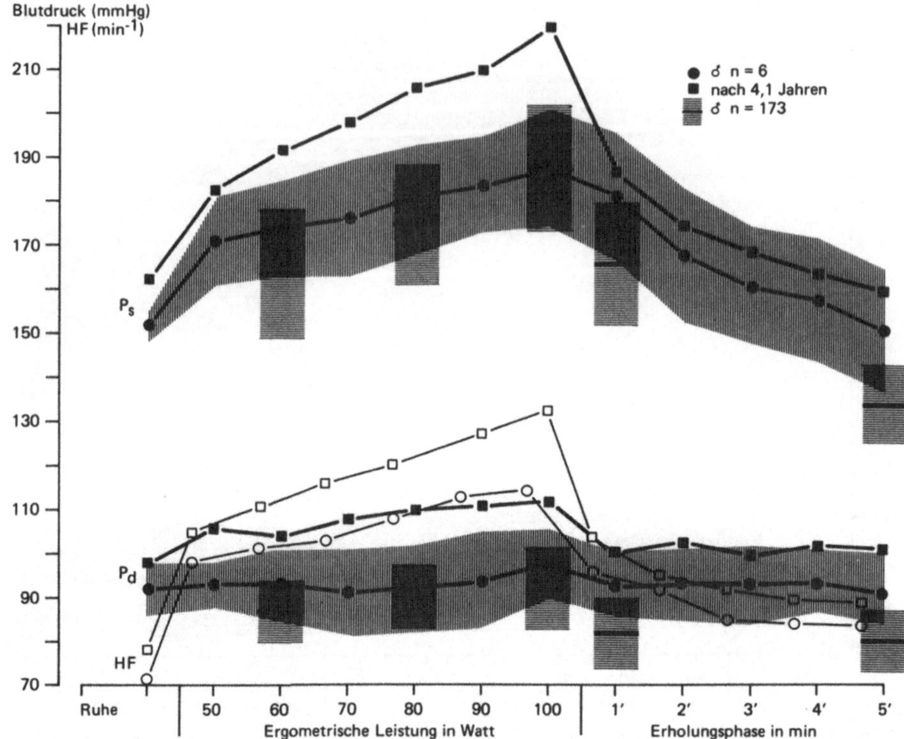

Abb. 5. Blutdruckverhalten von „belastungsnegativen" Grenzwerthypertonikern anläßlich der Erstuntersuchung und der Nachuntersuchung nach 4,1 Jahren, die in eine arterielle Hypertonie übergangen waren. Der schraffierte Bereich stellt die einfache Standardabweichung der ersten Messung dar

Weitere ergometrische Veränderungen bei Grenzwerthypertonikern

Kardiokorporale Leistungsbreite

Die Belastungsuntersuchung hat jedoch noch weitere Konsequenzen. Unsere Arbeitsgruppe konnte zeigen, daß die kardiokorporale Leistungsbreite gemessen als PWC_{170} bzw. PWC_{170}/kg KG deutlich verändert ist. Abbildung 6 zeigt, daß die PWC_{170}/kg KG mit 3,44 Watt/kg KG bei Normotonikern deutlich (17,4%) über denen der Grenzwerthypertonikern (2,93 Watt/kg KG) liegt. Ähnliche Befunde wurden von Hempel et al. (1990) bei Patienten mit „hypertoner Blutdruckregulation" (pathologischer Belastungsblutdruck bei normalen oder grenzwertigen Ruheblutdruckwerten) erhoben. Nach 7 Jahren wurden bei einer Nachuntersuchung die NYHA

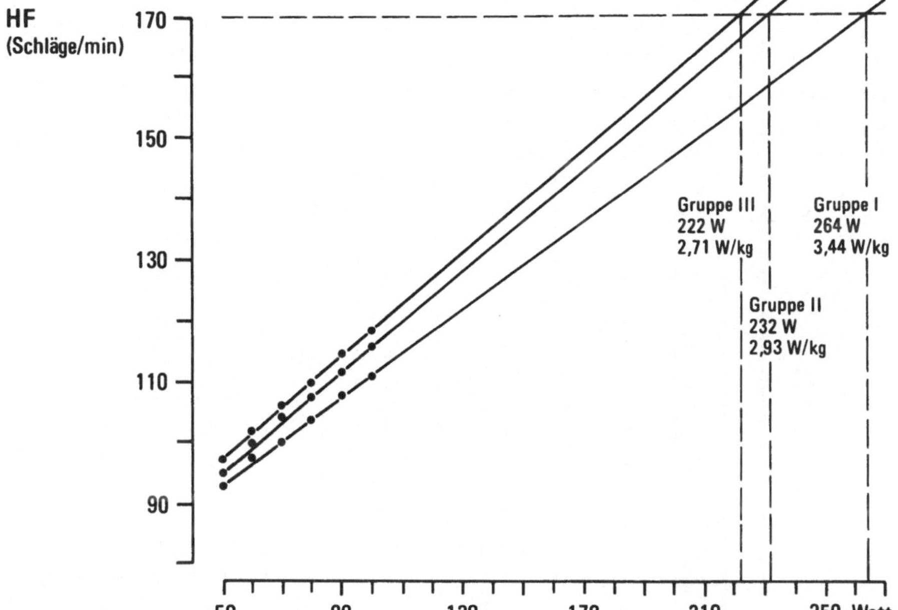

Abb. 6. Herzfrequenzverhalten und die PWC$_{170}$ bzw. PWC$_{170}$/kg Körpergewicht für die Normalpersonen (Grp I), Grenzwerthypertoniker (Grp II) und Hochdruckkranken (Grp III)

Klassifikation beider Gruppen untersucht. Sie zeigte bei beiden Gruppen eine leichte Verschlechterung, die jedoch nur bei den Grenzwerthypertonikern statistisch signifikant war.

Myokardialer Sauerstoffverbrauch

Die Einschränkung der Leistungsfähigkeit wird durch weitere Befunde untermauert. Wir konnten zeigen, daß bei submaximaler Belastung Grenzwerthypertoniker ein wesentlich höheres Doppelprodukt (RPP = P_s × HF) und dadurch höheren myokardialen Sauerstoffverbrauch haben. Das RPP war bei Grenzwerthypertonikern bei der 50 Watt Belastungsstufe 30,5 % und bei 100 Watt um 20 % höher als beim vergleichbaren Normalkollektiv (Abb. 7). Dadurch ist es verständlich, daß es zu der o. a. Einschränkung der kardiokorporalen Leistungsbreite kommt.

Auf die Auswirkungen bezüglich koronarer Herzerkrankung soll hier nicht mehr eingegangen werden, hierbei wird auf den Beitrag von Patyna in diesem Band verwiesen.

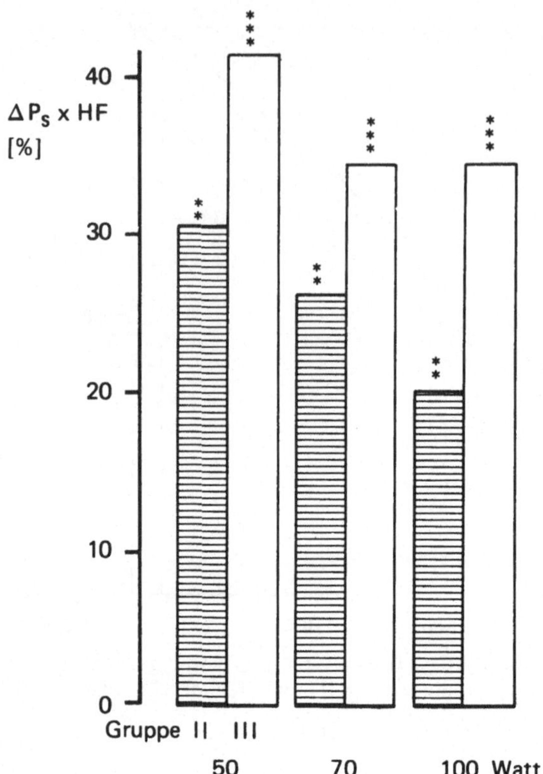

Abb. 7. Prozentualer Anstieg des Doppelprodukts als Maß für den myokardialen O_2-Verbrauch der Grenzwerthypertoniker (Grp II, schraffierte Säulen) und der Hochdruckkranken (Grp III, offene Säulen) im Vergleich zu den Normalpersonen

Schlußfolgerungen

Insgesamt kann man folgende Schlußfolgerungen ziehen:
1. Der Belastungsblutdruck kann wesentlich besser das Risiko einer späteren Hypertonieentwicklung als die Ruheblutdruckmessung voraussagen.
2. Grenzwerthypertoniker mit einer überschießenden Kreislaufreaktion unter Belastung („belastungspositive Grenzwerthypertoniker") haben ein wesentlich höheres Risiko einer arteriellen Hypertonie zu entwickeln als die „belastungsnegativen Grenzwerthypertoniker". Dabei ist als Grenzwert bei 100 Watt 200/100 mmHg anzunehmen. Außerdem sollte der Blutdruck in der 5. Minute nach Belastung sich normalisiert haben.
3. Belastungsblutdruckuntersuchungen sollten (z.B. alle 2 Jahre) daher regelmäßig bei Grenzwerthypertonikern durchgeführt werden.
4. Durch Früherkennung können rechtzeitig präventive Therapiemaßnahmen zur Behandlung der Hypertonie eingeleitet werden.
5. Durch rechtzeitige Maßnahmen könnte die Reduktion der Leistungsfähigkeit verhindert/vermindert werden.

6. Unter Kostenaspekte könnten
   a) eine einfache, kostengünstige und schnelle Untersuchung durchgeführt werden und
   b) durch gezielten Einsatz der Therapiemaßnahmen und frühzeitiges Eingreifen gesundheitswirtschaftliche Vorteile erwirkt werden.

Literatur

1. Agrawal B, Franz IW (1985) Herzfrequenzverhalten während einer Standardleistung von 1 Watt/kg Körpergewicht bei Kindern, Jugendlichen und Erwachsenen. In: Franz IW, Mellowicz H, Noack W (Hrsg) Training und Sport zur Prävention und Rehabilitation in der technisierten Umwelt. Springer Verlag Berlin, pp 618–623
2. Ambrosioni E, Costa FV, Borghi C, Boschi S, Mussi A (1986) Cellular and humoral factors in borderline hypertension. J Cardiovasc Pharmacol 8 (Suppl 5):S15–S22
3. Amecke F, Rost R (1984) Die prognostische Bedeutung der belastungsinduzierten Hypertonie als Indikator für die spätere Manifestation eines Hochdrucks. In: Löllgen H, Mellerowicz H (1984) Progress Ergometry. Springer Verlag Berlin, pp 212–216
4. Anlauf M, Bock KD (1984) Blutdruck unter körperlicher Belastung. Steinkopff Verlag, Darmstadt
5. Cantor A, Gold B, Gueron M, Cristal N, Prajgrod G, Shapiro Y (1987) Isotonic (Dynamic) and Isometric (Static) Effort in the Assessment and Evaluation of Diastolic Hypertension: Correlation and Clinical Use. Cardiology 74:141–146
6. Carey RM, Ayers CR (1976) Labile Hypertension. Precursor of sustained hypertension? Am J Med 61:811
7. Covi G, Sheiban I, Gelmini GP, Zenorini C, Mileto A, Girelli A, Lechi A (1992) Left ventricular diastolic function and responses to adrenergic stimuli in borderline arterial hypertension. J Hypertension 10:237–243
8. Dahms RW, Giese MD, Nagle FJ, Corliss RJ (1978) The diagnosis and prognosis value of combined rest-exercise blood pressure patterns. Med Sci Sports 10:36
9. Davidoff R, Schamroth CL, Goldman AP, Diamond TH, Cilliers AJ, Myburgh DP (1982) Postexercise Blood Pressure as a Predictor of Hypertension. Aviat Space Environ Med 53:591–594
10. Dlin RA, Hanne N, Silverberg DS, Bar-Or O (1983) Follow-up of normotensive men with exaggerated blood pressure response to exercise. Am Heart J 106:316–320
11. Duprez D, De Buyzere M, De Backer T, Vercammen J, Brusselmans F, Clement DL (1992) Impaired microcirculation in mild-to-moderate essential arterial hypertension. J Hypertension 10:251–254
12. Franz IW, Wiewel D, Agrawal B (1982) Comparative measurements of PWC 170 with work steps of different load increase and duration. 4th European Research Seminar on Testing Physical Fitness. Olympia, pp 104–109
13. Franz IW (1981) Belastungsblutdruck bei Hochdruckkranken. Springer Verlag Berlin
14. Franz IW (1982) Assessment of blood pressure response during ergometric work in normotensive and hypertensive patients. Acta med scand (Suppl) 670:35
15. Franz IW (1982) Ergometrie bei Hochdruckkranken. Springer Verlag Berlin
16. Fuji I, Ueda K, Omae T, Shikata T, Yanai T, Hasuo Y, Kiyohara Y, Wada J, Okumiya N, Kawano H (1984) Natural History of Borderline Hypertension in the Hisayama Community Japan. J Chronic Dis 37:895–902
17. Hempel A, Graf B, Schröder K, Urbaszek W (1990) Zur Frage der Behandlungspflichtigkeit bei hypertoner Blutdruckdysregulation. Z Gesamte Inn Med 45:646–649
18. Julius S, Hansson L, Andrén L, Gudbrandsson T, Sivertsson R, Svensson A (1980) Borderline Hypertension. Acta Med Scand 208:481–489
19. Julius S, Jamerson K, Mejia A, Krause L, Schork N, Jones K (1990) The Association of Borderline Hypertension With Target Organ Changes and Higher Coronary Risk. JAMA 264:354–358

20. Julius S, Schork MA (1971) Borderline Hypertension-A Critical Review. J Chron Dis 23:723–754
21. Julius S, Schork MA (1978) Predictors of Hypertension. Ann NY Acad Sci 304:38–52
22. Kawecka-Jaszcz K, Kocemba J (1990) Long-term study of borderline hypertension among male industrial workers. J Hum Hypertension 4:339–343
23. Lew EA (1973) High Blood Pressure, Other Risk Factors and Longevity: The Insurance Viewpoint. Am J Med 55:281–294
24. Management Committee of the Australian National Blood Pressure Study (1984) Prognostic factors in the treatment of mild hypertension. Circulation 69:668–676
25. Mangement Committee of the Australian Therapeutic Trial in Mild Hypertension (1982) Untreated Mild Hypertension. Lancet 1:185–191
26. Mark AL (1984) Structural changes in resistance and capacitance vessels in borderline hypertension. Hypertension 6 (Suppl III):III-69–III-73
27. Naumann D, Gerner U (1990) Elektrokardiographische und echokardiographische Untersuchungen bei Borderline-Hypertonikern. Z Gesamte Inn Med 45:418–421
28. Paffenbarger RS, Thorne MC, Wing AL (1968) Chronic Disease in Former College Students. Am J Epidemiol 88:25–32
29. Paul O (1971) Risks of mild hypertension: a ten-year report. Br Heart J 33 (Suppl):116–121
30. Payen DM, Safar ME, Levenson JA, Totomokouo JA, Weiss YA (1982) Prospective study of predictive factors determining borderline hypertensive individuals who develop sustained hypertension. Am Heart J 103:379–383
31. Schoenberger JA (1986) Mild hypertension: The rationale for treatment. Am Heart J 112:872–876
32. Seccareccia F, Lanti M, Puddu PE, Menotti A (1988) Normotensive middle-aged men after 5–10 years: normal blood pressure or hypertension? J Hypertension 6 (Suppl 4):S602–S604
33. Sherwood A, Light KC, Blumenthal JA (1989) Effects of Aerobic Exercise Training on Hemodynamic Responses During Psychosocial Stress in Normotensive and Borderline Hypertensive Type A Men. Psychosom Med 51:123–136
34. Werning C (1982) Grenzwerthypertonie. Fortschr Med 100:1389–1395
35. Wilson NV, Meyer BM (1981) Early Prediction of Hypertension Using Exercise Blood Pressure. Prev Med 10:62–68

Ergometrisches Follow-up des Blutdruckverhaltens bei Postinfarkt-Patienten

W. D. Patyna

Einleitung

Ein erhöhter Blutdruck unter dynamischer Belastung stellt bei normotonen und grenzwertig hypertonen Patienten einen wichtigen Indikator für das Entstehen einer späteren manifesten Hypertonie dar [4, 6, 8]. Wilson [26] fand bei Normotonikern mit erhöhter Blutdruckreaktion unter Belastung (systolischer Blutdruck > 225 mmHg auf dem Laufbandergometer) nach einer Beobachtungszeit von 32 Monaten ein zwei- bis dreifach höheres Risiko, eine chronisch arterielle Hypertonie zu entwickeln, als bei Personen mit normalem Belastungsblutdruck. Franz [8] beobachtete bei seinen Patienten mit Grenzwerthypertonie, die unter fahrradergometrischer Belastung erhöhte Blutdruckwerte aufwiesen, nach 4 Jahren sogar in 96 % der Fälle das Auftreten einer manifesten Hypertonie.

Uns interessierte nun, ob diese Ergebnisse auch auf Patienten mit abgelaufenem Myokardinfarkt übertragen werden können.

Patienten und Methodik

Um ein möglichst einheitliches Patientengut zu erhalten, wurden nur solche Patienten in die Studie aufgenommen, die folgende Kriterien erfüllten:

1. Gesicherter Myokardinfarkt, keine Hochdruckanamnese, Blutdruck an beiden Armen < 160/95 mmHg.
2. Zweimalige Ergometrie im Abstand von mindestens 4, höchstens 8 Jahren (Mittelwert: 5,2 ± 1,7 J.).
3. Keine Herzfrequenz > 100/Min., kein Vorhofflimmern, keine Arrhythmien nach Lown II-V.
4. Normalgroßes Herzvolumen, keine Herzinsuffizienz der NYHA-Stadien III–IV.
5. Normale Kreatinin-, Harnstoff- und Kaliumwerte im Serum.
6. Erste Ergometrie frühestens 3 Monate nach dem Infarktereignis (Mittelwert: 1,7 ± 1,8 J.).
7. Ergometrie stets ohne herz- und kreislaufwirksame Medikamente.
8. Keine neuen Herzerkrankungen oder -operationen in der Zeit zwischen den Ergometrien.

I.-W. Franz (Hrsg.)
Belastungsblutdruck
bei Hochdruckkranken
© Springer-Verlag Berlin Heidelberg 1993

Diese Bedingungen erfüllten 282 Patienten mit Myokardinfarkt (271 Männer, 11 Frauen). Das mittlere Alter betrug 49,8 ± 5,6 Jahre (30 bis 61 Jahre). Einen Vorderwandinfarkt hatten 116 Patienten und einen Hinterwandinfarkt 166 Patienten erlitten. Die Höhe des mittleren Ausgangsblutdrucks betrug 135 ± 14/87 ± 8 mmHg. Die ergometrische Untersuchung wurde am Fahrradergometer im Liegen durchgeführt. Es wurde mit 50 Watt begonnen und alle zwei Minuten um 25 Watt bis zur individuellen Leistungsgrenze bzw. den üblichen Abbruchkriterien gesteigert. Der Blutdruck wurde in Ruhe und in der letzten Minute der jeweiligen Belastungsstufe sowie in den anschließenden Erholungsphasen gemessen. Die Herzfrequenz wurde in den letzten 15 sec der jeweiligen Untersuchungsphase aus dem EKG ermittelt. Für die Beurteilung des Belastungsblutdrucks wurden die Blutdruckwerte bei ergometrischer Leistung mit 75 Watt bzw. 100 Watt berücksichtigt. Eigene Untersuchungen von normotonen herzgesunden Männern und Frauen ergaben als obersten Normalbereich bei 75 Watt einen Blutdruckwert von 185/100 mmHg und bei 100 Watt von 200/100 mmHg (Tabelle 1). Allerdings wurden als Einteilungskriterien des normalen Belastungsblutdrucks in dieser Studie nur die systolischen Werte berücksichtigt, da nach den Ergebnissen anderer Autoren [13, 15, 23] und aufgrund eigener Untersuchungen für den diastolischen Blutdruck während Ergometrie keine gute Korrelation zwischen direkter intraarterieller und indirekter Messung nach Riva Rocci gefunden wurde. Dennoch wurde der diastolische Blutdruck bei ergometrischer Belastung stets mitregistriert, um einen zu hohen Anstieg (≥ 130 mmHg) rechtzeitig zu erkennen, der neben einem systolischen Blutdruck von ≥ 250 mmHg als Abbruchkriterium gilt [14]. Weiterhin soll ein Anstieg des diastolischen Blutdrucks während Ergometrie von mehr

Tabelle 1. Mittelwerte und Standardabweichungen des systolischen und diastolischen Blutdrucks sowie der Herzfrequenz bei 100 männlichen und 100 weiblichen Normalpersonen in Ruhe und bei ergometrischer Belastung.

		Ruhe	50 Watt	75 Watt	100 Watt
RR sys (mmHg)	M	133,3 ± 9,8 ***	155,8 ± 14,0 ***	170,1 ± 14,7 n.s.	184,9 ± 15,6 n.s.
	F	126,0 ± 12,9	147,4 ± 15,3	167,6 ± 16,7	182,2 ± 17,5
RR dia (mmHg)	M	82,5 ± 6,5 ***	85,0 ± 6,5 n.s.	88,1 ± 7,8 n.s.	90,8 ± 8,4 n.s.
	F	78,2 ± 9,2	84,0 ± 9,5	87,8 ± 9,8	91,2 ± 9,6
HF (min⁻¹)	M	77,3 ± 9,9 n.s.	97,2 ± 9,9 ***	106,6 ± 10,1 ***	117,7 ± 11,2 ***
	F	78,4 ± 10,6	107,5 ± 10,6	123,6 ± 11,5	141,7 ± 12,7

n.s. = nicht signifikant *** = p < 0,001

als 15 mmHg bei Patienten mit koronarer Herzkrankheit auf eine belastungsinduzierte Ischämie hinweisen, bevor eine ST-Streckensenkung bzw. ein Abfall des systolischen Blutdrucks auftreten [1].

Statistisch wurden die Mittelwerte, Standardabweichungen und Signifikanzen nach dem Studentschen t-Test für den paarigen und unpaarigen Vergleich errechnet.

Ergebnisse

Wie die Tabelle 2 zeigt, entwickelten 15 % unserer Patienten mit Myokardinfarkt nach 5 Jahren eine manifeste Hypertonie. Durch Aufteilung unserer Infarktpatienten nach der Höhe des Ausgangsblutdrucks in Normotoniker (< 140/90 mmHg) und Grenzwerthypertoniker (140/90 mmHg bis 159/94 mmHg) fand sich eine deutlichere Inzidenzrate an späteren Hypertonikern (Tabelle 2). So entwickelte jeder dritte Herzinfarktpatient bei Blutdruckwerten im Grenzwertbereich innerhalb von 5 Jahren eine arterielle Hypertonie. Dagegen kam es nur bei 3 % der normotonen Infarktpatienten im gleichen Beobachtungszeitraum zum Auftreten einer manifesten Hypertonie. Den höchsten Vorhersagewert für die Entstehung einer späteren Hochdruckkrankheit besaß jedoch das Verhalten des Belastungsblutdrucks während Ergometrie. Infarktpatienten mit Grenzwerthypertonie und erhöhten Blutdruckwerten bei ergometrischer Belastung zeigten in 91 % der Fälle nach 5 Jahren eine manifeste Hypertonie (Abb. 1). Dagegen kam es bei normalen Blutdruckverhalten während Ergometrie nur bei 8 % der Herzinfarktpatienten mit Grenzwerthypertonie zur Entwicklung einer späteren Hypertonie (Abb. 1). Selbst jeder zweite Infarktpatient mit Normotonie, der bei Ergometrie erhöhte Belastungsblutdrücke aufwies, wurde im Beobachtungszeitraum zu einem Hypertoniker (Abb. 2). Andererseits schloß ein normaler Belastungsblutdruck bei grenzwertigen und normotonen Herzinfarktpatienten in über 90 % der Fälle die Entstehung einer arteriellen Hypertonie in den nächsten 5 Jahren aus (Abb. 1, Abb. 2).

Tabelle 2. Mittlere Blutdruckwerte und Blutdruckverhalten während Ergometrie bei Beginn der Studie und Auftreten von Hypertonikern nach 5 Jahren bei Herzinfarktpatienten.

RR-Bereich (mmHg) Pat. Zahl (n)	Ausgangsparamter			Hypertonie nach 5,2 J.
	RR in Ruhe syst./diast. (mmHg)	RR bei Ergometrie normal Anzahl (n)	erhöht Anzahl (n)	Anzahl (n)
< 160/95 n = 282	135 ± 14 87 ± 8	241 (85 %)	41 (15 %)	42 (15 %)
140/90–159/95 n = 110	148 ± 7 93 ± 5	77 (70 %)	33 (30 %)	36 (33 %)
< 140/90 n = 172	127 ± 11 83 ± 7	164 (95 %)	8 (5 %)	6 (3 %)

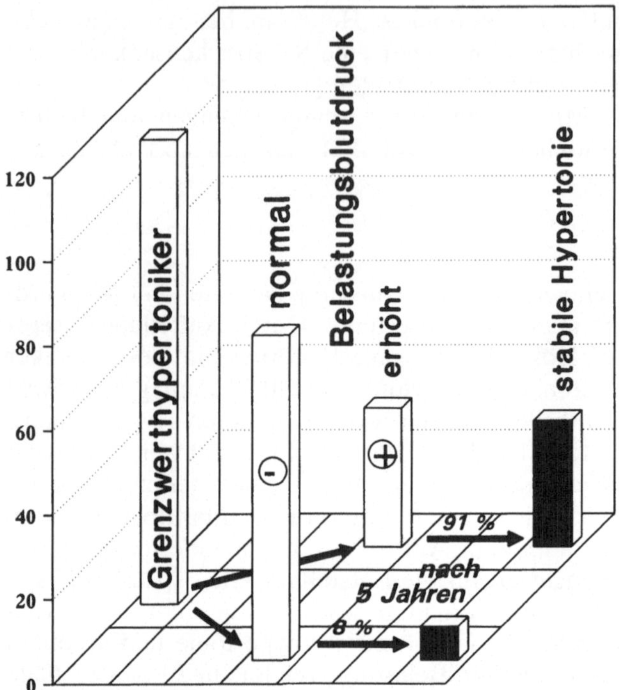

Abb. 1. Die Entwicklung einer stabilen Hypertonie bei grenzwerthypertonen Herz-infarktpatienten in Abhängigkeit vom Blutdruckverhalten bei Ergometrie.

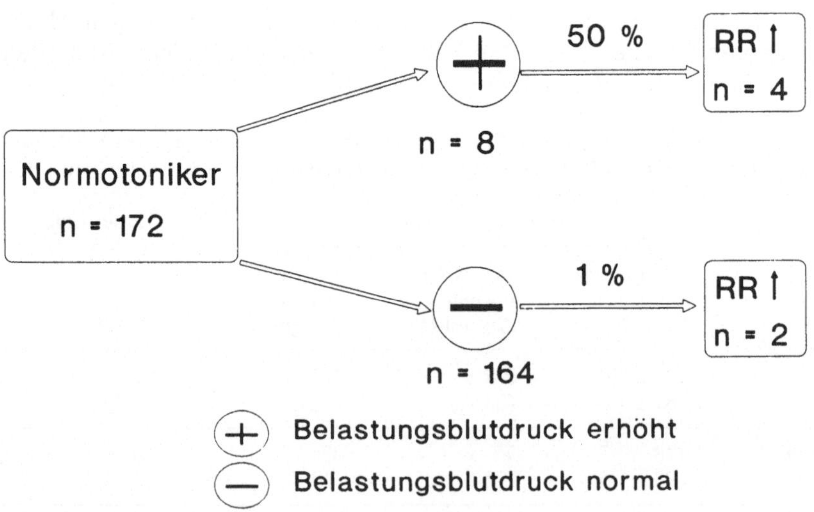

Abb. 2. Die Entwicklung einer stabilen Hypertonie (RR ↑) bei normotonen Herzinfarkt-patienten in Abhängigkeit vom Blutdruckverhalten bei Ergometrie.

Diskussion

In einem Zeitraum von 5 Jahren wurden 15 % unserer Infarktpatienten mit normalem Ruheblutdruck (< 160/95 mmHg) zu manifesten Hypertonikern. Dieser Prozentsatz liegt deutlich über den entsprechenden Schätzzahlen von 2,5–4,0 % [21]. Eine Ursache für die höhere Inzidenz an späteren Hypertonikern dürfte in dem sehr hohen Anteil von Grenzwerthypertonikern bei unseren Infarktpatienten zu sehen sein, die mit 33 % der Fälle etwa 10mal häufiger eine Hypertonie entwickelten als die normotonen Patienten (Tabelle 2). Einen ähnlich hohen Anteil an späteren Hypertonikern fanden andere Autoren [7, 16] bei ihren Grenzwerthypertonikern. Unser Patientenkollektiv bestand zu etwa 40 % aus Grenzwerthypertonikern, während normalerweise in der erwachsenen Bevölkerung nur mit einer Häufigkeit von 10–25 % zu rechnen ist [3, 11, 12, 22, 24]. Neben der Höhe des Ausgangsblutdrucks war insbesondere das Verhalten des Belastungsblutdrucks während Ergometrie ein wichtiger Parameter für die Entwicklung einer manifesten Hypertonie. Allerdings bestand zwischen dem Verhalten des Blutdrucks während ergometrischer Belastung und der Höhe des Ausgangsblutdrucks eine enge Beziehung. So ließ sich bei der Auswertung von mehreren Studienkollektiven [5, 8, 17, 18, 19, 20, 25] eine signifikante Korrelation (p < 0,001) zwischen der Höhe des Ruheblutdrucks und der Häufigkeit eines erhöhten Belastungsblutdrucks bei Ergometrie nachweisen (Abb. 3). Bei Normotonikern fanden sich in 5–10 %, bei Grenzwerthypertonikern in 20–80 % und bei Hypertonikern in 95–100 % der Fälle erhöhte Belastungsblutdruckwerte. Entsprechend kam es auch bei unseren Herzinfarktpatienten mit Grenzwerthypertonie 6mal häufiger zu erhöhten Blutdruckanstiegen während Ergometrie als bei Patienten mit normalem Ruheblutdruck (Tabelle 2). Der Belastungsblutdruck war der wichtigste Indikator für die Vorhersage einer späteren arteriellen Hypertonie (Tabelle 3). So entwickelten grenzwerthypertone Infarktpatienten mit erhöhtem Belastungsblutdruck in 91 % der Fälle eine manifeste Hypertonie, während bei normalen Belastungsblutdrücken nur 8 % hyperton wurden. Auch für die normotonen Infarktpatienten war das Verhalten des Blutdrucks bei ergometrischer Belastung von größter Bedeutung. So wurde jeder zweite Herzinfarktpatient mit normalem Ruheblutdruck bei erhöhten Belastungsblutdruckwerten innerhalb von 5 Jahren zum Hypertoniker, während es bei normalem Belastungsblutdruck nur 1 % der Patienten waren (Tabelle 3). Ähnliche Ergebnisse fanden andere Untersucher [2, 4, 8, 19, 25] auch für Gesunde und Koronarkranke (Tabelle 4). Die Infarktlokalisation spielte für die Hochdruckentstehung bei unseren Patienten keine Rolle. Ebensowenig fand sich im Gegensatz zu anderen Autoren [2, 10, 23] eine deutliche Altersabhängigkeit. Allerdings lag das Alter bei nahezu 90 % unserer Patienten zwischen 45 und 55 Jahren (30–61 Jahre), so daß eine entsprechende Korrelation nicht zu erwarten war. Dagegen besitzen Änderungen des Körpergewichts und der Herzfrequenz möglicherweise auch einen Einfluß auf die Hypertonieentwicklung bei Herzinfarktpatienten. So fanden sich in

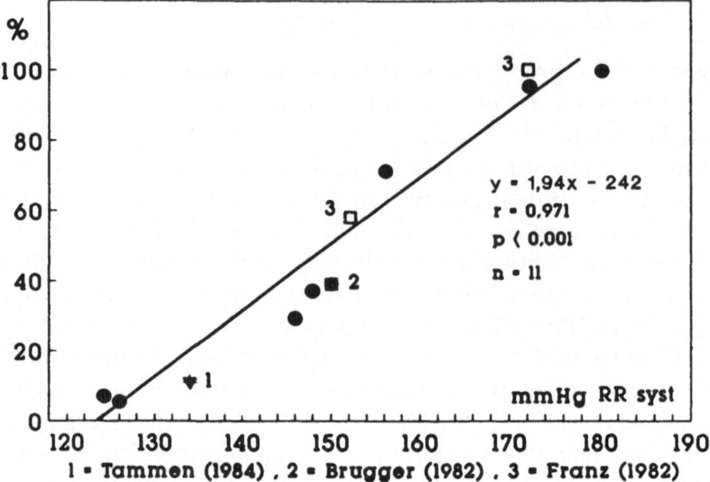

Abb. 3. Anteil der Patienten mit erhöhtem Belastungsblutdruck in 11 Patientenkollektiven, die nach derselben Methode ergometriert wurden (Gesamtzahl: 1719) in Abhängigkeit vom Mittelwert des systolischen Ruheblutdrucks.

Tabelle 3. Die Entwicklung einer arteriellen Hypertonie bei 282 Herzinfarktpatienten in Abhängigkeit vom Blutdruck in Ruhe und während Ergometrie.

Ruheblutdruck Belastungsblutdruck		RR_{Ruhe} RR_{Bel}		Stabile Hypertonie nach 5 Jahren
RR_{Ruhe} RR_{Bel} (n = 33)	grenzwertig erhöht		$\Longrightarrow$	n = 30 (91 %)
RR_{Ruhe} RR_{Bel} (n = 8)	normoton erhöht		$\Longrightarrow$	n = 4 (50 %)
RR_{Ruhe} RR_{Bel} (n = 77)	grenzwertig normal		$\Longrightarrow$	n = 6 (8 %)
RR_{Ruhe} RR_{Bel} (n = 164)	normoton normal		$\Longrightarrow$	n = 2 (1 %)

einer früheren Studie [19] bei grenzwerthypertonen Koronarkranken, die nach 5 Jahren trotz erhöhter Blutdruckwerte bei Ergometrie keine Hypertonie aufwiesen, signifikante Abnahmen von Körpergewicht und Herzfrequenz. Umgekehrt zeigten die grenzwerthypertonen Koronarkranken, die trotz normaler Belastungsblutdrücke eine Hypertonie entwickelten, signifikante Zunahmen ihres Körpergewichts und der Herzfrequenz [19]. Diese

Tabelle 4. Die Entwicklung einer arteriellen Hypertonie bei normotonen (NO = <
140/90 mmHg) und grenzwerthypertonen (GW = 140/90 – 159/94 mmHg) Patienten mit
erhöhten Blutdruckwerten bei ergometrischer Belastung.

Autor	Blutdruckbereich	Probanden	Zeit	Hypertoniker
Franz, 1979	GW n = 52	Gesunde	ca. 4 J.	96%
Briedigkeit, 1979	GW n = 124	Gesunde	ca. 5 J.	82%
Patyna, 1984	GW n = 147	Koronarkranke	ca. 5 J.	80%
Tammen, 1983	NO n = 806	Infarktpatienten	ca. 7 J.	62%
Amecke, 1984	NO n = 57	Gesunde	ca. 5 J.	62%
Patyna, 1984	NO n = 202	Koronarkranke	ca. 5 J.	64%

Ergebnisse könnten dafür sprechen, daß frequenz- und gewichtssenkende
Maßnahmen, wie z. B. körperliches Training und/oder β-Blockertherapie
mit Gewichtsreduktion, neben den bekannten antihypertensiven Wirkungen
[8, 9, 18] möglicherweise auch einen Bremseffekt auf die Entstehung einer
arteriellen Hypertonie aufweisen. Gerade Patienten mit „Belastungshypertonie" (latente Hypertoniker) würden von solchen Maßnahmen profitieren
[19].

Zusammenfassung und Schlußfolgerung

1. Das Blutdruckverhalten während Ergometrie war auch bei Herzinfarktpatienten von prognostischer Bedeutung für die Entwicklung einer arteriellen Hypertonie.
2. Normotone Herzinfarktpatienten mit erhöhten Blutdruckwerten während Ergometrie entwickelten in 5 Jahren zu 50% und bei Grenzwerthypertonie sogar zu 91% eine stabile Hypertonie.
3. Ein normaler Blutdruck während Ergometrie schloß bei 90% der normotonen und grenzwerthypertonen Herzinfarktpatienten die Entwicklung
   einer manifesten Hypertonie in den nächsten 5 Jahren aus.
4. Die Entwicklung einer arteriellen Hypertonie kann wahrscheinlich durch
   Maßnahmen, die das Körpergewicht reduzieren und die Herzfrequenz
   senken, gebremst werden.

Literatur

1. Akhras F, Jackson G (1991) Raised exercise diastolic blood pressure as indicator of
   ischaemic left ventricular dysfunction. Lancet 337:899

2. Amecke F, Rost R (1984) Prognostic significance of an overshooting exercise blood pressure as an indicator for subsequent manifestation of hypertension. In: Löllgen H, Mellerowicz H (ed) Progress in ergometry: Quality control and test criteria. Springer Verlag, Berlin Heidelberg New York Tokyo, p 212
3. Bock KD (1983) Spezielle Probleme bei der Hochdrucktherapie. MK Ärztl Fortb 33:13
4. Briedigkeit W, Tittmann F, Honigmann G (1979) Blutdruck im Kindesalter. 4. Mitteilung: Ergometrische Untersuchungen von Kindern und Jugendlichen mit systolischer Grenzwerthypertonie. Z Ärtzl Fortb 73:378
5. Brugger P, Klein G (1982) Belastungshypertonie bei koronarer Herzkrankheit und ihre Bedeutung für Prävention und Rehabilitation. Wien Med Wschr 132:551
6. Dlin RA, Hanne N, Silverberg DS, Bar-Or O (1983) Follow up of normotensive men with exaggerated blood pressure response to exercise. Am Heart J 106:316
7. Dock DS, Fukushima K (1978) A longitudinal study of blood pressure in the Japanese, 1958–72. J Chron Dis 31:669
8. Franz I-W (1982) Ergometrie bei Hochdruckkranken. Springer, Berlin Heidelberg New York
9. Hagberg IM, Goldring D, Ehsani AA, Heath GW, Hermandez A, Schechtman K, Holloszy JO (1983) Effect of exercise training on the blood pressure haemodynamic features of hypertensive adolescents. Am J Cardiol 52:763
10. Heck H, Rost R, Hollmann W (1984) Normwerte des Blutdrucks bei der Fahrradergometrie. Dtsch Zeitschr Sportmed 7:243
11. Hedstrand H, Aberg H (1975) A 3-year follow-up of middle-ages men with borderline blood pressure. Acta Med Scand 198:389
12. Julius S (1978) Clinical and physiological significance of borderline hypertension at youth. Ped Clin North Am 25:35
13. Karlefors T, Nilson R, Westling H (1966) On the accuracy of indirect auscultatory blood pressure measurement during exercise. Acta Med Scand 180:81
14. Klaus D (1987) Differentialtherapie der Belastungshypertonie. Herz 12/2:146
15. Kleinhans G, Jürge S, Pasmanu H (1971) Zum Aussagewert indirekter Blutdruckbestimmungen in Ruhe und bei Kreislaufbelastungen durch Ergometerarbeit. Z Kreislaufforsch 60:136
16. Linss G, Böthig S (1974) Normotonie oder Hypertonie. Dtsch Gesundheitswes 29:635
17. Patyna WD (1983) Der Einfluß der antihypertensiven Therapie mit Indapamid auf die Blutdruckwerte unter Ergometrie. Therapiewoche 33:2842
18. Patyna WD (1983) Der therapeutische Effekt eines täglichen Ergometertrainings auf das Blutdruckverhalten unter körperlicher Belastung. Herz Kreisl 15:566
19. Patyna WD (1984) Die prognostische Bedeutung des Belastungsblutdrucks für die Hypertonieentstehung bei Koronarkranken. Herz Kreisl 16:627
20. Patyna WD, Mitrovic V, Schlepper M (1991) Ruhe- und Belastungshämodynamik bei herzgesunden und koronarkranken Hypertonikern unter chronischer $Beta_1$-Blockade. Herz Kreisl 23:296
21. Pflanz M (1978) Diskussionsbeitrag. In: Bock KD (Hrsg) Sozialmedizinische Probleme der Hypertonie in der Bundesrepublik Deutschland. Georg Thieme Stuttgart, S 13
22. Rahn KH (1977) Grenzwerttherapie: Charakteristische Befunde und Therapie. Therapiewoche 27:7147
23. Rost R, Heck H (1987) Belastungshypertonie. Bedeutung aus der Sicht sportlicher Aktivität. Herz 12/2:125
24. Sambhi MP (1980) Essentielle Hypertonie. In: Rosenthal J (Hrsg) Arterielle Hypertonie. Springer, Berlin Heidelberg New York, S 272
25. Tammen AT, Bierek G, Fentrop T, Blümchen G (1984) Langzeitverhalten der Belastungshypertonie bei Herzinfarktpatienten. Z Kardiol 73:129
26. Wilson NV, Meyer BM, Alburg GN (1981) Early prediction of hypertension using exercise blood pressure. Prev Med 10:62

Vergleich der Blutdruckmessung während der Ergometrie, während des Treppensteigens und während des 12-Stunden-Tagesprofils

G. Blümchen und U. Hollenstein

Einleitung

In einer früheren Arbeit (Tammen et al. 2, 3) wurde 1984 über den Langzeitverlauf bei Herzinfarktpatienten mit Belastungshypertonie berichtet (Abb. 1–3). Es wurden damals 83 Herzinfarktpatienten mit einer Belastungshypertonie 8 Jahre später mit einer Kontrollgruppe von Herzinfarktpatienten ohne Belastungshypertonie hinsichtlich ihres Blutdruckverhalten in Ruhe und bei Belastung und hinsichtlich des klinischen Verlaufes verglichen. Es hatten dabei 62% der nachuntersuchten Belastungshypertoniker und 23% der Kontrollgruppe eine manifeste Hypertonie nach 8 Jahren entwickelt. Normotone Blutdruckwerte wiesen nach 8 Jahren 11% der Belastungshypertoniker und 56% der Kontrollgruppe auf. Die Sterblichkeit war mit 12% bei den Belastungshypertonikern und mit 17% bei den Normotonikern nicht sehr unterschiedlich. Die verstorbenen Belastungshypertoniker hatten aber die höchsten Belastungs-Blutdruckwerte. Der klinische Verlauf war bei den Patienten aus der Belastungshypertoniegruppe, die eine Ruhe-Hypertonie entwickelten, deutlich ungünstiger, insbesondere im Hin-

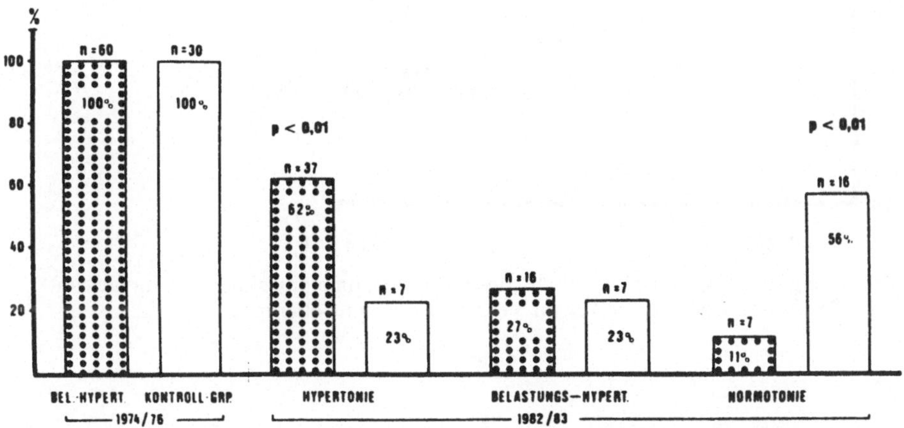

Abb. 1 zeigt den Verlauf der Blutdruckentwicklung nach 8 Jahren bei 60 Herzinfarktpatienten mit einer Belastungshypertonie bei der Erstuntersuchung im Vergleich zu einer Kontrollgruppe, die bei der Erstuntersuchung keine Belastungshypertonie hatte.

I.-W. Franz (Hrsg.)
Belastungsblutdruck
bei Hochdruckkranken
© Springer-Verlag Berlin Heidelberg 1993

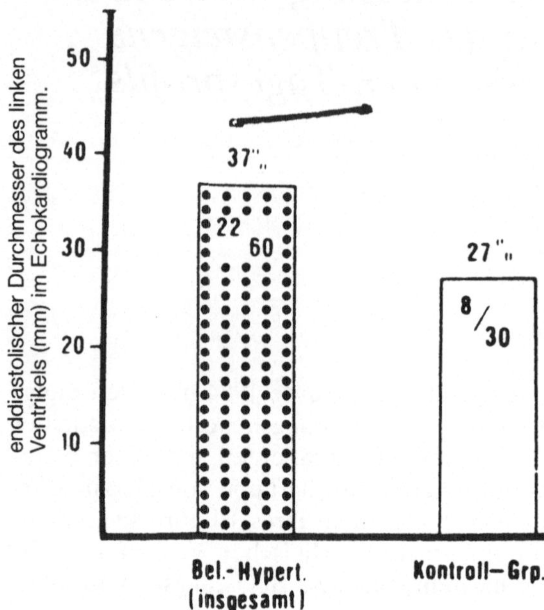

Abb. 2 zeigt den Vergleich der echokardiographisch bestimmten enddiastolischen Ventrikeldurchmesser (> 58 mm) zwischen dem Gesamtkollektiv der Belastungshypertoniker und der Kontrollgruppe.

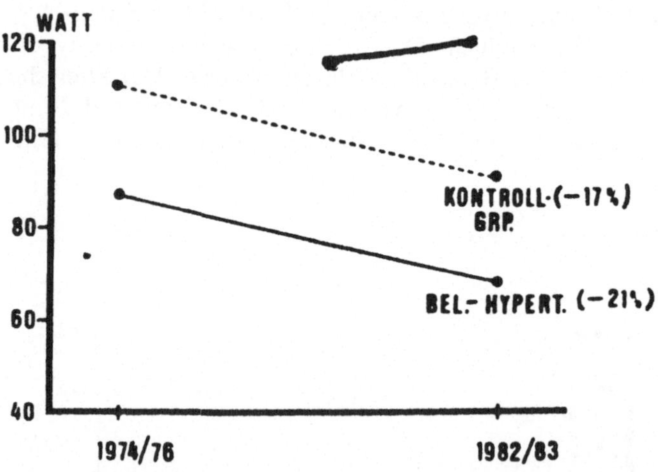

Abb. 3 zeigt den Vergleich der durchschnittlichen Ergometerleistungen beim Gesamtkollektiv der Belastungshypertoniker im Vergleich zur Kontrollgruppe.

blick auf eine Progredienz der Angina pectoris-Symptomatik. Diese Ergebnisse wurden damals so interpretiert, daß das Blutdruckverhalten unter Ergometrie eine prognostische Aussagekraft bei Herzinfarktpatienten haben könnte.

Vergleich Ergometrie,
Treppensteigen und 12-Stunden-Tagesprofil

Die 1984 veröffentlichten Befunde ermunterten uns, an der Problematik der Belastungshypertonie bei Herzinfarktpatienten weiterzuarbeiten. Hinzu kam die Einführung der automatischen Blutdruckmeßgeräte [1], die wir bei quasi standardisierten Belastungstesten, nämlich einmal Treppensteigen und zum anderen Ergometrie im Sitzen mit 80 Watt, und auch zur Bestimmung des Tagesprofils einsetzten. Wir gingen davon aus, daß ein mit Metronom geeichtes Treppensteigen (3 Stockwerke im 90er Metronom-Takt) und eine Ergometrie im Sitzen (mit 80 Watt für 10 Min.) flächendeckend häufiger anwendbar sei als eine Ergometrie im Liegen. Auch gingen wir davon aus, daß diese quasi standardisierten Teste, die einer Belastung im täglichen Leben entsprechen, besser reproduzierbar seien als Tagesblutdruckprofile. Bei den Tagesblutdruckprofilen ist das Ausmaß der körperlichen Aktivitäten individuell verschieden und schwer kontrollierbar.

Diese 3 Tests wurden bei folgenden Patientengruppen miteinander verglichen:

16 normotone Patienten (Gruppe 1)
23 Belastungshypertoniker (Gruppe 2)
11 Ruhe-Hypertoniker mit Belastungshypertonie (Gruppe 3)
20 effektiv behandelte Hypertoniker (Gruppe 4)

In den Abb. 4–6 ist die Häufigkeit der verschiedenen systolischen Blutdruckwerte für die 3 unterschiedlichen Tests (Blutdrucktagesprofil über 12 Stunden, 3 Treppensteigen im 90-Metronomtakt, Ergometer 80 Watt sitzend für 10 Min.) wiedergegeben.

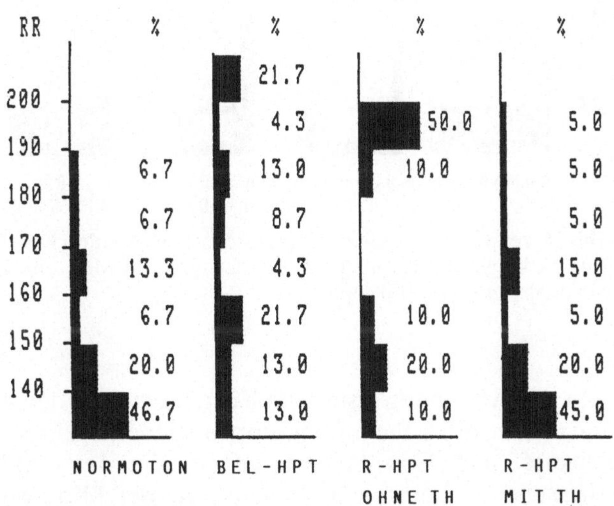

Abb. 4 zeigt die Verteilung der systolischen Blutdruckwerte (in %) bei der Ergometrie mit 80 Watt im Sitzen für 10 Min. für die verschiedenen Patientengruppen (Gruppe 1 – Gruppe 4).

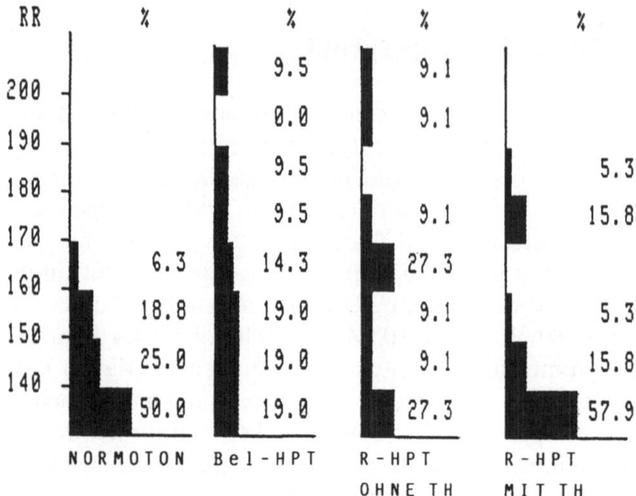

Abb. 5 zeigt die Verteilung der systolischen Werte (in %) beim Treppensteige-Test im 90er Schritt-Tempo nach Metronom-Takt bei den 4 Patientengruppen (Gruppe 1–4).

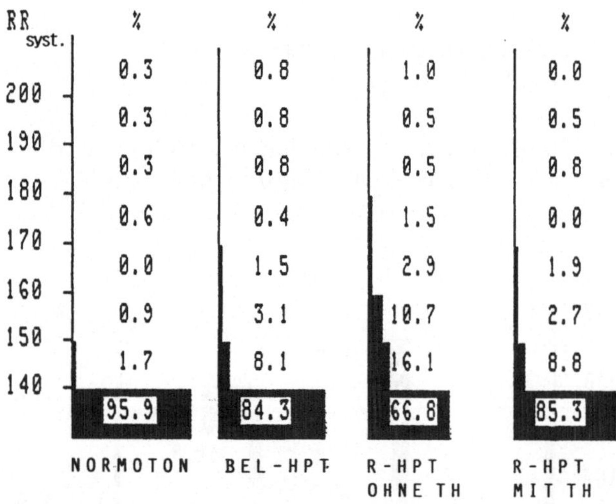

Abb. 6 zeigt die Verteilung der systolischen Blutdruckwerte (in %) beim Messen des Blutdrucktagesprofiles über 12 Stunden (alle 30 Min. ein Meßwert gewonnen) bei den 4 Patientengruppen (Gruppe 1–4).

In der Abbildung 7 sind die Einzelwerte aus den 3 vorhergehenden Abbildungen für die 4 Patientengruppen wiedergegeben. Zusätzlich sind die Mittelwerte aller Einzelmessungen für die 4 Patientengruppen eingetragen sowie die 2fache Standardabweichung der Mittelwerte. Der obere normale Mittelwert liegt bei 128 mmHg (2fache Standardabweichung der Mittelwerte des Normalkollektivs).

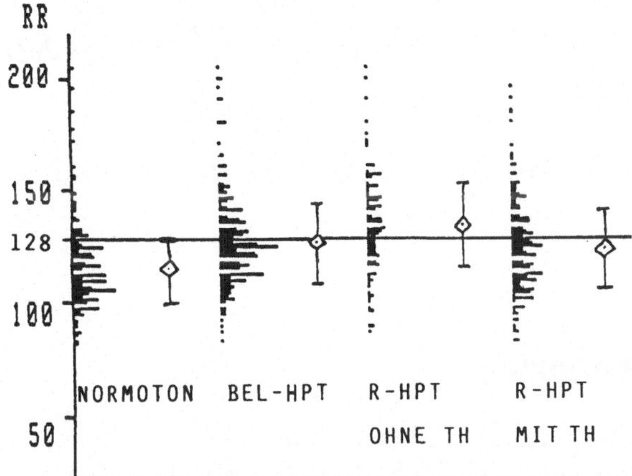

Abb. 7 zeigt die Verteilung der systolischen Blutdruckwerte im 12stündigen Tagesprofil bei den 4 Patientengruppen (Gruppe 1–4). Eingezeichnet ist der Grenzwert der systolischen Blutdruckwerte (128 mmHg) und die 2fachen Standardabweichungen der Mittelwerte.

Die Ergebnisse können wie folgt zusammengefaßt werden:

Die Mitteldruckwerte der Gruppen 1–4 unterscheiden sich im Tagesprofil signifikant. Beim Ergo-Test finden sich signifikante Unterschiede zwischen Gruppe 1 und Gruppe 2 sowie Gruppe 1 und Gruppe 3. Es finden sich aber keine signifikanten Unterschiede zwischen Gruppe 1 und 4 und auch nicht zwischen Gruppe 2 und 3.

Beim Treppen-Steigetest finden sich signifikante Unterschiede zwischen den Gruppen 1 und 2, und den Gruppen 1 und 3. Es finden sich aber keine Unterschiede zwischen den Gruppen 1 und 4 und den Gruppen 2 und 3.

Im Vergleich der 3 Tests miteinander, können die 4 Patientengruppen am besten durch das 12-Stunden-Tagesprofil differenziert werden.

Nahezu 50 % der Belastungshypertoniker fallen durch ein pathologisches Tagesprofil auf.

Literatur

Hollenstein U, Tammen AT, Burckhardt V, Feldhoff A, Blümchen G (1989): Automatische Blutdruck-Langzeitmessung im Klinikbetrieb Herz (Gastherausgeber: G. Blümchen), 14, 238

Tammen A-T, Bierck G, Fentrop Th, Blümchen G (1984): Langzeitverhalten der Belastungshypertonie bei Herzinfarktpatienten. Z Kardiol 73, 129–136

Tammen A-T, Bierck G, Fentrop T, Blümchen G (1986): The Prognostic Significance of Exercise Induced Hypertension in Heart Infarction Patients. Biological and Psychological Factors in Cardiovascular Disease Ed. by TH Schmidt, TM Dembrowski, and G Blümchen, Springer-Verlag, Berlin Heidelberg

Klassifizierung Hochdruckkranker durch 24-Stunden-Blutdruckmonitoring und Ergometrie

J. Müller, U. Tönnesmann, D. Erb und *I.-W. Franz*

Einleitung

Im Oktober 1991 wurde in der Klinik Wehrawald die Todtmooser Patientenstudie (TOPAS) initiiert, die das kardiovaskuläre Risikoprofil unserer Patienten, und zwar über einen Zeitraum von drei Jahren, untersuchen soll. Ein Teilaspekt dieser Studie soll sich mit der richtigen Einschätzung der Blutdruckerkrankung beschäftigen. In diesem Rahmen wird das Blutdruckverhalten unserer Hochdruckkranken mittels wiederholter Gelegenheitsblutdruckmessung (auch durch unterschiedliche Personen) mit Hilfe einer standardisierten Ergometrie [2, 3, 6] und mit Hilfe der ambulanten 24-Stunden-Blutdruckmessung (ABDM) beurteilt, um zwei vorrangige Fragen zu klären:
1. Wieviel Prozent der unter Ruhebedingungen mit Hilfe des Gelegenheitsblutdrucks (nach WHO-Kriterien, 7, 9) als Hochdruckkranke klassifizierte Patienten lassen sich auch mit Hilfe der 24-Stunden-Blutdruckmessung bzw. der Ergometrie als Hypertoniker klassifizieren, und wie groß ist diesbezüglich die Übereinstimmung zwischen ABDM und Ergometrie?
2. Welcher Blutdruckmeßwert korreliert am besten mit hochdruckbedingten Veränderungen des Herzens und der Aorta?

Im Rahmen dieser vorläufigen Darstellung soll nur auf das Blutdruckverhalten eingegangen werden.

Methodik

Die Eingruppierung der Patienten in unterschiedliche Gruppen und der zeitliche Ablauf der Blutdruckmessungen sind in Abbildung 1 als Übersicht dargestellt. In das Untersuchungsprogramm werden prinzipiell sowohl unbehandelte Patienten (Gruppe 1 und Gruppe 2) als auch behandelte Patienten (Gruppe 4 und Gruppe 5) eingeschlossen, wobei fakultativ eine Kontrollgruppe normotensiver Personen (Gruppe 3) vergleichend untersucht werden soll. In die Gruppe 1 werden jene Patienten eingeschlossen, die anläßlich verschiedener Ruheblutdruckmessungen durch unterschiedliche Untersucher an verschiedenen Tagen (bei der Aufnahmeuntersuchung, vor der

I.-W. Franz (Hrsg.)
Belastungsblutdruck
bei Hochdruckkranken
© Springer-Verlag Berlin Heidelberg 1993

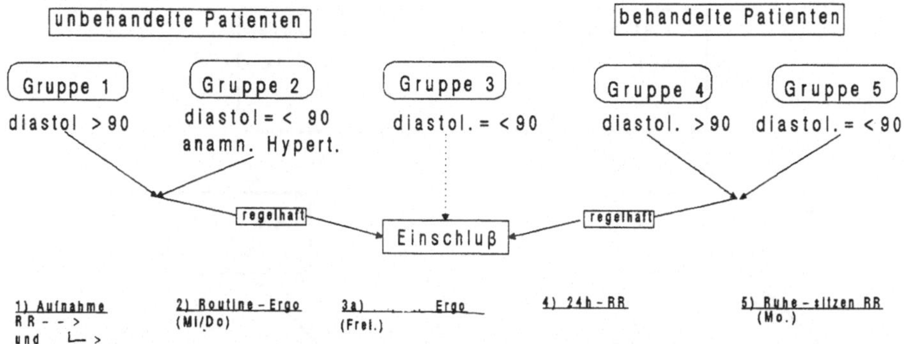

Abb. 1 zeigt in einer Übersicht das Blutdruckuntersuchungsprogramm (TOPAS) der Klinik Wehrawald sowie die Gruppeneinteilung der unbehandelten und behandelten Patienten sowie der normotensiven Kontrollen.

Routineergometrie, vor der Kontrollergometrie und drei Tage danach) imMittel einen diastolischen Blutdruck von über 90 mmHg aufweisen und unbehandelt sind. Die Gruppe 2 wird von jenen Patienten gebildet, die im Mittel einen diastolischen Blutdruck von unter 90 mmHg aufweisen, bei denen aber anamnestisch eine Hypertonie bekannt ist. Bei der Gruppe 3 handelt es sich um jene Personen, die unter Ruhebedingungen normotensiv sind. Zusätzlich sollen auch behandelte Patienten untersucht werden und zwar jene mit einem diastolischen Blutdruck unter Therapie von über 90 (Gruppe 4) bzw. unter 90 mmHg (Gruppe 5)

Die Ergometrie wird stets von demselben Untersucher auf dem gleichen Ergometer (TYP ERG 301; Firma Robert Bosch GmbH, eichbar, mechanisch gebremst) durchgeführt [4]. Die Leistung wird in 25-Watt-Stufen pro zwei Minuten von 50–100 Watt gesteigert. Die Blutdruckmessung erfolgt auskultatorisch [1]. Das 24-Stunden-Blutdruckmonitoring wird mit Hilfe des SpaceLabs-Monitors (SL 90 202 bzw. SL 90 207) oszillometrisch durchgeführt und zur Beurteilung der Werte die Empfehlung der Deutschen Liga zur Bekämpfung des hohen Blutdrucks eingesetzt.

Bei allen Patienten der unterschiedlichen Gruppen wird das Blutdruckkontrollprogramm innerhalb der ersten drei Tage nach Aufnahme durchgeführt, wobei darauf hingewiesen werden muß, daß die Kontrolle während standardisierter Ergometrie und das Anlegen der 24-Stunden-Blutdruckmonitore am selben Tag erfolgt.

Im Rahmen dieser vorläufigen Analyse der noch laufenden Untersuchung soll nur über die Gruppe 1 berichtet werden.

Ergebnisse

Wie die Abbildung 2 verdeutlicht, wurden bis zum jetzigen Zeitpunkt 140 Patienten der Gruppe 1 mit einem mittleren Alter von 50,5 Jahren (65

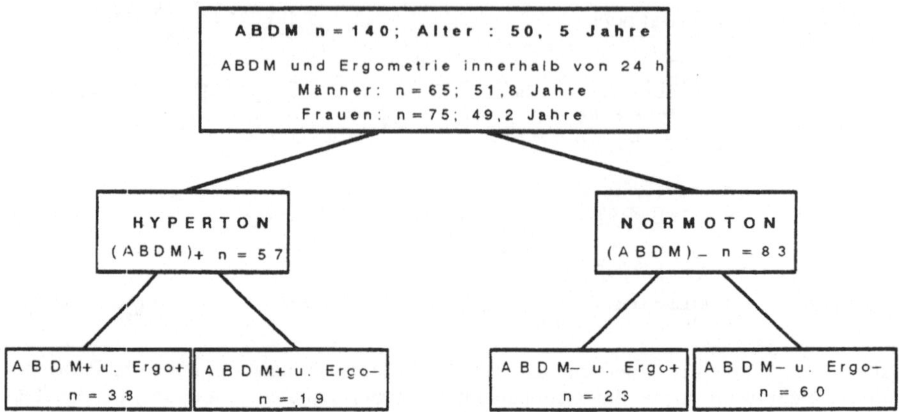

Abb. 2. Die anhand des Gelegenheitsblutdrucks als hypertensiv zu klassifizierenden Patienten wurden mittels der ABDM in Hypertoniker (links) bzw. Normotoniker (rechts) eingeteilt. Es wird jeweils angegeben, bei wieviel Patienten die Klassifizierung anhand der Ergometrie-Kriterien in Hypertoniker und Normotoniker mit der Klassifizierung der ABDM übereinstimmt.

♂, 75 ♀), wie oben beschrieben, untersucht. Von diesen anläßlich des Gelegenheitsblutdrucks unter Ruhebedingungen klassifizierten 140 Hochdruckkranken ließen sich mit Hilfe der ABDM 57 (40,7 %) als hyperton und 83 (59,3 %) als normoton klassifizieren. Von denen mit Hilfe der ABDM als Hypertoniker klassifizierten Patienten erfüllten auch 38 Patienten, d. h. 66,7 % ergometrisch die Kriterien für die Klassifizierung als Hochdruckkranke und wiesen somit eine Übereinstimmung der Untersuchungsmethoden auf. Auf der anderen Seite waren 19 Patienten ergometrisch negativ trotz positiver ABDM-Klassifizierung. Untersucht man diese Untergruppe weiter, so zeigt sich, daß die Diskrepanz beider Methoden vor allen Dingen dadurch zustandekommt, daß zur ergometrischen Einschätzung des Blutdrucks nicht nur der systolische und diastolische Blutdruck bei 100 Watt, sondern auch in der 5. Erholungsminute zugrunde gelegt wurde. Berücksichtigt man jedoch nur den systolischen und diastolischen Belastungsblutdruck bei diesen 19 Patienten, so weisen sie auch ergometrisch eine hypertensive Reaktion auf und lassen sich somit als Hochdruckkranke identifizieren.

Dieses würde bedeuten, daß bei alleiniger Verwendung des Belastungsblutdrucks eine hohe Übereinstimmung zwischen Ergometrie und ABDM in der Identifizierung von Hochdruckkranken bestünde.

Beim Ausschluß einer Hochdruckerkrankung weisen die Klassifizierung nach ABDM und Ergometrie primär eine höhere Übereinstimmung auf. Von den als ABDM normotensiv klassifizierten weisen auch 72,3 % eine ergometrisch negative Reaktion auf und lassen sich somit ebenfalls als normotensive Probanden klassifizieren. Allerdings zeigen auch 23 Patienten (27,7 %) trotz normalem ABDM-Profil eine positive ergometrische Belastungsreaktion. Bei diesen Patienten zeigt sich, daß der diastolische Tagesdruck in der ABDM überwiegend (bei 16 Patienten, 70%) im Bereich zwischen 80 und 85 mmHg liegt und somit in einer gewissen Grauzone angesiedelt ist. Trotz des normalen Blutdrucktagesprofils weisen diese Patienten im Mittel eine deutliche diastolische Drucksteigerung auf 115 mmHg bei 100 Watt und auf 100 mmHg in der 5. Ruheminute auf.

Ausblick

Die vorläufigen Ergebnisse, an einem bisher kleinen Patientenkollektiv gewonnen, verdeutlichen, daß bezüglich der Klassifizierung als Hochdruckkranke keine 100%ige Übereinstimmung zwischen ABDM und Ergometrie vorliegt. Bezüglich des Ausschlusses einer Hypertonie ist die Übereinstimmung zwischen ABDM und Ergometrie höher.

Die weiteren Untersuchungen werden zeigen, ob sich diese Unterschiede auch an einem großen Untersuchungskollektiv verschiedenen Alters nachweisen lassen. Zum jetzigen Zeitpunkt scheint es so zu sein, daß bei Patien-

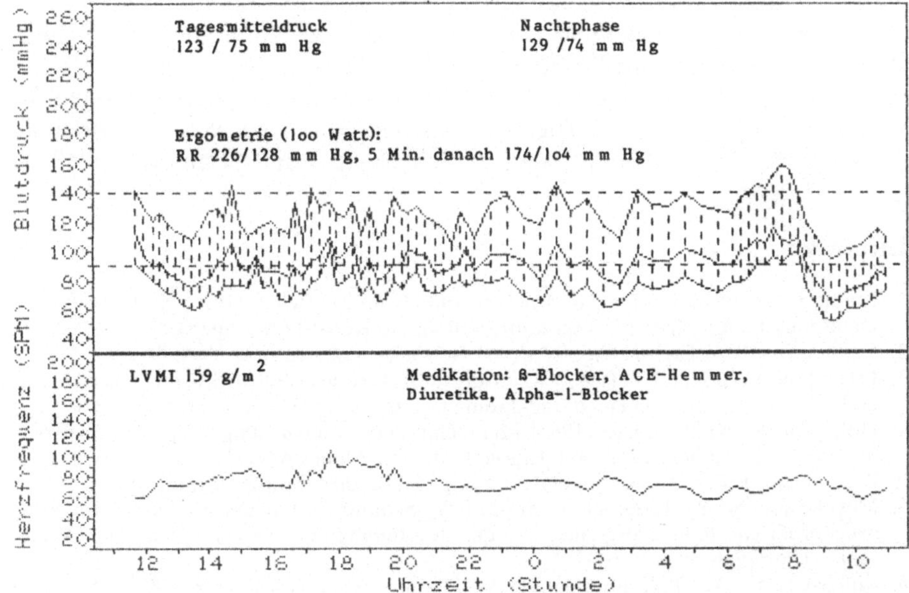

Abb. 3. Blutdrucktagesprofil einer antihypertensiv behandelten (Kombination aus β-Blocker, ACE-Hemmer und Alpha-I-Blocker) Hochdruckkranken mit einem erhöhten linksventrikulären Muskelmassenindex von 153 g/m² in der Echokardiographie. Bei einem normalen Blutdrucktagesprofil von 123/75 mmHg zeigt sich eine fehlende Nachtsenke von 129/74 mmHg. Bei guter Tagesblutdruckeinstellung zeigt sich jedoch während der Ergometrie bei 100 Watt ein deutlich überschießender Blutdruck auf 226/128 mmHg und ein erhöhter Blutdruck in der 5. Erholungsminute mit 174/104 mmHg.

ten mit erhöhtem Gelegenheitsblutdruck die Ergometrie in einem geringeren Prozentsatz im Vergleich zur ABDM Personen als Hochdruckkranke einschätzt. Es muß offen bleiben, ob somit die Ergometrie einige Hochdruckkranke fälschlich als normotensiv einstuft oder aber, ob die 24-Stunden-Messung an sich Normotensive fälschlich als hyperton klassifiziert. Die Frage nach dem „goldenen Standard" wird somit eine zentrale Frage dieser Untersuchung sein und wird vor allen Dingen eine Antwort finden, wenn die Analyse der strukturellen und funktionellen Veränderungen des Hochdruckherzens und der Aorta vorliegen.

Die Abbildung 3 zeigt, wie schwierig zum jetzigen Zeitpunkt im Einzelfalle die Beurteilung des 24-Stunden-Langzeit-Blutdruckprofils und der Ergometrie bei vorliegenden echokardiographischen Daten sein kann. Diese 45jährige Patientin zeigt mit 123/75 mmHg ein völlig normales Blutdrucktagespropil unter einer Kombinationstherapie aus β-Blocker, ACE-Hemmer und Alpha-I-Blocker. Während der Fahrradergometrie bei 100 Watt steigt jedoch der Blutdruck an auf 226/120 mmHg und ist in der 5. Erholungsminute 174/104 mmHg. Soll nun die Therapie erhöht oder umgestellt werden, da diese Patientin einen deutlich erhöhten Muskelmassenindex mit 153 g/m^2 Körperoberfläche aufweist, der möglicherweise durch die überschießenden Belastungsblutdrucke hervorgerufen wird, oder ist hier ursächlich der fehlende Abfall des Blutdrucks in der Nacht (129/74 mmHg) verantwortlich?

Die weiteren Untersuchungen werden zeigen, welche Methode in Diagnostik und Therapiekontrolle einen besseren Beitrag leisten kann. Bis zu diesem Zeitpunkt sollten beide Untersuchungsverfahren parallel und gleichwertig zur Diagnostik und Therapiekontrolle eingesetzt werden, wobei sie primär nicht konkurrierende, sondern sich ergänzende Verfahren darstellen.

Literatur

1. Empfehlung zur indirekten Blutdruckmessung beim Menschen (1971) Kommission der Deutschen Gesellschaft für Kreislaufforschung; Z Kreisl-Forschung 60:1
2. Franz I-W (1984) Ergometrie; Springer, Berlin Heidelberg New York Tokyo
3. Franz I-W, Lohmann FW (1982) Reproduzierbarkeit des Blutdruckverhaltens während und nach Ergometrie bei Hochdruckkranken. Dtsch med Wochenschrift 107:1379
4. Hoffmann K, Kuhlmann E (1983) Meßtechnische Untersuchungen an Fahrrad-Ergometern – zur Kalibrierung von Ergometern. In: Mellerowicz H, Franz I-W (Hrsg) Ergometrie: Kalibrierung, Standardisierung, Methodik; Perimed Erlangen
5. Meyer-Sabellek W, Ketelhut R, Franz I-W, Schulte K, Gotzen R (1984) 24-h Blutdruckprofil und Fahrradergometrie in der Beurteilung der sogenannten milden Hypertonie. Therapiewoche 34:6417
6. Millar-Craig MW, Balasubramanian V, Mann S, Raferty FR (1980) Use of graded exercise testing in assessing the hypertensive patient. Clin Cardiol 3:236
7. Schulte W, Neus H, Noffke H-K, Eiff AW von (1978) Zur Problematik der Einleitung in Blutdruckgruppen aufgrund von Ruhemessungen. Verh Dtsch Ges Inn Med 84:789
8. White WB, Schulman P, McCabe EJ, Dey HM (1989) Average daily blood pressure not office blood pressure, determine cardiac function in patients with hypertension JAMA 261:873
9. World Health Organisation (1978) Arterial hypertension. Report of a WHO expert committee; Techn Rep Ser 628

Die unterschiedliche Bewertung von Grenzwerthypertonikern durch zwei ergometrische Untersuchungsverfahren (Pröhl/Franz) und kontinuierliche nicht-invasive Blutdruckregistrierung

G. J. Meyer, H. H. Behr-Balk, A. Kohlhaas, V. Kollenbaum, K. H. Seidenstücker und D. Will

Einleitung

Schon seit 1912 liegen ergometrische Untersuchungen zur Erfassung der körperlichen und kardiopulmonalen Belastungsfähigkeit vor [6]. Im Vordergrund stand seither der Wunsch, das Leistungsvermögen eines Menschen standardisiert beurteilen zu können. So hat in Anlehnung an Wahlund, 1948 [15], die Einschätzung der Leistungsfähigkeit nach der PWC 170 [1, 5, 7, 8, 10, 16, 18] eine Verbreitung – aber auch kritische Bewertung [13] – gefunden. Hier geht es im wesentlichen um eine im mittleren Lebensalter von 20 bis 40 Jahren altersunabhängige lineare Beziehung zwischen der Wattleistung und der Herzfrequenz.

Unter präventivmedizinischen Gesichtspunkten stehen neben der Beurteilung der Leistungsfähigkeit gleichwertig heute die Belastungen i. S. von Belastungsfolgen im Vordergrund. So bietet es sich an, durch ergometrische Untersuchungen, Blutdruckreaktionen als Marker von Kreislaufbelastungen zu analysieren, um hiermit die Entwicklung von Gefäßveränderungen als Folge oder Ursache einer Hypertonie frühzeitig erkennen zu können.

Mit zwei unterschiedlichen ergometrischen Untersuchungsverfahren wurden die Blutdruckwerte von Normotonen und grenzwertigen Hypertonikern analysiert und die prognostische Bedeutung zur Kreislaufbelastung bewertet. Die Untersuchten wurden mit konventionellen, automatischen Blutdruckmessungen einmal mit einem abgewandelten PWC 170 Leistungstest, einer Belastungsmethode nach Mellerowicz/Pröhl [8, 11] und zum anderen in der Ergometrie nach Franz [4] verglichen und dann mit einer kontinuierlichen Blutdruckregistrierung nach Wesseling [17] unter einer definierten psychischen Streßbelastung nach Berbalk [2] analysiert.

Material und Methode

Im Rahmen von medizinisch-psychologischen Untersuchungen zur Leistungsfähigkeit wurden 48 alters-, geschlechts- und annähernd gewichtsgleiche Bundeswehrsoldaten – mittleres Gewicht 76,3 ± 2,4 kg – nach zwei

I.-W. Franz (Hrsg.)
Belastungsblutdruck
bei Hochdruckkranken
© Springer-Verlag Berlin Heidelberg 1993

verschiedenen ergometrischen Verfahren im Abstand von 2 bis 3 Wochen in ihrem Blutdruckverhalten analysiert. Aufgrund ihrer Ruheblutdruckwerte wurden die Probanden ausgehend von WHO-Kriterien in Normotone und Grenzwerthypertoniker eingeteilt, wobei die Grenzwerthypertoniker entsprechend dem Belastungsverhalten nach Franz [3] und modifiziert nach Pröhl [10, 11] in belastungspositive und belastungsnegative eingeteilt wurden. Das Prüfungsdesign war nicht balanciert, d. h. für alle Versuchsteilnehmer erfolgte zuerst die Ergometrie nach Pröhl und dann die nach Franz. Anschließend wurde bei diesen Probanden während einer zweistündigen, standardisierten, psychologischen Streßbelastung der Blutdruck kontinuierlich nicht-invasiv über eine Fingermanschette aufgezeichnet. Schwerpunktmäßig wurden aus dem psychologischen Untersuchungsablauf zusammengefaßt vier Blutdruckphasen ausgewählt und verglichen: Ruhepause, Interview-Arbeit, Interview-Beziehung und Kopfrechnen unter Lärmbelastung. Die Blutdruckreaktionen der Probanden in Ruhe und unter psychischer Belastung wurden den auf verschiedene Art gewonnenen ergometrischen Blutdruckdaten gegenüber gestellt. Auf der Suche nach physiologischen Systemmerkmalen zur Aufdeckung von Hypertoniegefährdeten sollte über

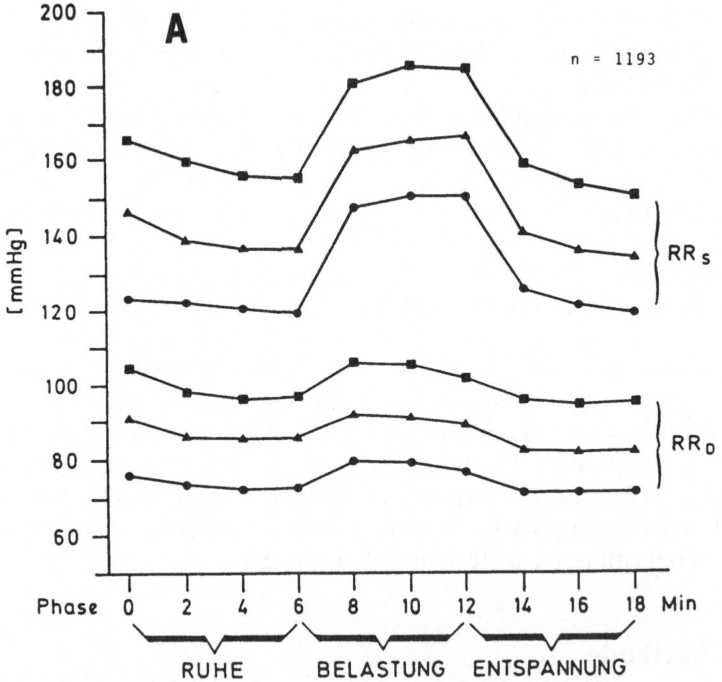

Abb. 1a, b. Ergometrische Untersuchungsverfahren nach Pröhl [11] – A – und nach Franz [4] – B – zur Beurteilung der Blutdruckreagibilität
a) rektanguläre Belastung bei Normotonen (●). Grenzwerthypertonikern [▲], manifesten Hypertonikern [■]

die Klassifizierung der genannten Blutdruckgruppen eine Aussage zur Bewertung von standardisierten Stressoren gemacht werden.

Beim ergometrischen Verfahren nach Pröhl wurden die Probanden mit sog. „Normkurven" aus einer Vorstudie [11] in Ruhe, unter Belastung und nach Erholung verglichen und danach in Normotone und Grenzwerthypertoniker eingeteilt. Dazu wurde der Blutdruck insgesamt zehnmal im Liegen gemessen: 1mal als Situationswert, 3mal während einer 6minütigen Ruhepause, 3mal während einer 6minütigen „rektangulären" fahrradergometrischen Belastung von 1 Watt/kg KG im Liegen und 3mal während der 6minütigen Erholungsphase (Abb. 1a).

Die Grenzlinie zwischen Normotonen und Grenzwerthypertonikern wurde aufgrund der Blutdruckunterschiede beider Kollektive während der Ruhepause, der Belastungsphase und der Entspannungsphase ermittelt. An diesen drei gemessenen Abschnitten wurden die Summen der Blutdruckdifferenzen für Normotone und Grenzwerthypertone erstellt (Tabelle 1).

Tabelle 1. Blutdruckdifferenzen Normotoner – Grenzwerthypertoniker (aus 11; Tab. 12)

	Ruhe					Belastung				Erholung				Summe
RRS	23,0	17,2	16,8	18,1	$\Sigma = 75,1$	14,5	15,2	15,8	$\Sigma = 45,5$	14,7	14,7	14,6	$\Sigma = 44$	164,6
RRD	15,1	12,6	12,8	13,1	$\Sigma = 53,6$	12,9	12,1	12,0	$\Sigma = 37,0$	11,0	10,7	11,3	$\Sigma = 33$	123,6

RRS = Blutdruck systolisch, RRD = Blutdruck diastolisch

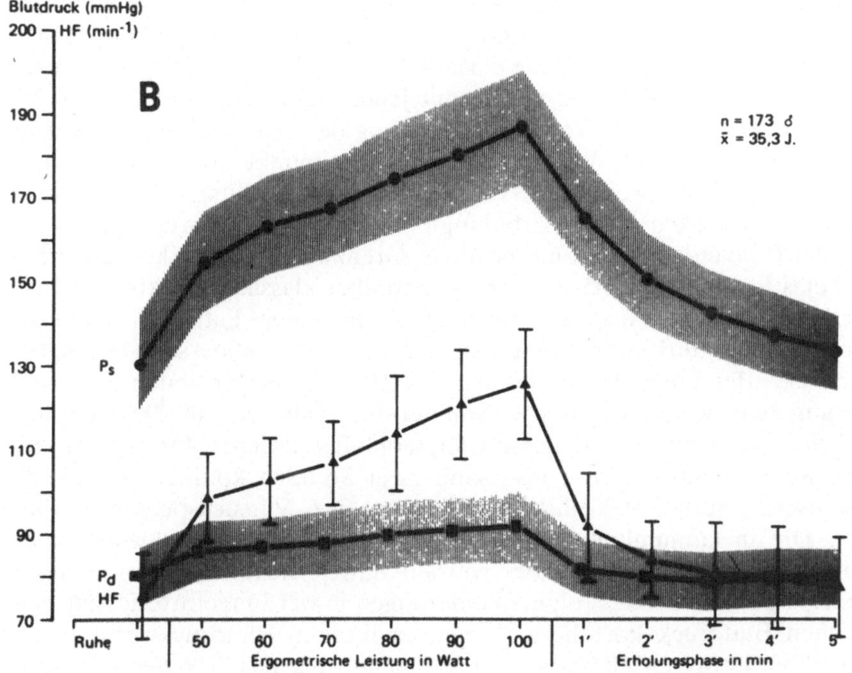

Abb. 1b. Stufenweise Belastung bei Normotonen (x ± 2 SD)

Wegen geringer Streuung der normotonen Werte im Vergleich zu den grenzwerthypertonen Werten aus der Vorstudie [11] wurde die Grenze zwischen Normotonen und Grenzwerthypertonikern mit $0,45 \times$ SSN/SDN gewählt (SSN = Summe systolisch normal; SDN = Summe diastolisch normal). Für jede Phase wurden die Blutdruckdifferenzen zusammengezogen und die Grenzlinie zwischen Normotonen und Grenzwerthypertonikern mit $0,45 \times$ SSN/SDN gebildet für:

Ruhe: $\Sigma\ \Delta RRS = 75,1 \times 0,45 = 33,79;$
             $\Sigma\ \Delta RRD = 53,6 \times 0,45 = 4,12$
Belastung: $\Sigma\ \Delta RRS = 45,5 \times 0,45 = 20,48;$
             $\Sigma\ \Delta RRD = 37,0 \times 0,45 = 16,65$
Erholung: $\Sigma\ \Delta RRS = 44,0 \times 0,45 = 19,80;$
             $\Sigma\ \Delta RRD = 33,0 \times 0,45 = 14,85$

(RRS = Blutdruck systolisch; RRD = Blutdruck diastolisch)

Gemäß dieser Einteilung lagen Normotone in der Ruhephase unter dem o.g. Differenzgrenzwert (Σ RRS/D). Belastungsnegative Grenzwerthypertoniker lagen in der Ruhephase über und in der Belastungs- und Entspannungsphase unter dem Grenzwert. Schließlich wurden als belastungspositiv Grenzwerthypertoniker mit Werten in der Belastungs- und/oder Erholungsphase über dem Differenzgrenzwert angenommen.

In dem ergometrischen Belastungsverfahren in Anlehnung an Franz [3] wurde der Ruheblutdruck der Probanden nach dreimaligem Messen in halbsitzender Position in zweiminütigem Abstand zugrunde gelegt und gemäß WHO-Kriterien als Normotone oder Grenzwerthypertoniker (140–160 mmHg systolisch; 90–95 mmHg diastolisch) eingeteilt. Die Belastung begann im Sitzen bei 50 Watt und wurde mit jeder weiteren Minute um 10 Watt stufenweise bis auf 100 Watt gesteigert. Lag der Blutdruck unter Belastung zwischen 50 und 100 Watt an einem Meßzeitpunkt über den von Franz angegebenen Mittelwerten plus einer Standardabweichung (S) und/oder war der Blutdruck nach 5 Min. Erholung oberhalb der Mittelwerte plus 1 S, so war der Proband als belastungspositiver Grenzwerthypertoniker, andernfalls als belastungsnegativer Grenzwerthypertoniker klassifiziert (Abb. 1 b).

Die Beurteilung des Blutdruckverhaltens eines Patienten kann man genauer charakterisieren, wenn die Anzahl der Einzelmessungen möglichst hoch ist. Bei einer Registrierung des Blutdrucks für jeden Herzschlag gewinnt man während eines 24-Stunden-Intervalls ca. 100 000 Meßpunkte täglich. Während des Untersuchungsablaufes unserer Probanden unter psychischer Belastung von insgesamt zwei Stunden konnten wir ca. 8000 systolische und ca. 8000 diastolische Werte pro Versuchsperson gewinnen [17]. Die in einminütigen Abständen gemittelten Blutdruckwerte sind in Abbildung 2 dargestellt. Dabei wurden mittels lichtplethysmographischen Prinzips pulssynchrone Volumenänderungen in der Fingerarterie zum systemischen Blutdruck korreliert. Die so ermittelten Blutdruckwerte weichen gegenüber intraarteriell blutig gemessenen nur bis max. 7 % der gemessenen Daten ab [17] und wurden damit als übereinstimmend bewertet. Mit einem

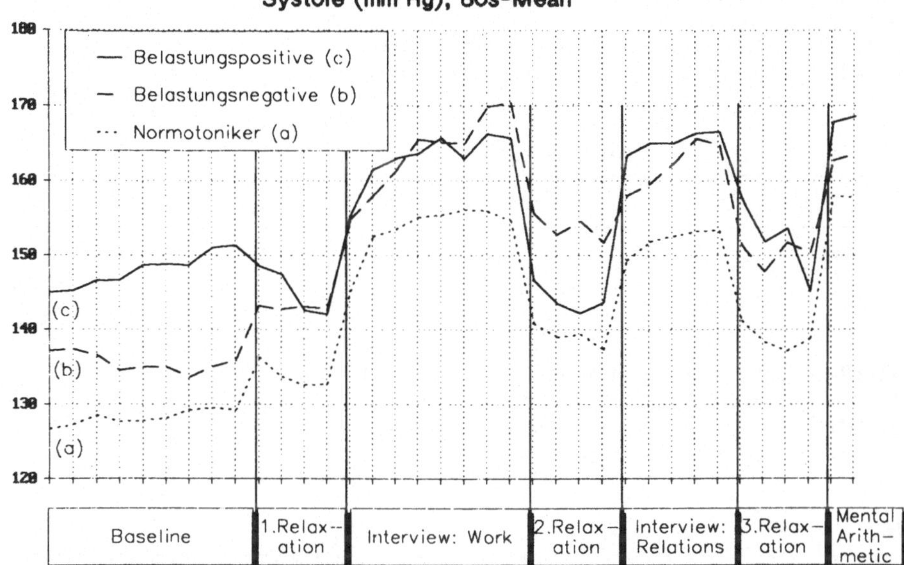

Abb. 2. Kontinuierliche systolische Blutdruckregistrierung (Wesseling [17]) während der psychologischen Belastung (Berbalk [2]) – gemittelt in 1minütigen Abständen (n = 48).

seriellen Interface wurden die fortlaufenden Daten auf einen IBM AT PC gespeichert.

Die statistische Auswertung erfolgte varianzanalytisch mit Hilfe des Programmpaketes SPSS PC+.

Ergebnisse

Von 48 – im Mittel 20,9±1,8 Jahre alten – Probanden waren aufgrund der Ruhe-Blutdruckmessungen 31 zunächst als normoton einzustufen. Nur wenige – 8 – waren in Ruhe schon als grenzwertig hyperton aufgefallen.

In unserer Betrachtung interessierte uns speziell die Blutdruckreagibilität unter vergleichbar täglich auftretenden Belastungssituationen. So fanden wir unter der ergometrischen Belastung in Anlehnung an Franz 9 Probanden, die unter stufenweise gesteigerter Belastung bis 100 Watt an einem einzigen Meßzeitpunkt systolisch oder diastolisch oder in der Erholungsphase über dem vorgegebenen Mittelwert plus 1 S für Normotone lagen. Diese waren definitionsgemäß belastungs-positive Grenzwerthypertoniker. Daneben fanden sich 8 belastungsnegative Grenzwerthyerptoniker, bei denen der Blutdruck nur in Ruhe grenzwertig hyperton war. Der Rest bestand aus 31 Normotonen (Tabelle 2).

Bei der Beurteilung des Blutdruckverhaltens in der Einteilung nach Mellerowicz/Pröhl bestand dieses Kollektiv von 48 Probanden aus 26 bela-

Tabelle 2. Differenzierung in Anlehnung an Franz [4]
N   = Normotone
(+)GH   = belastungspositive Grenzwerthypertoniker
(−)GH   = belastungsnegative Grenzwerthypertoniker

N	(+) GH	(−) GH
31	9	8

n = 48

Tabelle 3. Differenzierung in Anlehnung an Pröhl [11]
N   = Normotone
(+)GH   = belastungspositive Grenzwerthypertoniker
(−)GH   = belastungsnegative Grenzwerthypertoniker

N	(+) GH	(−) GH
15	26	7

n = 48

stungspositiven und 7 belastungsnegativen Grenzwerthypertonikern sowie 15 Normotonen (Tabelle 3). Dabei überschnitten sich nur 6 belastungspositive, 3 belastungsnegative Grenzwerthypertoniker und 10 Normotone gleichlautend mit der Ergometrie nach Franz. In der übrigen Verteilung bestand keine Kongruenz im Blutdruckverhalten zwischen der stufenweisen und der rektangulären Belastung.

Welches der angewandten Belastungsprinzipien war nun als der bessere Indikator einer gesteigerten Blutdruckreagibilität zu werten?

Als Entscheidungshilfe haben wir dazu den Blutdruck kontinuierlich über zwei Stunden unter wechselnder psychischer Streßbelastung gemessen. Unter Zugrundelegung der vorangegangenen ergometrischen Vorauswahl war jetzt zu erkennen, daß das Blutdruckprofil unter psychischer Belastung bei jenen deutlich höher lag, die unter der Ergometrie nach Franz bereits auffällig erschienen. Hier bestand eine signifikante Übereinstimmung und damit für beide eine gleichlautende Differenzierung in Grenzwerthypertoniker und Normotone (Abb. 3). Aus Gründen der geringen Zahl haben wir diese belastungspositiven und belastungsnegativen Grenzwerthypertoniker in einer Gruppe zusammengefaßt, damit wurde die Kongruenz des Blutdruckverhaltens noch deutlicher (Abb. 4).

Beim Vergleich des Blutdruckverhaltens unter psychischer Belastung und der ergometrischen Stimulation nach Mellerowicz/Pröhl war die Übereinstimmung weniger deutlich festzustellen (Abb. 5).

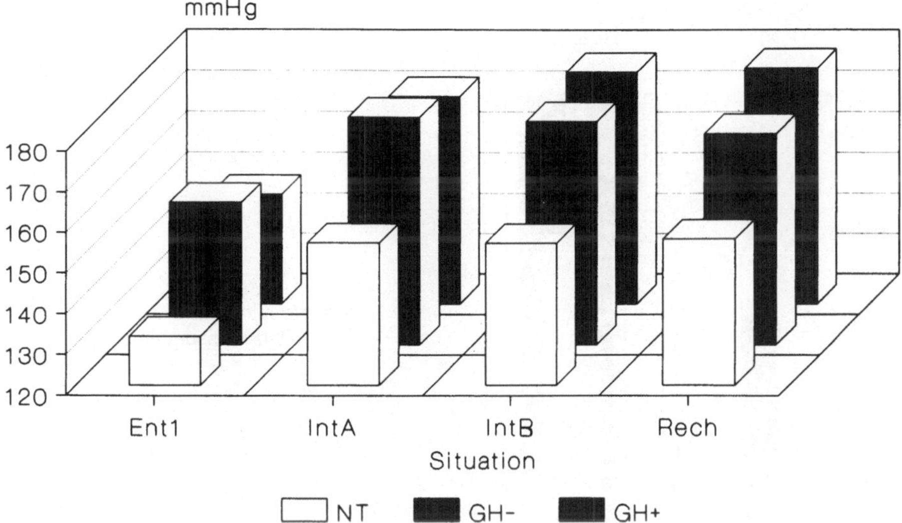

Abb. 3. Systolischer Blutdruck. Mittelwertunterschiede in verschiedenen Streßsituationen bei ergometrisch differenzierten Gruppen (Franz [3]) (n = 48).
Ent 1 = Entspannung, Int A = Interview über Arbeitsumfeld,
Int B = Interview über persönliche Beziehungen,
Rech = Kopfrechnen unter Lärmbelastung
NT   = Normotone, GH– = belastungsnegative Grenzwerthypertoniker,
GH+ = belastungspositive Grenzwerthypertoniker

Unter der Vorstellung, daß jede manifeste essentielle Hypertonie letztlich aus einem ursprünglich normalen Blutdruckverhalten hervorgegangen ist, muß sich, irgendwann und irgendwie begründet, die Blutdruckreagibilität geändert haben. Parallellaufend haben wir weiter nach Einflußgrößen frühzeitiger metabolischer Stoffwechselveränderungen gesucht und haben unter den Grenzwerthypertonikern signifikant höhere Noradrenalinkonzentrationen während der psychischen Streßbelastung feststellen können als bei Normotonen nachzuweisen waren (Abb. 6).

Diskussion

Die Frage nach möglichst frühzeitiger Diagnostik eines hypertonen Blutdruckverhaltens hat schon viele Arbeitsgruppen beschäftigt. Wir haben den Ansatz hierzu in der Bewertung des Blutdrucks während unterschiedlicher Belastungssituationen gesucht.

Zwei ergometrische Ausleseverfahren mit differierendem Versuchsablauf waren der Ausgangspunkt. Dabei hat sich die Blutdruckreagibilität unter stufenweise ansteigender ergometrischer körperlicher Belastung (Franz) am ehesten vergleichbar erwiesen mit dem Blutdruckverhalten unter standardi-

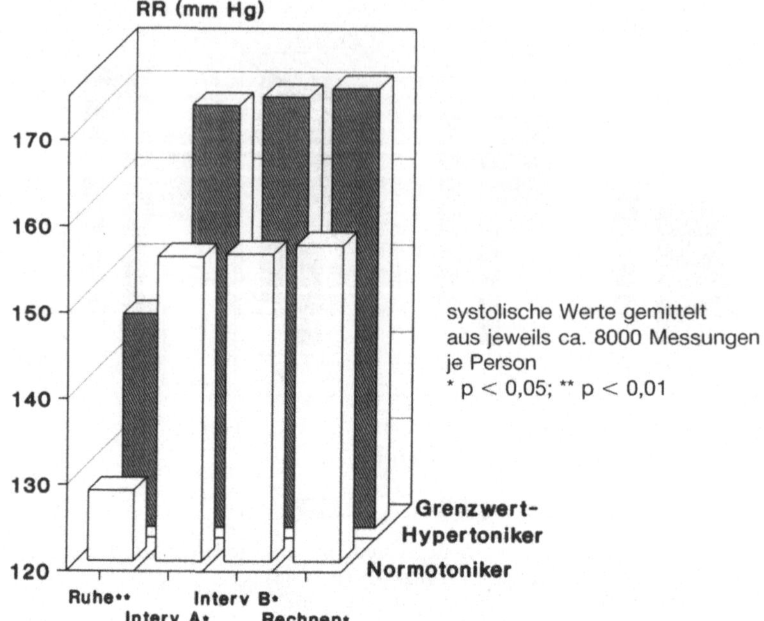

Abb. 4. Mittelwertvergleich des systolischen Blutdrucks in verschiedenen Streßsituationen bei ergometrischer Differenzierung (Franz [3]): Normotone gegen Grenzwerthypertoniker (n = 48, Grenzwerthypertoniker 17, Normotoniker 31).

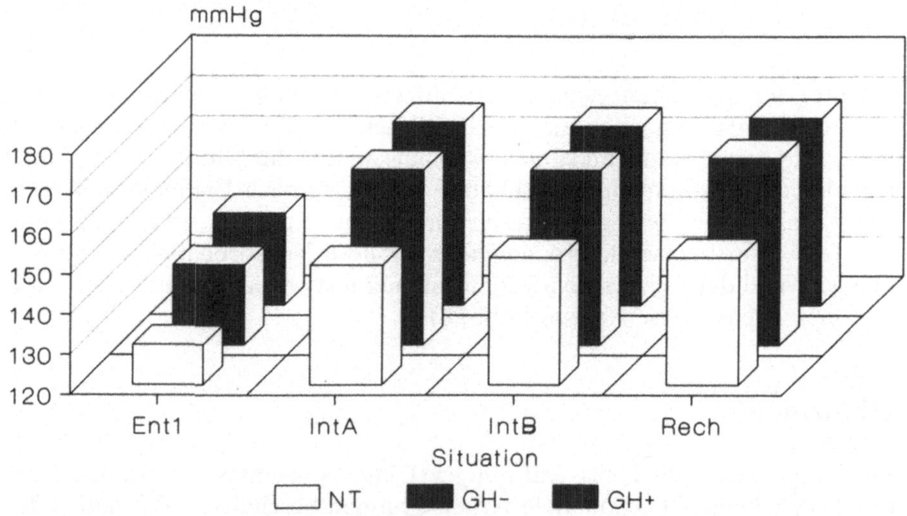

Abb. 5. Systolischer Blutdruck. Mittelwertunterschiede in verschiedenen Streßsituationen bei ergometrisch differenzierten Gruppen (Pröhl [11])
Ent 1 = Entspannung, Int A = Interview über Arbeitsumfeld,
Int B = Interview über persönliche Beziehungen,
Rech = Kopfrechnen unter Lärmbelastung
NT = Normotone, GH– = belastungsnegative Grenzwerthypertoniker,
GH+ = belastungspositive Grenzwerthypertoniker

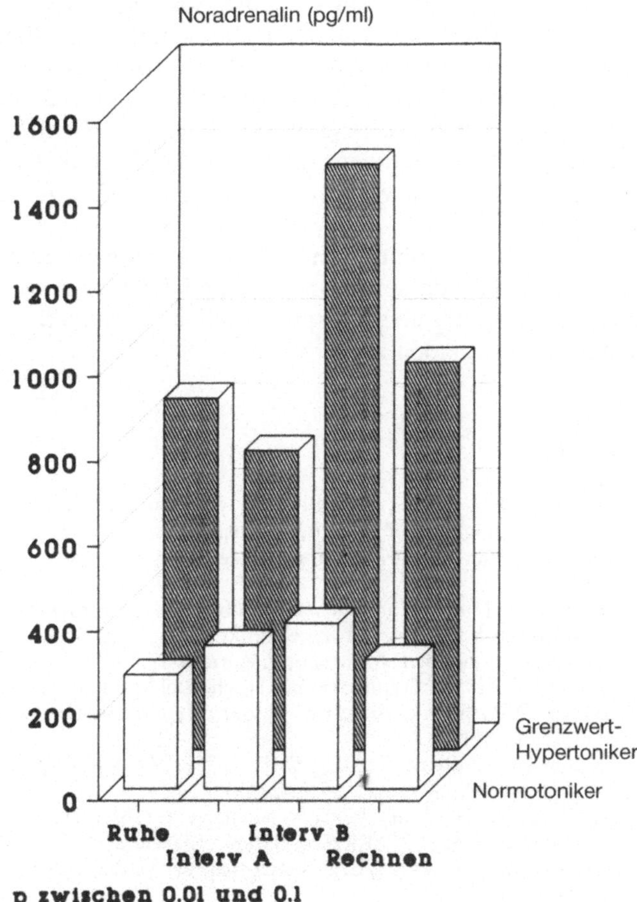

Abb. 6. Mittelwertvergleich des Plasma Noradrenalin in verschiedenen Streßsituationen bei ergometrischer Differenzierung (Franz [3]) (n = 48), Grenzwerthypertoniker 17, Normotone 31).

sierten psychischen Streßsituationen (Berbalk). Die so auffällig grenzwertig hyperton Reagierenden wiesen auch signifikant höhere Noradrenalinkonzentrationen als Normotone unter Streßbelastung auf.

Offen bleiben muß, warum die ergometrische Belastungsmethode nach Franz kongruierende Ergebnisse mit dem Blutdruckverhalten unter dem psychischen Streß und der Noradrenalinfreisetzung erbrachte, während die Ergometrie nach Mellerowicz/Pröhl offensichtlich anders begründete Blutdruckreaktionen selektierte. Einmal könnte dieses durch die unterschiedliche Körperhaltung – im Liegen – begründet sein, zum anderen möglicherweise durch die fehlende Balanzierung im Versuchsablauf, d. h. die Erstuntersuchung (Mellerowicz/Pröhl) könnte durch viele unbewußte initiale Begleitstreßfaktoren mit beeinflußt gewesen sein.

Aus diesen Ergebnissen schließen wir, daß eine unterschiedliche Gefäß-reagibilität schon sehr frühzeitig durch unterschiedliche metabolische Einflüsse mitbestimmt wird, die später morphologische Gefäßveränderungen zur Folge haben können. So wäre eine entgleisende metabolische Situation über Noradrenalin [9], Angiotensin II [14] in Richtung Wachstumsfaktoren und Makrophagenaktivierung [12] am/im Endothel denkbar, die das morphologische Substrat verbreitet und zur manifesten essentiellen Hypertonie führt.

Frühzeitige ergometrische Untersuchungen können eine hilfreiche Screening-Methode sein, um eventuell Hypertoniegefährdete zu erkennen und ggf. frühzeitig über entsprechende nicht-medikamentöse Interventionen spätere Folgeschäden zu vermeiden.

Literatur

1. Albrecht KL, Ulmer HV (1979) W_{170} – Kurzbericht zur Prüfung der Ausdauer – Leistungsfähigkeit bei Reihenuntersuchungen. Wehrmed Mschr 11:336–339
2. Berbalk H et al (1991) Mimik, Streß und Blutdruck. Verhaltenstherapie 1:120–129
3. Franz I-W (1979) Untersuchungen über das Blutdruckverhalten während und nach Ergometrie bei Grenzwerthypertonikern im Vergleich zu Normalpersonen und Patienten mit stabiler Hypertonie. Z Kardiol 68:107–115
4. Franz I-W (1982) Ergometrie bei Hochdruckkranken. Springer, Berlin
5. Klaus D (1987) Ergometrie in der Hypertonie-Diagnostik. Dtsch Med Wschr 112:1509–1511
6. Krogh A, Lindhard J (1915, 1917, 1972) J Physiol 47:112; 1915. J Physiol 51:182, 1917, Skand Arch Physiol 27:100, 1972
7. Mellerowicz H et al (1964) Vorschläge zur Standardisierung der ergometrischen Leistungsmessung. 2. Mitteilung. Z Kreislaufforschg 53:856
8. Mellerowicz H (1974) Ergometrie in der Medizin. Verlag Urban Schwarzenberg 2. Aufl:1–6
9. Milgram SL, McDonald JK, Noe BD (1991) Neuronal influence on hormone release fro anglerfish islet cells. Am J Physiol 261:444–456
10. Pröhl J (1977) Rationelle Ergometrie. Ärztl Praxis 97:3955–3957
11. Pröhl J, Zywietz Chr (1984) Entwicklung eines Untersuchungsverfahrens zur Entdekkung von Grenzwert- und Übergangshypertonikern bei der Bundeswehr. Forschungsbericht aus der Wehrmedizin. BMVg-FbWM 2:1–77
12. Re-RN, Chen-L (1991) Growth factors and cardiovascular structure. Am J Hypertens 4:460–465
13. Simon G, Drescher H, Haaker R (1989) Wie verläßlich ist die PWC 170 zur Beurteilung der Leistungsfähigkeit? Wehrmed Mschwr 10:455–458
14. Unger Th, Ganten D, Lang RE (1986) Tissue Converting Enzyme and Cardiovascular Action of Converting Enzyme Inhibitors. J Cardiovasc Pharmacol Suppl:75–81
15. Wahlund H (1948) Determination of the Physical Working Capacity. Act Med Scan Suppl 215; 132:1–78
16. Walter GH, Zidek W (1980) Untersuchungen zur Beziehung zwischen Ergometerleistung (PWC 170) und fettfreier Körpermasse. Wehrmed Mschr 11:336–346
17. Wesseling KH, Settels JJ, de Wit B (1986) The Measurement of Continuous Finger Arterial Pressure Noninvasively in Stationary Subjects. In: Biological and Psychological Factors in Cardiovascular Disease. Ed. T. H. Schmidt, Springer Verlag, Berlin
18. Wezel I (1983) Leistungstest – relative PWC 170. Wehrmed Mschr 11:452–461

B. Prognostische Aspekte

Belastungsblutdruck und linksventrikuläre Hypertrophie

R. G. Ketelhut und I.-W. Franz

Einleitung

Die Ergebnisse der Framingham-Studie und andere konnten eindeutig zeigen, daß die linksventrikuläre Hypertrophie (LVH) einen bedeutenden und unabhängigen Risikofaktor für die kardiovaskuläre Morbidität und Mortalität darstellt [5, 17, 22]. Das Risiko eines akuten Myokardinfarkts, einer kongestiven Kardiomyopathie, eines plötzlichen Herztodes und anderer kardiovaskulärer Ereignisse ist bei dem gleichzeitigen Vorhandensein einer linksventrikulären Hypertrophie sechs- bis achtfach erhöht [21].

Entwicklung einer Linksherzhypertrophie

Es ist gut bekannt, daß die Entwicklung und das Ausmaß einer Linksherzhypertrophie Hochdruckkranker durch ein komplexes Geschehen zustandekommt, welches in allen Einzelheiten noch nicht gut verstanden wird (Übersicht s. [16]). Als gesichert gilt jedoch, daß neben den haemodynamischen Faktoren auch biochemische Einflüsse bestehen (Abb. 1). So ist schon lange belegt, daß Noradrenalin als ein trophogenes Hormon des Herzens anzusehen ist, was auch für das Renin-Angiotensin-Aldosteron-System gilt. Darüber hinaus wurde eine Vielzahl von Wachstumsfaktoren beschrieben, die in Myozyten-Kulturen das Wachstum beschleunigen.

Im folgenden soll der Einfluß von haemodynamischen Faktoren auf die Entwicklung der LVH diskutiert werden, wobei auf die Volumenbelastung bei Ausdauersportlern und die Linksherzhypertrophie aufgrund einer Pumpfunktionsstörung bei Herzinsuffizienz nicht eingegangen werden kann. Dies gilt auch für weitere mögliche Faktoren, die die Entstehung einer LVH begünstigen könnten (Abb. 1).

Blutdruck und linksventrikuläre Hypertrophie

Auch wenn wir aus den Framingham Daten [23] wissen, daß das Auftreten einer LVH sowohl mit dem Alter als auch vor allen Dingen mit der Höhe des systolischen Blutdrucks im Verlauf der vorangegangenen 30 Jahre kor-

I.-W. Franz (Hrsg.)
Belastungsblutdruck
bei Hochdruckkranken
© Springer-Verlag Berlin Heidelberg 1993

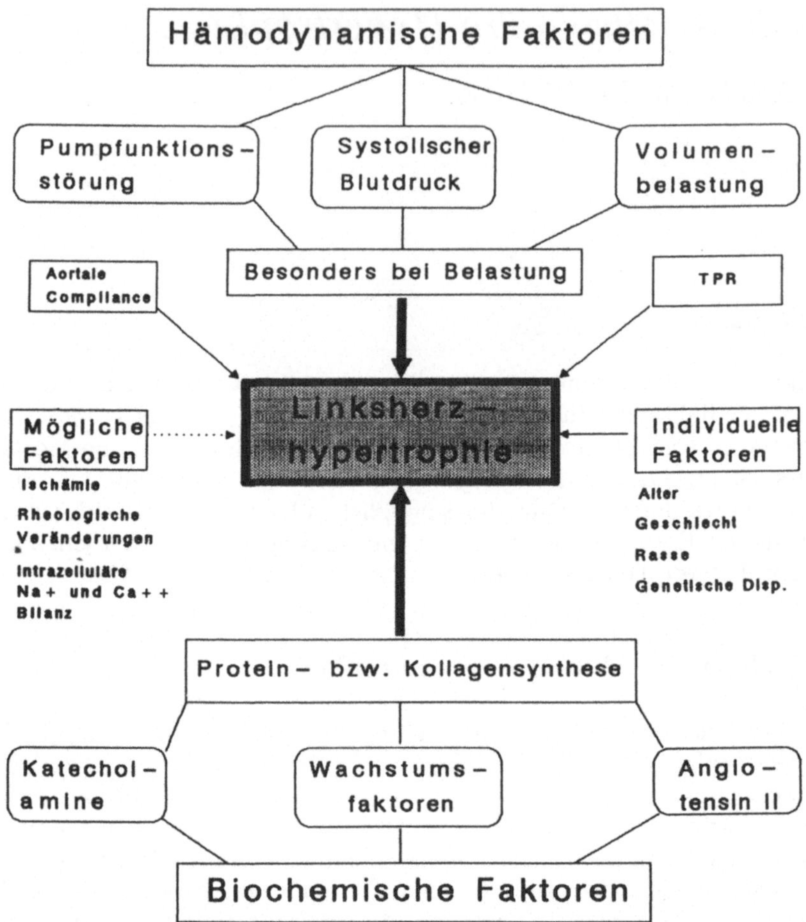

Abb. 1. Faktoren, die die Entwicklung und Rückbildung der Linksherzhypertrophie beeinflussen. Dabei sind vor allen Dingen die haemodynamischen und biochemischen Faktoren von besonderer Bedeutung

reliert, aber auch zum Beispiel mit der momentanen Höhe des systolischen Blutdrucks während einer echokardiographischen Untersuchung, so wurde doch von verschiedenen Autoren keine oder eine nur schwach signifikante Korrelation zwischen der Höhe des Gelegenheitsblutdruckes und dem Ausmaß der LVH beschrieben [1, 8, 9, 12, 13, 32, 33]. Ein möglicher Grund für die fehlende Beziehung zwischen der Höhe des Blutdrucks und dem Ausmaß der Hypertrophie könnte sein, daß der Gelegenheitsblutdruck die Druckbelastung des linken Ventrikels über den Tag nicht adäquat widerspiegelt. So beschrieben Devereux et al. [10], daß nur der Gelegenheitsblutdruck, während der Arbeit gemessen, mit dem Ausmaß der LVH korrelierte und nicht mit dem Blutdruck, gemessen an arbeitsfreien Tagen. Die Autoren folgerten damals aus den Ergebnissen, daß die Blutdruckanstiege aufgrund von wiederkehrendem Streß für die Entwicklung einer linksventrikulären Hypertrophie von besonderer Bedeutung sein dürften. Hierfür sprechen auch die Ergebnisse von Ren et al. [32], die die Beziehung zwischen dem systolischen Blutdruck während einer Laufbandergometrie und der echokardiographisch bestimmten linksventrikulären Muskelmasse untersuchten. Sie konnten zeigen, daß die Korrelation zwischen dem systolischen Belastungsblutdruck und dem linksventrikulären Muskelmassenindex (LVMI) besser war, als die zum systolischen Ruheblutdruck (r = 0,58 bzw. r = 0,16). 76 % der untersuchten Personen, die bei der Ergometrie einen systolischen Grenzwert von 190 mmHg überschritten, wiesen einen erhöhten LVMI auf, was nur bei 8 % jener Patienten der Fall war, die unterhalb dieses Grenzwertes blieben. Besonders hervorzuheben ist in dieser Untersuchung, daß die Beziehung zwischen linksventrikulärer Muskelmasse und systolischem Belastungsblutdruck statistisch unabhängig und zusätzlich zum Ausmaß der körperlichen Aktivität war.

Entsprechende Befunde wurden von Gottdiener et al [86] bei 39 unter Ruhebedingungen normotensiven Männern und einem mittleren Alter von 45 Jahren vorgelegt. Bei 14 von 22, die bei maximaler Ergometrie einen systolischen Belastungsblutdruck von 210 mmHg bzw. höher aufwiesen, ließ sich echokardiographisch eine LVH (LVMI > 134 g/m^2) nachweisen, aber nur bei einem mit niedrigerem Belastungsblutdruck. Für das Gesamtkollektiv ließ sich eine signifikante Korrelation (r = 0,65, n = 39, p < 0,001) zwischen LVMI und maximalem systolischen Belastungsblutdruck nachweisen.

Auch in einer neuen Studie von Polónia et al. [29] wurde gezeigt, daß selbst normotensive Patienten, die einen erhöhten Belastungsblutdruck aufweisen, nicht nur im Mittel einen erhöhten linksventrikulären Muskelmassenindex im Vergleich zu den Probanden mit normalem Belastungsblutdruck aufweisen, sondern, daß auch signifikant häufiger eine Linksherzhypertrophie nachweisbar war. Ein systolischer Belastungsblutdruck von wenigstens 210 mmHg bzw. größer zeigte eine Sensitivität von 88,5 % bei der Aufdeckung einer LVH. Im Gegensatz zu den belastungsnegativen normotensiven Probanden wiesen die belastungspositiven auch ein erhöhtes Blutdrucktagesprofil und auch eine erhöhte Anzahl von Blutdruckspitzen in der ABDM auf. Auch wenn in den Untersuchungen von Ren et al. [32] und Gottdiener et al. [19] keine Beziehung zur körperlichen Fitneß bestand, zeigt vor allen Dingen die Studie von Polónia et al. [29], daß der Zusammenhang zwischen erhöhtem systolischen Belastungsblutdruck und LVH nicht durch einen Trainingseinfluß zustande kam, da nur „streng" untrainierte Probanden eingeschlossen wurden.

Dieses ist um so wichtiger, da wir in eigenen Untersuchungen zeigen konnten, daß bei gleicher Blutdruckhöhe das Ausmaß der LVH bei ausdauertrainierten Hochdruckkranken signifikant erhöht ist [15]. Auch Nathwani et al. [27] berichteten, daß trotz fehlender Korrelation zum Gelegenheitsblutdruck eine signifikante Korrelation (r = 0,68) zum systolischen Blutdruck während submaximaler Ergometrie bestand.

Auch Otterstad et al. [28] berichteten bei normotensiven Personen über eine signifikante Korrelation zwischen dem systolischen Belastungsblutdruck bei Ergometrie und der linksventrikulären Muskelmasse.

Wong et al. [37] untersuchten das Blutdruck- und Herzfrequenzverhalten während Ergometrie bei Hochdruckkranken mit und ohne LVH im Vergleich zu Kontrollpersonen. Auch hier zeigte sich auf maximaler Leistungsstufe bei Hochdruckkranken mit LVH ein Blutdruckanstieg auf 235/107 mmHg im Vergleich zu jenen ohne LVH mit 201/97 mmHg und im Vergleich zur Kontrollgruppe mit 174/87 mmHg. Eine interessante Brücke bezüglich der Messung des Blutdrucks als Gelegenheitsblutdruck, während der 24-Stunden-Blutdruckmessung und unter Fahrradergometrie, schlägt die Untersuchung von White et al. [38]. Jene Patienten, die nur einen erhöhten Gelegenheitsblutdruck, jedoch ein normales 24-Stunden-Blutdruckprofil (121/76 mmHg) und ein normales Tagesprofil (126/79 mmHg) aufwiesen, wurden als „Office Hypertensives" klassifiziert im Gegensatz zu einer Gruppe von „Daytime Hypertensives", die bei gleichem Gelegenheitsblutdruck (151/101 mmHg) ein erhöhtes 24-Stundenprofil (137/91 mmHg) und Tagesprofil (146/97 mmHg) aufwiesen. Diese „Daytime-Hypertensives" wiesen nun im Vergleich zu den „Office Hypertensives" und den normotensiven Kontrollpersonen einen signifikant erhöhten linksventrikulären Muskelmassenindex (135 bzw. 97 bzw. 91 g/m^2) sowie eine reduzierte diastolische Funktion und eine eingeschränkte Ejektionsfraktion bei maximaler Leistung auf. Interessanterweise war aber auch ihr maximaler Blutdruck während Ergometrie mit 218/114 mmHg im Vergleich zu den „Office Hypertensives" mit 195/91 mmHg bzw. den Normotensiven mit 188/88 mmHg signifikant erhöht. Die Ergebnisse bestätigen zum einen frühere Untersuchungen [14], daß durch eine Ergometrie Patienten mit erhöhtem Gelegenheitsblutdruck entweder einem normotensiven oder einem hypertensiven Kollektiv zugeordnet werden können und im Falle einer positiven Belastungsreaktion auch ein erhöhtes 24-Stunden-Blutdruckprofil aufweisen [24]. Zum anderen aber auch, daß eine enge Beziehung zwischen erhöhtem systolischen Belastungsblutdruck und dem Vorliegen einer linksventrikulären Hypertrophie bei Hochdruckkranken besteht.

In diesem Zusammenhang erscheinen auch die Untersuchungen von Molineux et al. [29] besonders interessant, die bei 72 männlichen Jugendlichen im Alter von 14–16 Jahren zeigen konnten, daß trotz gleichem Ruheblutdruck der systolische Blutdruckanstieg während Ergometrie bei jenen Kindern signifikant höher ausfiel, deren Eltern eine arterielle Hypertonie aufwiesen im Vergleich zu jenen mit negativer Hochdruckanamnese. Dieses wurde von Wilson et al. [36] auch für normotensive Männer im Alter von 28 Jahren beschrieben. Hier könnte sich ein Zusammenhang ergeben mit den Untersuchungen von Culpepper et al. [7], die bei heranwachsenden Kindern hypertensiver Eltern signifikant dickere Herzwände fanden, als bei Kindern gleichen Alters, Rasse und Geschlechts mit normotensiven Eltern. Auch von Radice et al. [31] wurde bei normotensiven Nachkommen hypertensiver Eltern eine erhöhte linksventrikuläre Muskelmasse, größere Wanddicken und eine zum Teil veränderte diastolische Funktion (Alli et al. [2]) beschrieben und in diesem Zusammenhang auf einen möglichen genetischen Faktor hingewiesen. Wenn es eine solche genetische Determination gibt, so stellt sich natürlich die Frage, ob diese das Ausmaß der Septumverdickung und der linksventrikulären Muskelmasse bestimmt und dadurch der systolische Belastungsblutdruck ansteigt oder ob der Belastungsblutdruck genetisch determiniert ist und hieraus sich schon frühzeitig eine Zunahme der linksventrikulären Muskelmasse entwickelt.

In einer Untersuchung an 62 zuvor unbehandelten Hypertonikern konnte Baumgart et al. [3] für den systolischen Blutdruck während der 24-Stunden-Blutdruckmessung eine bessere Korrelation zur linksventrikulären Muskelmasse nachweisen als für den ergometrisch ermittelten Druck. Diese Daten bedürfen bezüglich ihrer Allgemeingültigkeit einer Einschränkung, da sie sicher nicht an einer repräsentativen Gruppe Hochdruckkranker gewonnen wurden. Eine Erklärung für die Diskrepanz zu den bisher zitierten Befunden dürfte sein, daß die Daten bei Patienten mit grenzwertiger bzw. beginnender Hypertonie erhoben wurden. Darunter befanden sich einige normotensive oder, wie nach White und Mitarbeitern [35], als „Office hypertensive" (Sprechstundenhypertoniker) zu bezeichnende Patienten. Dafür spricht nicht nur der niedrige 24-Stunden-Blutdruck dieser Patientengruppe von 132 ± 13/82 ± 10 mmHg, sondern der auch während Ergometrie bei 100 Watt gemessene Blutdruck von 184 ± 20/109 ± 16 mmHg. Im Vergleich zu den bisher diskutierten Blutdruckwerten während der Ergometrie und den von uns für diese Altersgruppe vorgeschlagenen und inzwischen als Empfehlung bestätigten [14] oberen Grenzwert von 200/100 mmHg bei 100 Watt ist der durchschnittliche systolische Blutdruck dieser Gruppe sogar als normotensiv anzusehen. Hierbei ergibt sich eine deutliche Diskrepanz zu den erwähnten Daten von White et al. [35] während der Ergometrie, die mit unseren Befunden gut übereinstimmen. Hinzu kommt, daß die Korrelation zwischen Echokardiographie-Daten und Blutdruck während der Ergometrie nur für 41 von 62 Patienten berechnet wurde und deshalb schon wegen der kleineren Fallzahl schlechter sein könnte. Dabei ist überraschend, daß in einer Altersgruppe zwischen 17 und 57 Jahren 21 Patienten nicht bis 100 Watt belastbar waren; das entspricht nicht unseren Erfahrungen.

Daß bei Patienten mit grenzwertiger oder beginnender Hypertonie die Korrelation zur Septumdicke besser ist, als zur linksventrikulären Muskelmasse, überrascht nicht. Zwar fehlen in der Publikation leider Angaben zur linksventrikulären Muskelmasse, jedoch wiesen 36 Patienten eine normale Septumdicke von 11 mm oder weniger auf. Nach den bereits erwähnten Untersuchungen von Culpepper et al. [7] sowie Radice et al. [31] ist die Septumverdickung (wenn auch noch im Normalbereich) sehr früh nachweisbar, selbst bei noch normotensiven Patienten mit erblicher Hochdruckbelastung. Die in dieser Untersuchung von den Autoren beschriebene höhere Korrelation zwischen 24-Stunden-Blutdruckmessung und der Kammer-Septumdicke (überwiegend noch normal dick) ist zwar von wissenschaftlichem Interesse, aber zur Beurteilung des Hochdruckherzens von eingeschränkter Bedeutung. Die Aussage, daß „die diastolische Ventrikelwanddicke die Auswirkung des Blutdrucks auf die Myokardstruktur besser wiedergibt als der Massenindex", gilt deshalb nur für die Früherkennung (noch bevor der LVMI erhöht sein muß), nicht jedoch für die Beurteilung des Hochdruckherzens und die LVH im allgemeinen. Deshalb ist es noch einmal wichtig festzuhalten, daß nur der erhöhte LVMI und nicht die alleinige Septumverdickung als kardiovaskulärer Risikofaktor bzw. Indikator gilt. Besonders wenn die enddiastolische Dimension des linken Ventrikels bereits vergrößert ist, wird das Ausmaß der Druckbelastung am Herzen durch die alleinige Beurteilung der Wanddicken deutlich unterschätzt, weil selbst bei grenzwertigen Septumdicken der LVMI deutlich erhöht sein kann [16].

Devereux und Pickering [9] haben einmal die verfügbaren Studien aufgelistet. Und wie gezeigt werden konnte, war die Korrelation zwischen dem systolischen Blutdruck am Ende einer maximalen oder submaximalen Belastung und der linksventrikulären Muskelmasse generell ausgeprägter im Vergleich zur Korrelation zwischen dem in Ruhe gemessenen Blutdruck und der linksventrikulären Muskelmasse. Dabei wurde in den zitierten Studien von Ren [32] und Nathwani [27] ein Laufbandergometer und bei Gosse et al. [18] ein Fahrradergometer für die Untersuchungen eingesetzt, wodurch zusätzlich gezeigt wird, daß das Ergebnis unabhängig ist von der jeweiligen Technik der Belastungsuntersuchung.

Hartford et al. [20] fanden eine signifikante Korrelation zwischen dem Blutdruck während einer isometrischen Belastung und der linksventrikulären Muskelmasse, wobei in deren Studie eine ausgeprägtere Korrelation zum diastolischen Blutdruck gefunden wurde.

Die Arbeitsgruppe von Rowlands [33] führte bei ihren Patienten ein 24-Stunden-Blutdrucktagesprofil durch. Sie fanden eine signifikante Korrelation zwischen dem linksventrikulären Muskelmassenindex und dem systolischen Blutdruckmittelwert. Auch andere Arbeitsgruppen fanden keinen Zusammenhang zwischen dem Ruheblutdruck und dem linksventrikulären Muskelmassenindex, wogegen der 24-Stunden-Blutdruck und der linksventrikuläre Muskelmassenindex signifikant korrelierten [4, 6, 26, 30, 34].

Schlußfolgerungen

Man kann aus den dargestellten Ergebnissen zusammenfassen, daß insgesamt nur ein sehr schwacher Zusammenhang zwischen der linksventrikulären Muskelmasse und dem Gelegenheits- oder Ruheblutdruck nachgewiesen werden konnte, wogegen der Blutdruck während verschiedener Belastungsformen, und damit auch das Blutdrucktagesprofil eingeschlossen, eine signifikante Beziehung zur linksventrikulären Muskelmasse aufweist. Diese Ergebnisse scheinen die Bedeutung der Belastungsuntersuchung für die Einschätzung des kardialen Afterloads bei der essentiellen Hypertonie und die

Bedeutung eines erhöhten Blutdrucks während einer Belastung für die Entwicklung einer linksventrikulären Hypertrophie zu bestätigen.

Die fehlende Korrelation zwischen Gelegenheitsblutdruck und linksventrikulären Hypertrophie und die signifkante Beziehung zum systolischen Belastungsblutdruck und dem Tagesprofil in der 24-Stunden-Messung und somit den Blutdruckanstiegen im Alltag lassen vermuten, daß auch für die Rückbildung einer LVH durch eine antihypertensive Therapie die Beeinflussung von Belastungsreaktionen eine Rolle spielt.

Literatur

1. Abi Samra F, Fouad FM, Tarazi RC (1983) Determinations of left ventricular hypertrophy and function in hypertensive patients. An echocardiographic study. Am J Med 75 Suppl 3A):26–33
2. Alli C, Avanzini F, Di Tullio M, Ariotti G, Salmoirago E, Taioli E, Radice M (1990) Left ventricular diastolic function in normotensive adolescents with different genetic risk of hypertension. Clin Cardiol 12:115
3. Baumgart P, Reinbach R, Akbulut T, Walger P, Thiel M, v Eiff M, Gerke M, Rahn KH (1990) Sprechstundenblutdruck, Heimblutdruck, Ergometer-Blutdruck und 24-Stunden-Blutdruck. Dtsch Med Wochenschr 115:643
4. Bauwens FR, Duprez DA, De Buyzere ML, De Backer TL, Kaufman JM, Van Hoecke J, Vermeulen A, Clement DL 1991) Influence of arterial blood pressure and nonhemodynamic factors on left ventricular hypertrophy in moderate essential hypertension. Am J Cardiol 68, 9:925–929
5. Casale PH, Devereux RB, Milner M et al (1986) Value of echocardiographic measurement of left ventricular mass in predicting cardiovascular morbid events in hypertensive men. Ann Intern Med 105:173–178
6. Cerasola G, D'Ignoto, Cottone S, Nardi E, Grasso L, Zingone F, Volpe V 1991) Blood pressure pattern importance in the development of left ventricular hypertrophy in hypertension. G Ital Cardiol 21, 4:389–394
7. Culpepper WS, Scott PC, Messerli FH (1983) Cardiac status in juvenile borderline hypertension. Am Intern Med 98:1
8. Devereux RB (1990) Cardiac involvement in essential hypertension. Prevalence, pathophysiology and prognostic implications. Med Clin North Am 71:813–826
9. Devereux RB, Pickering TG (1988) Relationship between ambulatory and exercise blood pressure and cardiac structure. Am Heart J 116, 4:1124–1133
10. Devereux RB, Pickering TG, Harshfield GA (1983) Left ventricular hypertrophy in patients with hypertension: importance of blood pressure response to regularly recurring stress. Circulation 68:470–476
11. Devereux RB, Lutas EM, Casale PN et al (1984) Standardization of M-mode echocardiographic left ventricular anatomic measurements. J Am Coll Cardiol 4:1222–1230
12. Drayer JIM, Weber MA, De Young JL (1983) BP as a determinant of cardiac left ventricular muscle mass. Arch Intern Med 143:90–92
13. Drayer JIM, Garder J, Brewer DD, Weber MA (1987) Disparate relationship between blood pressure and left ventricular mass in patients with and without left ventricular hypertrophy. Hypertension 2 (Part 2):II61–I164
14. Franz I-W (1982) Ergometrie bei Hochdruckkranken, Springer, Berlin Heidelberg New York Tokyo
15. Franz I-W (1991) Hochdruckherz und Sport. In: Schulte KH, Gotzen R (Hrsg) Kardiales Risiko und Sport. Steinkopff, Darmstadt, S 37
16. Franz I-W (1992) Hypertonie und Herz. Springer, Berlin Heidelberg New York
17. Gordon T, Kannel WB (1971) Premature mortality from coronary heart disease: The Framingham Study. JAMA 215:1617–1625

18. Gosse P, Campobello G, Aonizerate E, Roudaut R, Broustet LP, Dallochio M (1986) Left ventricular hypertrophy in hypertension: correlation with rest, exercise and ambulatory systolic blood pressure. J Hypertens (suppl 5):297–299
19. Gottdiener JS, Brown J, Zoltick J, Fletcher RD (1990) Left ventricular hypertrophy in men with normal blood pressure: relation to exaggerated blood pressure response to exercise. Am Intern Med 3:161
20. Hartford M, Wikstrand JC, Wallentin I (1985) Left ventricular wall stress and systolic function in untreated primary hypertension. Hypertension 7:97
21. Kannel WB (1983) Prevalence and natural history of electrocardiographic left ventricular hypertrophy. Am J Med 75 (Suppl 3 A):4–11
22. Kannel WB, Gordon T, Castelli WP, Margolis JR (1970) Electrocardiographic left ventricular hypertrophy and risk of coronary heart disease. The Framingham Study. Ann Intern Med 72:813–822
23. Levy D, Anderson KM, Savage DD, Kannel WB, Christiansen JC, Castelli WP (1988) Echocardiographically detected left ventricular hypertrophy: prevalence and risk factor. Ann Intern Med 1089:7
24. Meyer-Sabellek W, Ketelhut R, Franz I-W, Schulte K, Gotzen R (1984) 24-Stunden-Blutdrucktagesprofil und Fahrradergometrie in der Beurteilung der sogenannten milden Hypertonie. Therapiewoche 34:6417
25. Molineux P, Steptoe A (1987) Exaggerated blood pressure responses to submaximal exercise in normotensive adolescents with a family history of hypertension. J Hyperkus 6:361
26. Moulopoulos SD, Stamatelopoulos SF, Zakopoulos NA, Toumanidis ST, Nanas SN, Papadakis JA, Kanakakis JE, Moulopoulos DS, Psihogios H (1990) Effect of 24-hour blood pressure and heart rate variations on left ventricular hypertrophy and dilatation in essential hypertension. Am Heart J 119:1147–1152
27. Nathwani D, Reeves RA, Marquez-Julio A, Leenen FHH (1985) Left ventricular hypertrophy in mild hypertension: Correlation with exercise blood pressure. Am Heart J 109:386–387
28. Otterstadt JE, Knutsen K, Michelsen S, Stugaard M, Froeland G, Wasenins A (1989) Is left ventricular mass in apparently healthy normotensive men correlated to maximal blood pressure during a symptom-limited exercise test. Fourth European Meeting on Hypertension, Milan, Abstract 637
29. Polónia J, Martins L, Bravo-Faria D, Macedo F, Continho J, Simoes L (1992) Higher left ventricular mass in normotensives with exaggerated blood pressure responses to exercise associated with higher ambulatory blood pressure load and sympathetic activity. Eur Heart J 13 (Suppl A) 30
30. Prisant LM, Carr AA (1990) Ambulatory blood pressure monitoring and echocardiographic left ventricular wall thickness and mass. Am J Hypertens 3:81–89
31. Radice M, Alli C, Avanzini F (1986) Left ventricular structure and function in normotensive adolescents with a genetic predisposition to hypertension. Am Heart J 111:115
32. Ren JF, Hakki AH, Kotler MN, Iskandrian AS (1985) Exercise systolic blood pressure: a powerful determinant of increased left ventricular mass in patients with hypertension. JACC 5:1224–1231
33. Rowlands DB, Ireland MA, Stallard TJ, Glover DR, McLeay RAB, Watson RDS (1982) Assessment of left ventricular mass and its response to antihypertensive treatment. Lancet 1:467–470
34. White WB, Holley M, Dey M, Schulman P (1989) Assessment of the daily blood pressure load as a determinant of cardiac function in patients with mild-to-moderate hypertension. Am Heart J 118:782
35. White WB, Schulman P, McCabe EJ, Dey HM (1989) Average daily blood pressure, not office blood pressure, determines cardiac function in patients with hypertension. JAMA 261:873–877
36. Wilson MF, Sung BH, Pincomb GA, Covallo WR (1990) Exaggerated pressure response to exercise in men at risk for systemic hypertension. Am J Cardiol 66:731
37. Wong HO, Kasser IS, Bruce RA (1969) Impaired maximal exercise performance with hypertensive cardiovascular disease. Circulation, XXXIX, 5:633–638

Belastungsblutdruck und myokardiale O_2-Bilanz

U. Tönnesmann

Einleitung

Im Verlauf einer Hypertonie kommt es zu funktionellen und strukturellen Veränderungen des linken Ventrikels und der Koronargefäße, die unabhängig voneinander zu einer gestörten Pumpfunktion des Herzens führen (Abb. 1).

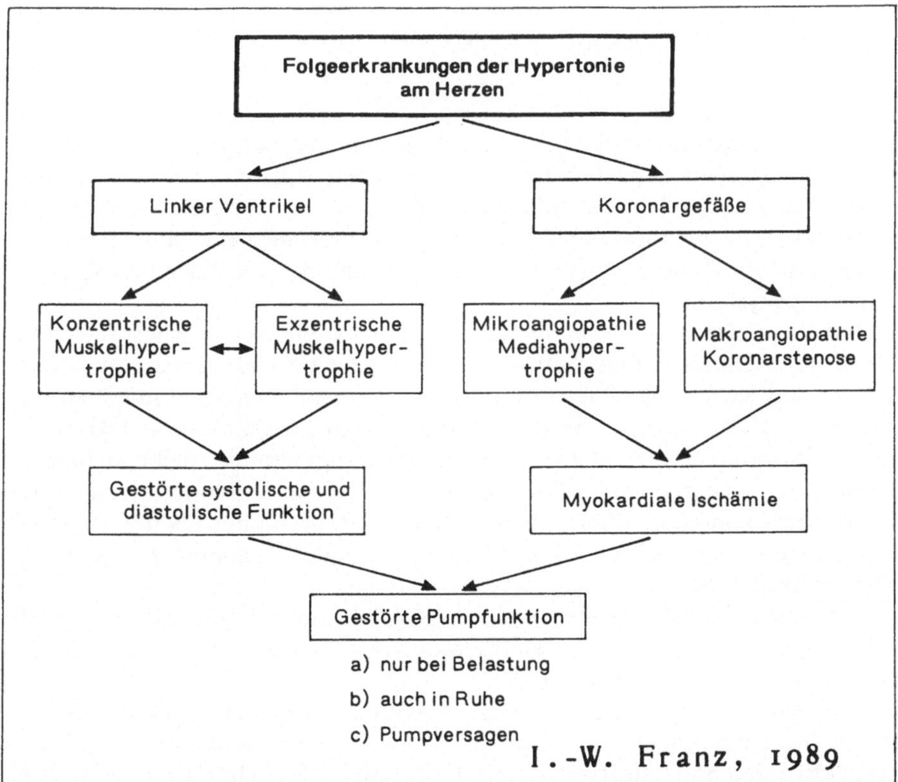

Abb. 1. Die sich im Verlauf der Hypertonie entwickelnden Folgeerkrankungen des Herzens

I.-W. Franz (Hrsg.)
Belastungsblutdruck
bei Hochdruckkranken
© Springer-Verlag Berlin Heidelberg 1993

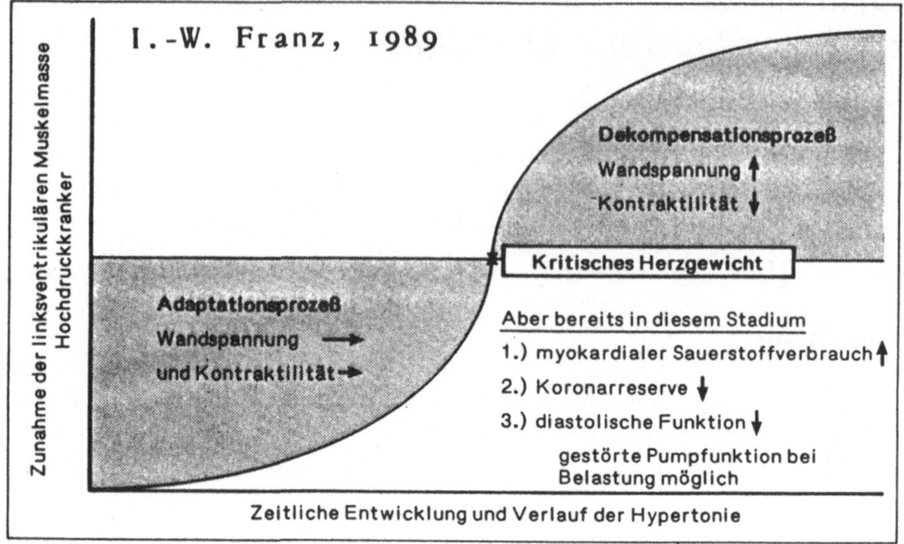

Abb. 2. Beziehung zwischen linksventrikulärer Muskelmasse (LVM), dem zeitlichen Verlauf der Hypertonie und der Pumpfunktion des Herzens

Auf der Seite des linken Ventrikels kommt es aufgrund der erhöhten Widerstandsarbeit zunächst zur konzentrischen, später auch zur exzentrischen Muskelhypertrophie mit frühzeitig gestörter diastolisch später auch systolisch gestörter Funktion (Abb. 2). Diese zu Beginn nur unter Belastung später auch in Ruhe gestörte Pumpfunktion mündet schließlich im terminalen Pumpversagen.

Auf der Seite der Koronargefäße kommt es einerseits insbesondere bei Vorhandensein einer Fettstoffwechselstörung zu Veränderungen im Bereich der großen Koronargefäße im Sinne einer Makroangiopathie mit Koronarstenosen auf der anderen Seite jedoch schon im Frühstadium der Hypertonie zu Störungen der kleinen, im Koronarangiogramm nicht sichtbaren Gefäße im Sinne einer Mikroangiopathie. Diese Veränderungen treten unabhängig von einer Makroangiopathie auf, führen aber ebenfalls wie die Koronarstenosen über den Weg der myokardialen Ischämie zur gestörten Pumpfunktion [9].

Vor dem Hintergrund dieser Überlegungen und aufgrund der prognostischen Bedeutung, kommt der Betrachtung des myokardialen O_2-Bilanz eine besondere Bedeutung zu (Abb. 3).

Wie jede Bilanz, so ist auch die myokardiale O_2-Bilanz gekennzeichnet durch die Einnahmen – respektive das O_2-Angebot und die Ausgaben – respektive den Sauerstoffverbrauch. Unter physiologischen Bedingungen ist auf Meereshöhe die O_2-Bilanz des Herzens stets ausgeglichen, so daß selbst der unter maximaler Belastung gesteigerte O_2-Verbrauch, der im wesentlichen vom Druckfrequenzprodukt, der linksventrikulären Muskelmasse, der

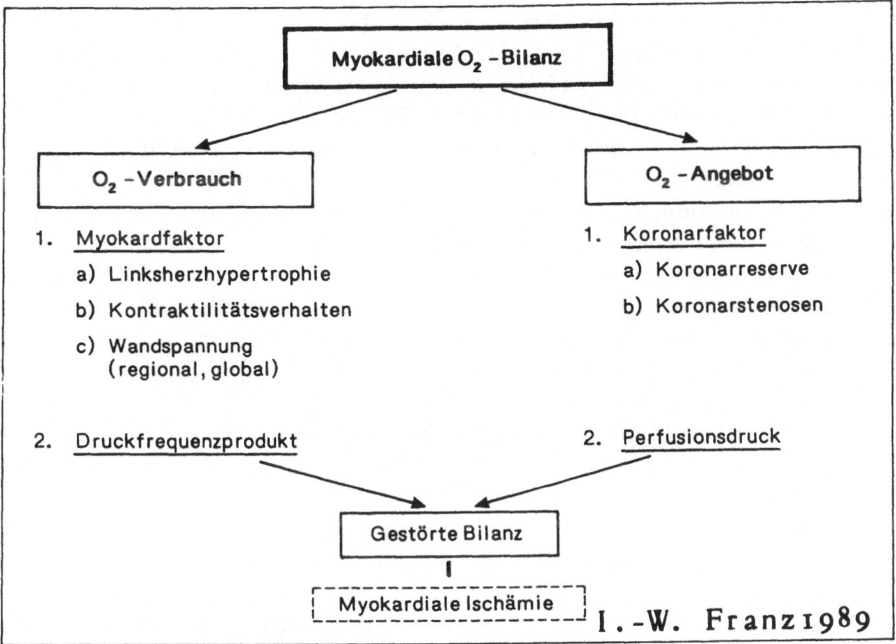

Abb. 3. Bestimmende Parameter der myokardialen O$_2$-Bilanz unter besonderer Berücksichtigung der Hochdruckerkrankung.

Kontraktilität und der Wandspannung abhängt, durch eine entsprechende Steigerung des Angebotes gedeckt ist. Denn durch Erhöhung des Perfusionsdruckes sowie einer gleichzeitigen Koronardilatation kann der Koronarfluß bis zum 4–5fachen der Ruhedurchblutung gesteigert werden.

Im Verlauf einer Hypertonie besteht jedoch frühzeitig die Gefahr, daß die myokardiale O$_2$-Bilanz im Sinne einer Myokardischämie gestört wird (Abb. 3).

Myokardialer O$_2$-Verbrauch bei Hypertonie

Myokardfaktor

Bereits im Frühstadium der Hypertonie, bei der die Blutdruckerhöhung noch nicht fixiert zu sein braucht, kommt es aufgrund der gesteigerten Widerstandsarbeit zur erhöhten linksventrikulären Wandspannung und damit zu Anpassungserscheinungen des linken Ventrikels im Sinne einer konzentrischen Wanddickenzunahme. Dieser Anpassungsmechanismus scheint zunächst aus Sicht der Pumpfunktion sinnvoll zu sein, weil hierdurch die Wandspannung normalisiert und die Förderleistung des Herzens zumindest in Ruhe ungestört aufrechterhalten werden kann (Abb. 2). Dies wird jedoch erkauft durch die Veränderungen des linken Ventrikels, die den Übergang des Stadium 1 eines Hochdruckherzens in die Stadien 2 und 3 begünstigen. So kommt es einerseits durch die vermehrte Muskelmasse zu einem erhöhten Sauerstoffverbrauch [19, 20], auf der anderen Seite dadurch, daß die Muskelmassenzunahme nicht mit einer adäquat vermehrten Kapillarisierung einhergeht [16] und von einer Mediahypertrophie [17] und gleichzeitiger Endotheldysfunktion der distalen Gefäße begleitet sein kann, zur deutlichen Einschränkung der Koronarreserve [20].

Weiterhin kann die Zunahme der Muskelmasse zu einer erhöhten Steifigkeit des linken Ventrikels führen [19], mit dadurch ebenfalls frühzeitig beeinträchtigter diastolischer Funktion [18], so daß bereits in einer relativ frühen Phase einer Hypertonie eine Störung der Pumpfunktion zumindest bei Belastung möglich ist [10].

Im weiteren Verlauf nimmt die Muskelmasse weiter zu bis ein kritisches Herzgewicht erreicht ist, bei dem der Dekompensationsprozeß einsetzt. Es kommt hierbei zur Gefügedilatation mit relativer Wanddickenabnahme aufgrund der Zunahme der diastolischen Dimension, zu erhöhter Wandspannung mit erhöhtem Sauerstoffverbrauch und schließlich zur Abnahme der Kontraktilität.

Die Zusammenhänge zwischen linksventrikulärer Muskelmasse und Sauerstoffverbrauch konnten in Untersuchungen von Strauer et al. [19] herausgearbeitet und deren lineare Korrelation gut dargestellt werden. Dabei konnte weiterhin nachgewiesen werden, daß der bei Hypertonikern im Vergleich zu Normotonikern erhöhte Sauerstoffverbrauch insbesondere mit Zunahme der maximalen systolischen Wandspannung anstieg.

Aber nicht nur Linksherzhypertrophie und Wandspannung sondern auch das beim Hypertoniker veränderte Kontraktilitätsverhalten führt zu einem gesteigerten O_2-Verbrauch.

So ist gerade die frühe Phase einer Hypertonie bei vielen Patienten gekennzeichnet durch eine Hyperkontraktilität und eine Hyperzirkulation, was eine zusätzliche Steigerung des O_2-Verbrauches beinhaltet [10].

Druckfrequenzprodukt

Als ganz wesentliche weitere Determinante des myokardialen O_2-Verbrauches ist das Druckfrequenzprodukt als allgemein anerkannter Parameter des O_2-Verbrauches, nicht nur in Ruhe sondern insbesondere bei Belastung anzusehen. Somit kommt dem Blutdruck- und Frequenzverhalten unter Belastung diesbezüglich eine besondere Bedeutung zu [5, 7].

Aufgrund der dynamischen Regulation des Blutdruckes ist es nicht überraschend, daß es im Verlauf alltäglicher körperlicher und emotionaler Belastungen zu ausgeprägten Blutdruckanstiegen kommt, die weit über das Ausmaß des Ruheblutdruckes, aber auch des Belastungsblutdruckes normotensiver Personen hinausgehen. [1, 6, 7, 15]. So beschrieben Bachmann et al. [1] das Verhalten von 20 Hochdruckkranken, deren mittlerer Stehdruck von

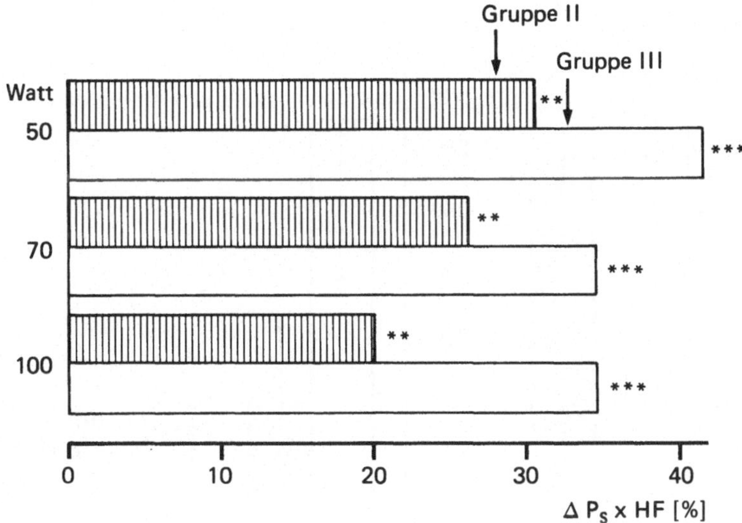

Abb. 4. Prozentualer Anstieg des Doppelproduktes als Maß für den myokardialen O$_2$-Verbrauch der Grenzwerthypertoniker (GrpII) und der Hochdruckkranken (Grp III, offene Säulen) im Vergleich zu den Normalpersonen bei 50, 70 und 100 Watt

163/103 mmHg schon beim Spazierengehen auf 214/112 mmHg und beim Treppensteigen in den 4. Stock sogar auf 240/126 mmHg anstieg. Das Ausmaß dieser Blutdruckanstiege wird besonders deutlich, wenn man zum Vergleich die Werte des Normalkollektivs beim Spazierengehen und Treppensteigen mit 144/87 mmHg bzw. 169/93 mmHg betrachtet. Diese bei Hypertonikern während Alltagsbelastungen deutlich überschießenden systolischen Blutdruckanstiege führen im Zusammenwirken mit den ebenfalls überschießenden Herzfrequenzanstiegen [5] zu einem ausgeprägten Anstieg des Doppelproduktes als zuverlässiges Maß für den myokardialen O$_2$-Verbrauch. Schon bei niedrigen Belastungen ergeben sich hieraus bei Grenzwerthypertonikern und bei Patienten mit milder Hypertonie Steigerungen des myokardialen O$_2$-Verbrauchs zwischen 20 und 40% [5, 7] (Abb. 4).

Daß dies jedoch nicht nur von theoretischer sondern von ganz praktischer Bedeutung ist, insbesondere wenn beim Hypertoniker zusätzlich Koronarstenosen vorhanden sind, soll kurz die zusammenfassende Darstellung einer früheren Untersuchung [7, 8] zeigen (Abb. 5).

Bei 25 zunächst unbehandelten Hypertonikern mit koronarangiographisch gesicherter Gefäßstenose wurde das Blutdruckverhalten, das Druckfrequenzprodukt, die ST-Streckensenkung und die Angina-pectoris-Symptomatik vor und nach Behandlung mit einer β-Blocker-Diuretika-Kombination untersucht. Dabei zeigte sich, daß die Behandlung nicht nur zu einer deutlichen und signifikanten Blutdrucksenkung und signifikanten Senkung des Doppelproduktes unter Belastung führte, sondern daß es auch zu einer signifikanten Rückbildung der ST-Strecke sowie einer Abnahme der Angina pectoris-Symptomatik um 80% kam!

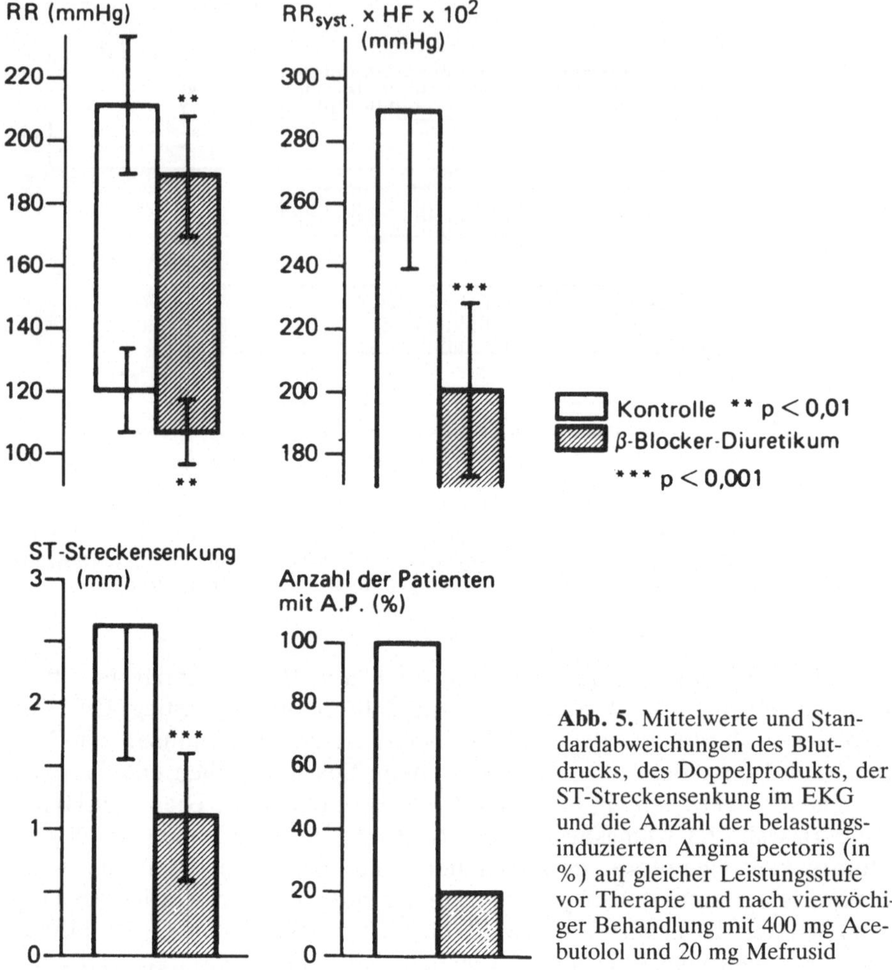

Abb. 5. Mittelwerte und Standardabweichungen des Blutdrucks, des Doppelprodukts, der ST-Streckensenkung im EKG und die Anzahl der belastungsinduzierten Angina pectoris (in %) auf gleicher Leistungsstufe vor Therapie und nach vierwöchiger Behandlung mit 400 mg Acebutolol und 20 mg Mefrusid

Erhöhte Belastungsblutdrucke bedeuten also einen erheblich gesteigerten myokardialen O_2-Verbrauch, den es besonders bei Patienten mit KHK zu senken gilt, da von der O_2-Bilanz des Herzens die Lebensqualität und die Prognose des Patienten abhängt (siehe Beitrag Patyna S. 171).

Myokardiales O_2-Angebot bei Hypertonie

Koronarfaktor

Die Myokarddurchblutung und damit das O_2-Angebot ist im wesentlichen zum einen vom Koronarfaktor, zum anderen vom Perfusionsdruck abhängig (Abb. 3).

Bei der Makroangiopathie liegt die Einschränkung des O$_2$-Angebotes je nach Zahl und Grad der Stenosierung auf der Hand.

Neben fixierten Koronarstenosen bei KHK-Patienten und ohne in diesem Zusammenhang auf deren eingeschränkte bzw. paradoxe Autoregulation der Koronargefäßweite eingehen zu können, ist es für die Beurteilung des O$_2$-Angebotes beim Hypertoniker weiterhin wichtig zu wissen, daß die Koronarreserve auch ohne Vorhandensein von Stenosen im Vergleich zu Normotonikern deutlich eingeschränkt sein kann.

So haben Strauer et al. [19] die Koronarreserve im pharmakologischen Test mit Dipyridamol bei Normalpersonen, essentiellen Hypertonikern mit und ohne koronare Herzerkrankung sowie normotensiven Koronarkranken untersucht und dabei eine deutliche Einschränkung der Koronarreserve auch bei nicht vorhandener Koronarstenose bei Hypertonikern gegenüber Normotonikern nachgewiesen. War die Koronarreserve bei kompensierten Hypertonikern ohne KHK bereits auf 72 % der Norm und mit koronarer Herzerkrankung auf 42 % der Norm herabgesetzt, so war bei Hypertonikern mit LVH und normalem Angiogramm in 50–70 % der Fälle mit Angina pectoris zu rechnen.

Diese unter Ruhebedingungen durch Dipyridamolgabe beurteilte eingeschränkte Koronarreserve kann aber auch durch eine körperliche Belastung ohne medikamentöse Beeinflussung nachgewiesen werden [9].

Wir haben dazu in einer früheren Studie [9] zunächst Hypertoniker mit Angina pectoris und ST-Streckensenkungen im Belastungs-EKG aber freien Koronararterien allerdings mit LVH verglichen mit Patienten mit koronarangiographisch nachgewiesener Koronarstenose hämodynamisch im Rechtsherzkatheter untersucht (Abb. 6). Dabei fanden sich in beiden Gruppen bereits auf niedriger Belatungsstufe mit 50 Watt deutlich erhöhte PCP-Druckwerte als Ausdruck einer gestörten Pumpfunktion, die bei weiterer Steigerung der Belastung noch weiter anstiegen. Dabei unterschieden sich die beiden Gruppen der Mikroangiographie und der KHK weder im Mittelwert, noch in den Einzelwerttrauben signifikant voneinander. Das heißt, selbst aufgrund hämodynamischer Meßparameter waren diese Gruppen nicht voneinander zu unterscheiden.

Während bei dieser Untersuchung auch Hypertoniker mit LVH eingeschlossen waren und man mit Recht darauf verweisen konnte, daß der Anstieg des PCP auch durch eine Compliancestörung bei LVH bedingt sein könnte, haben wir in einer weiteren Untersuchung [11] bei Hypertoniker mit ST-Streckensenkung und Angina pectoris ohne echokardiographisch nachweisbare LVH und ohne diastolische Funktionsstörung mit KHK-Patienten verglichen. Als Kontrollgruppe dienten Hypertoniker ohne Ischämienachweis im Belastungs-EGK.

Bei nahezu identischer Ruhehämodynamik zeigte die Belastungsuntersuchung bei Hypertonikern ohne Streckensenkung bis auf eine einzige Ausnahme normale PCP-Druckanstiege nicht jedoch bei der Gruppe der Mikroangiopathie bzw. KHK mit deutlich pathologischen PCP-Druckanstiegen, die sich wieder weder im Mittelwert noch in der Darstellung der Einzeltrau-

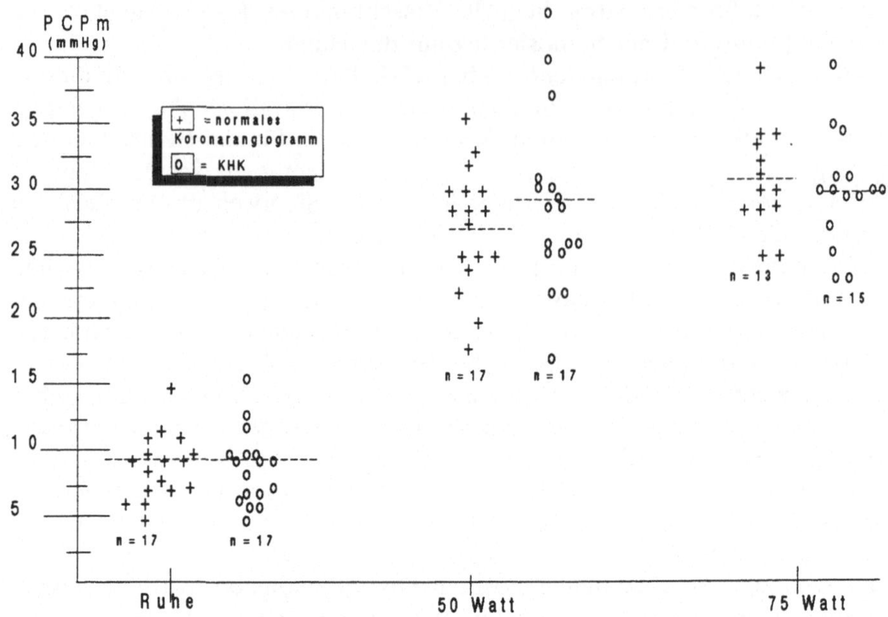

Abb. 6. Pulmonal-kapillärer Verschlußdruck (PCP_m) in Ruhe sowie während der Ergometrie bei 50 und 75 Watt, und zwar für Patienten, die im Belastungs-EKG eine signifikante ST-Streckensenkung und eine Angina pectoris aufwiesen und entweder (Gruppe I) ein normales Koronarangiogramm (Mikroangiopathie) oder aber (Gruppe 2) eine KHK aufwiesen.

ben unterschieden. In der Gruppe ohne Nachweis von Koronarstenosen kann somit eine Pumpfunktionsstörung auch ohne eine LVH und ohne eine diastolische Funktionsstörung (in Ruhe) nachgewiesen werden, die hämodynamisch von einer Störung bei Patienten mit koronarer Makroangiopathie nicht zu unterscheiden ist.

Diese Veränderungen in den kleinen, im Koronarangiogramm nicht sichtbaren Gefäßen, könnten theoretisch Folge anatomischer, funktioneller oder anatomisch und funktioneller Natur sein. Dabei dürfte die im Verlauf einer Hypertonie frühzeitig nachweisbaren Mediahypertrophie [17] nur eine Ursache der reduzierten Koronarrreserve darstellen.

Durch die Gabe von Nifedipin und nochmalige Belastungsuntersuchung konnten wir bei den Patienten mit Mikroangiopathie trotz unverändertem Druckfrequenzprodukt bei der zweiten Belastungsuntersuchung eine signifikant verbesserte Pumpfunktion (PCP-Drucksenkung), mit Rückgang der ST-Streckensenkung und der Angina pectoris Symptomatik nachweisen.

Perfusionsdruck

Neben dem Koronarfaktor ist im Hinblick auf das O$_2$-Angebot beim Hypertoniker der koronare Perfusionsdruck (Höhe des diastolischen Blutdruckes) für das myokardiale O$_2$-Angebot von Bedeutung. Der Perfusionsdruck kann jedoch nur unter gleichzeitiger Beachtung des Koronargefäßlumens beurteilt werden (KHK bzw. Mikroangiopathie). (Abb. 7)

Der bei der Hypertonie erhöhte diastolische Blutdruck verbessert zwar prinzipiell das O$_2$-Angebot, der Vorteil wird aber häufig bereits durch verkürzte Diastolendauer bei erhöhter Frequenz wieder aufgebraucht. Bei hämodynamisch wirksamen Stenosen wird das Ausmaß der regionalen Ischämie auch von der Höhe des poststenotischen Perfusionsdrucks (s. Abb. 7) mitbestimmt. Wird z. B. der systemische Blutdruck in Ruhe und bei Belastung unter der Vorstellung der O$_2$-Einsparung zu stark gesenkt und damit auch der Perfusionsdruck, so kann die regionale Durchblutung hinter der Stenose überproportional abnehmen. Hinzu kommt, daß die normale Erweiterung des Koronarlumens auf 123 % des Basiswertes während Belastung, im Bereich von Stenosen auf 71 % des Wertes unter Ruhebedingungen abnimmt [12]. Interessanterweise kann diese belastungsabhängige Zunahme der Koronarstenose durch vorherige interkoronare Gabe von Propanolol, aber auch von Nitro auf 122 % angeboten werden.

Unter physiologischen Bedingungen sorgt die Autoregulation des koronaren Gefäßbettes dafür, daß Veränderungen des Perfusionsdruckes im Bereich von 60–140 mmHg zu keiner Änderung des Flows führen. Oberhalb

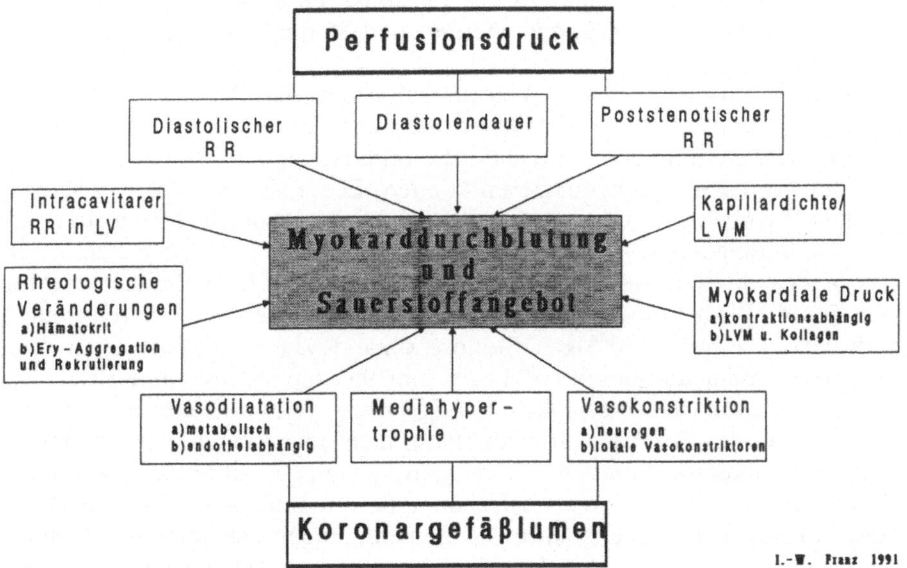

Abb. 7. Bestimmende Faktoren der Myokarddurchblutung unter besonderer Berücksichtigung des Perfusionsdrucks und des Koronargefäßlumens

und unterhalb nimmt der Fluß nahezu linear zu bzw. ab. Ähnlich der Autoregulation der cerebralen Durchblutung kann es jedoch im Verlauf der Hypertonie zu einer Verstellung dieses autoregulatorischen Bereiches nach oben kommen, so daß eine akute Blutdrucksenkung unterhalb des nun erhöhten unteren Bereichs (z. B. 70–90 mmHg) zu einer starken Abnahme des Flusses führt. Beim Hund konnten Harrison et al. [13] zeigen, daß bei Hypertonie und LVH eine ausgeprägte Störung des unteren Bereichs der subendokardialen Autoregulation vorliegt. Im Vergleich zu normalen Herzen wurde jeder Abfall des Blutdrucks mit einem entsprechend größeren Abfall der Myokarddurchblutung im hypertrophierten Ventrikel beantwortet und führte zu subendokardialen Ischämien und Infarkten. Die über diesen Mechanismus verursachte Ischämie führte über die linksventrikuläre Funktionsstörung mit Anstieg des enddiastolischen Drucks im linken Ventrikel zu einer weiteren Verschlechterung des subendokardialen Flows.

Cruickshank [2, 3] hat sich mit der prognostischen Bedeutung der medikamentös induzierten diastolischen Blutdrucksenkung und der KHK-Mortalität bei Hypertonikern intensiv befaßt. Er wies darauf hin, daß in einer Vielzahl von Studien gezeigt werden konnte, daß die Lebenserwartung Hochdruckkranker um so besser war, je niedriger die durch die medikamentöse Behandlung erzielte Blutdruckeinstellung ausfiel. Allerdings wurden in diesen Studien (MRC Trial, Australian Trial, IPPPSH) Patienten mit symptomatischen Ischämien ausgeschlossen. In seiner Übersicht [2] weist er jedoch darauf hin, daß in neueren Untersuchungen auch Patienten mit schwerer Hochdruckform und nachgewiesenen Ischämien eingeschlossen wurden, und daß sich in diesen Studien übereinstimmend nachweisen ließ, daß eine zu starke Absenkung des diastolischen Blutdrucks unter einen bestimmten Wert (J-curve, zwischen 80 und 85 mmHg) zu einem Anstieg der Infarktrate führte.

Als die wahrscheinlichste Erklärung gab er an, daß Patienten mit höhergradigen Stenosen und/oder Hypertonie und LVH eine eingeschränkte Koronarreserve aufweisen und somit besonders empfindlich auf Absenkungen des Perfusionsdrucks reagieren können. Diese ist nach den von Klocke et al. [14] vorgelegten Untersuchungen sehr wahrscheinlich. Unter physiologischen Bedingungen können die Koronararterien durch Dipyridamol um das 5fache dilatiert werden, d. h., sie weisen einen Koronarreservefaktor von 5 auf. Liegt jedoch eine LVH vor, so ist dieser Wert bereits auf 3 reduziert, was einer 70%igen Stenose ohne LVH entspricht. Liegt eine 80%ige Koronarstenose mit LVH bzw. eine 95%ige Stenose ohne LVH vor, so ist die Koronarreserve praktisch aufgehoben. Dies bedeutet jedoch, daß jeder Abfall des Perfusionsdruckes (kann nicht mehr durch eine Dilatation der Koronargefäße kompensiert werden) zu einem Abfall der Koronardurchblutung und somit zu einer Ischämie führen muß, da die O_2-Ausschöpfung im Myokard bereits unter Ruhebedingungen maximal ist. Kommt zusätzlich noch eine erhöhte Herzfrequenz hinzu und damit eine verkürzte Diastolendauer, so wird die Koronardurchblutung zusätzlich reduziert. Floras [4] erweiterte die von Cruickshank aufgestellte Hypothese insoweit, indem er darauf hinweis, daß durch zu starke Blutdrucksenkung bei Hypertonikern mit kritischen Stenosen und LVH ein Myokardinfarkt hervorgerufen werden könne, und zwar besonders durch die nächtlichen Hypotension (weiterer Abfall des diastolischen Blutdrucks um 25 % im Vergleich zum Tagesprofil).

Neben den bisher erwähnten Faktoren kann die eingeschränkte Myokarddurchblutungszunahme auch noch durch weitere Veränderungen wie eine relativ reduzierte Kapillardichte, erhöhtem myokardialen Druck, intrakavitäre Druckerhöhung, rheologische Veränderungen u.a.m. (Abb. 7) zusätzlich eingeschränkt werden, auf die in diesem Rahmen nicht weiter eingegangen werden kann.

Zusammenfassend muß im Verlauf einer Hypertonie frühzeitig zum einen mit einem gerade unter Belastungsbedingungen erhöhten myokardialen O_2-Verbrauch, zum anderen mit einem deutlich reduziertem O_2-Angebot gerechnet werden, so daß letztlich die multifaktoriell gestörte O_2-Bilanz die Grundlage therapeutischer Überlegungen darstellt.

Literatur

1. Bachmann K, Zerzawy R, Riess PJ, Zölch KA (1970) Blutdruckelemetrie – kontinuierliche, direkte Blutdruckmessung im Alltag und beim Sport. Dtsch. med. Wschr 95 741
2. Cruickshank JM (1988) Coronary flow reserve and the J-curve relations between diastolic blood pressure and myocardial infarction. Br Med J 297, 1227
3. Cruickshank JM, Thorp JM, Zacharias FJ (1987) Benefits and potential harm of lowering high blood pressure. Lancet. 1, 581
4. Floras JS (1988) Antihypertensive treatment, myocardial infarction, and nocturnal myocardial ischaemia. Lancet i, 944
5. Franz I-W, Mellerowicz H (1980) Vergleichende ergometrische Untersuchungen über den Tension-Time-Index und die körperliche Leistungsbreite bei Patienten mit grenzwertiger und stabiler Hypertonie und Normalpersonen. Z Kardiol 69, 587
6. Franz I-W (Hrsg) (1981) Belastungsblutdruck bei Hochdruckkranken. Springer, Berlin Heidelberg New York
7. Franz I-W (1982) Ergometrie bei Hochdruckkranken. Springer, Berlin Heidelberg New York Toyko
8. Franz I-W (1986) β-Rezeptorenblocker in der Hochdrucktherapie. Hämodynamische und metabolische Aspekte und Kombinierbarkeit mit anderen Antihypertensiva. Springer, Berlin Heidelberg New York
9. Franz I-W, Tönnesmann U, Erb D, Ketelhut R (1991) Impaired left ventricular function during exercise in hypertensives with normal coronary arteriograms. J Cardiovasc Pharmacol 17 (Suppl. 2), 133
10. Franz I-W (1991) Hypertonie und Herz. Springer, Berlin, Heidelberg, New York, London, Paris, Tokyo, Hongkong, Barcelona, Budapest
11. Franz I-W, Tönnesmann U, Erb D (1992) Ischämiebedingte Pumpfunktionsstörung bei Hypertonikern mit unauffälligem Koronarangiogramm. Klin Wochenschr 69 (Supp XXIII) I–II, 160
12. Gaglione A, Hess OM, Corin W, Ritter M, Grimm J, Krayenbühl HP (1987) Is there coronary vasoconstriction after intracoronary beta-adrenergic blockade in patients with coronary artery disease. J Am Coll Cardiol 70, 299
13. Harrison DG, Florentine MS, Brooks LA, Cooper SM, Marcus ML (1988) The effect of hypertension and left ventricular hypertrophy on the lower range of coronary autoregulation. Circulation 77, 1108

14. Klocke FJ (1987) Measurements of coronary flow reserve: defining pathophysiology versus making decisions about patient care. Circulation 76, 1183
15. Krönig B (1976) Blutdruckvariabilität bei Hochdruckkranken. Hüthig, Heidelberg
16. Marcus ML, Doty DB, Hiratzka LF, Wright CB, Eastham C (1982) Decreased coronary reserve: a mechanism for angina pectoris and normal coronary arteries. New Engl J Med 307, 1362
17. Schwarzkopff B, Daubel A, Frenzel H, Rettig B, Vogelsang H, Horst W (1990) Induktion und Reversibilität struktureller Veränderungen der intramuralen Herzarterien. Z Kardiol 79, 107
18. Smith VE, Schulmann P, Karimeddini MK, White WB, Meeran MK, Katz AM (1985) Rapid ventricular filling in left ventricular hypertrophy: II. pathologic hypertrophy. J Am Coll Cardiol 5, 869
19. Strauer BE (1979) Das Hochdruckherz. Springer, Berlin Heidelberg New York
20. Strauer BE, Motz W, Vogt M (1989) Therapie der myokardialen und koronaren Auswirkungen des arteriellen Bluthochdrucks. Z Kardiol 78 (Suppl 1), 128

Belastungsblutdruck und Prognose nach Myokardinfarkt

W. D. Patyna

Einleitung

Dem erhöhten Belastungsblutdruck wird in letzter Zeit eine besondere Bedeutung für das Auftreten von kardiovaskulären Folgeschäden zugeschrieben [6, 8, 19, 25, 28]. Besonders bei Patienten mit bereits reduziertem O_2-Angebot infolge hämodynamisch wirksamer Koronarstenosen können überhöhte Belastungsblutdrücke über eine Steigerung des kardialen O_2-Verbrauchs eine myokardiale Ischämie auslösen [10]. Weiterhin korreliert der Grad einer linksventrikulären Hypertrophie, die als ein eigenständiger kardiovaskulärer Risikofaktor anzusehen ist, weit besser mit der Blutdruckhöhe bei Belastung als in Ruhe [4, 18, 26]. Sogar bei Normotonikern soll nach den Untersuchungen von Gottdiener [11] ein erhöhter Belastungsblutdruck ein deutlicher Paramter für eine beginnende Linksyhpertrophie sein.

In der folgenden Studie sollte der Einfluß eines erhöhten Belastungsblutdrucks auf den weiteren klinischen Verlauf von Herzinfarktpatienten mit normalem Ruheblutdruck untersucht werden.

Patienten und Methodik

In die Studie wurden Patienten aufgenommen, die wegen eines abgelaufenen Herzinfarktes in unsere Klinik zum stationären Heilverfahren kamen. Um ein möglichst homogenes Patientenkollektiv zu erhalten, wurden Personen mit prognostisch ungünstigen Ausgangsparametern wie Herzvergrößerung, manifeste Herzinsuffizienz, fehlendem Blutdruckanstieg bei Belastung, schwerer Arrhythmie und zu geringer Belastbarkeit von der weiteren Beobachtung ausgeschlossen. Im einzelnen sollten folgende Kriterien erfüllt sein:

1. Gesicherter Herzinfarkt, 3–18 Monate vor dem stationären Heilverfahren (7,4 ± 4,8 Monate).
2. Normaler Ruheblutdruck an beiden Armen (< 160/95 mmHg), keine antihypertensive Therapie.
3. Keine Herzfrequenz > 100/Min., kein Vorhofflimmern, keine Arrhythmien nach Lown III–IV.

I.-W. Franz (Hrsg.)
Belastungsblutdruck
bei Hochdruckkranken
© Springer-Verlag Berlin Heidelberg 1993

4. Normalgroßes Herzvolumen, keine Herzinsuffizienz der NYHA-Stadien III–IV.
5. Normale Kreatinin-, Harnstoff- und Kaliumwerte im Serum.
6. Ergometrie und Rechtsherzkatheteruntersuchung ohne herz-und kreislaufwirksame Medikation.
7. Keine Herzoperation während des Beobachtungszeitraums.

Diese Bedingungen erfüllten 207 Patienten. Allerdings mußten 27 Patienten aus der Studie ausgeschlossen werden: 14 Patienten wegen Teilnahmeverweigerung, 3 wegen unbekannter Adresse und 10 wegen extrakardialen Todes. Es konnte somit bei 180 Patienten (172 Männer, 8 Frauen) im mittleren Alter von 48,1 ± 6,1 Jahren (24–62 Jahre) der weitere klinische Verlauf ausgewertet werden. Die mittlere Beobachtungszeit betrug 6,2 ± 1,6 Jahre.

Bei 101 Patienten lag ein Infarkt der Vorderwand und bei 79 ein Infarkt der Hinterwand vor. Als oberster Normbereich des Belastungsblutdrucks galt ein systolischer Blutdruck von 185 mmHg bei Ergometrie mit 75 Watt und von 200 mmHg bei Ergometrie mit 100 Watt. Die ergometrische Untersuchung wurde am drehzahlunabhängigen Fahrradergometer im Liegen durchgeführt. Es wurde mit 50 Watt begonnen und alle 2 Min. um 25 Watt bis zur Leistungsgrenze bzw. zu den üblichen Abbruchkriterien gesteigert. Der Blutdruck wurde nach Riva Rocci gemessen und die Herzfrequenz aus dem EKG ermittelt. Die hämodynamische Untersuchung wurde mit einem Swan-Ganz-Ballonkatheter in Ruhe und unter ergometrischer Belastung durchgeführt. Die stufenweise Belastung am drehzahlunabhängigen Fahrradergometer wurde mit 25 Watt begonnen und alle 6 Min. um 25 Watt bis zum Untersuchungsende gesteigert. Die Drücke in der Lungenstrombahn (systolischer, diastolischer und mittlerer Pulmonalarteriendruck sowie Pulmonalkapillardruck) wurden in der 5. Belastungsminute registriert. Das Herzminutenvolumen wurde nach dem Fick'schen Prinzip ermittelt. Der Schweregrad der Ischämiereaktion wurde nach Kaltenbach [13] als Ischämiescore (ST/W × 100) aus der ST-Streckensenkung in mm auf der höchsten ergometrischen Leistungsstufe in Watt ermittelt. Der Schweregrad der Ventrikelfunktionsstörung wurde als Ventrikelscore (Pc/W × 100) aus dem Pulmonalkapillardruck in mmHg auf der höchsten ergometrischen Leistungsstufe in Watt errechnet.

Statistisch wurden die Mittelwerte, Standardabweichungen und Signifikanzgrenzen nach dem Studentschen t-Test für den unpaarigen Vergleich errechnet. Bei einer Irrtumswahrscheinlichkeit von p < 0,05 wurde von signifikanten Unterschieden ausgegangen.

Ergebnisse

Bei unseren Herzinfarktpatienten mit und ohne erhöhten Belastungsblutdruck bestanden keine signifikanten Unterschiede hinsichtlich Alter, Kör-

Tabelle 1. Alter, Größe, Gewicht, Infarktlokalisation und Hypertoniehäufigkeit vor dem Myokardinfarkt bei Patienten mit und ohne „Belastungshypertonie".

Parameter	Belastungs-normotoniker (n = 142)		Belastungs-hypertoniker (n = 38)
Alter (Jahre)	48,5 ± 5,9	n.s.	48,3 ± 7,6
Größe (cm)	171,9 ± 11	n.s.	171,5 ± 7,2
Gewicht (kg)	76,2 ± 10,1	n.s.	75,3 ± 7,2
Infarkte der Vorderwand	84 (59 %)	*	17 (45 %)
Infarkte der Hinterwand	58 (41 %)	*	21 (55 %)
Hypertonie vor Infarkt	11 (8 %)	**	7 (18 %)

$* = p < 0,005$ $** = p < 0,001$

Tabelle 2. Herzgröße und Ruhewerte von Pulmonalkapillardruck, Blutdruck und Druckfrequenzprodukt bei Infarktpatienten mit und ohne „Belastungshypertonie".

Parameter	Belastungs-normotoniker (n = 142)		Belastungs-hypertoniker (n = 38)
Herzvolumen (ml/m² KOF)	392 ± 51	n.s.	383 ± 53
Pulmonalkapillardruck-Ruhe (mmHg)	11,5 ± 4,4	n.s.	12,3 ± 3,8
RR syst. – Ruhe (mmHg)	134 ± 13	**	143 ± 10
RR diast. – Ruhe (mmHg)	84 ± 8	**	88 ± 7
DFP-Ruhe (mmHg/min × 1000)	9,7 ± 2,0	**	11,2 ± 2,2

pergröße und Körpergewicht (Tabelle 1). Ebenso zeigten der Pulmonalkapillardruck in Ruhe und die röntgenologisch bestimmte Herzgröße vergleichbare Ausgangswerte (Tabelle 2). Auch bei den kardiovaskulären Risikofaktoren (Nikotinabusus, Übergewicht, Diabetes mellitus, Hypercholesterinämie) fanden sich keine Unterschiede (Tabelle 3). Weiterhin war die Verteilung einer medikamentösen Therapie mit Betarezeptorenblockern, Kalziumantagonisten und Nitraten in beiden Patientengruppen gleich (Tabelle 3). Lediglich der Blutdruck und das Druckfrequenzprodukt in Ruhe fielen bei den Infarktpatienten mit überhöhten Belastungsblutdrücken signifikant (p < 0,01) höher aus (Tabelle 2). Anamnestisch fanden sich in dieser Patientengruppe vor dem Infarktereignis auch häufiger Hypertoniker (Tabelle 1).

Tabelle 3. Häufigkeit von Risikofaktoren und einzelner medikamentöser Behandlungsformen bei Infarktpatienten mit und ohne „Belastungshypertonie"

Risikofaktoren Medikamente	Belastungs- normotoniker (n = 142)		Belastungs- hypertoniker n = 38)
Raucher	83 %	n.s.	86 %
Zigaretten/Tag	21,6 ± 16	n.s.	22,8 ± 16
Übergewicht > 10 % n. Broca	28 %	n.s.	29 %
Diabetes	11 %	n.s.	9 %
Cholesterin	246 ± 40 mg%	n.s.	256 ± 40 mg%
Triglyceride	170 ± 71 mg%	*	227 ± 236 mg%
Ca-Antagonisten	25 %	n.s.	24 %
β-Blocker	35 %	n.s.	34 %
Nitrate	62 %	n.s.	66 %

* = p < 0,0500

Nach einer Beobachtungszeit von etwa 6 Jahren kam es bei den Herzinfarktpatienten mit „Belastungshypertonie" signifikant häufiger zu kardialem Tod (p < 0,001) und zu einem Reinfarkt (p < 0,01) als bei den Infarktpatienten mit normalem Belastungsblutdruck (Tabelle 4). Die Herzinfarktpatienten mit erhöhtem Belastungsblutdruck waren bei den kardialen Zwischenfällen überrepräsentiert. So wiesen 56 % aller Todesfälle und 50 % aller Reinfarkte einen „Belastungshochdruck" auf, während es im Gesamtkollektiv nur 21 % waren (Abb. 1).

Tabelle 4. Häufigkeit von kardialem Tod (†) Reinfarkten (↓) und komplikationslosem Verlauf (∅) (innerhalb von 6,2 ± 1,6 Jahren bei 180 normotonen Herzinfarktpatienten.

Ausgangsparameter		nach 6,2 Jahren		
Blutdruck Ruhe mmHg	Blutdruckverhalten bei Ergometrie	†	↓	∅
138 ± 16 86 ± 9	+ 38 (21 %)	10 (26 %)	6 (16 %)	22 (58 %)
	− 142 (79 %)	*** 8 (6 %)	** 6 (4 %)	*** 128 90 %)
+ Belastungshypertoniker − Belastungsnormotoniker				

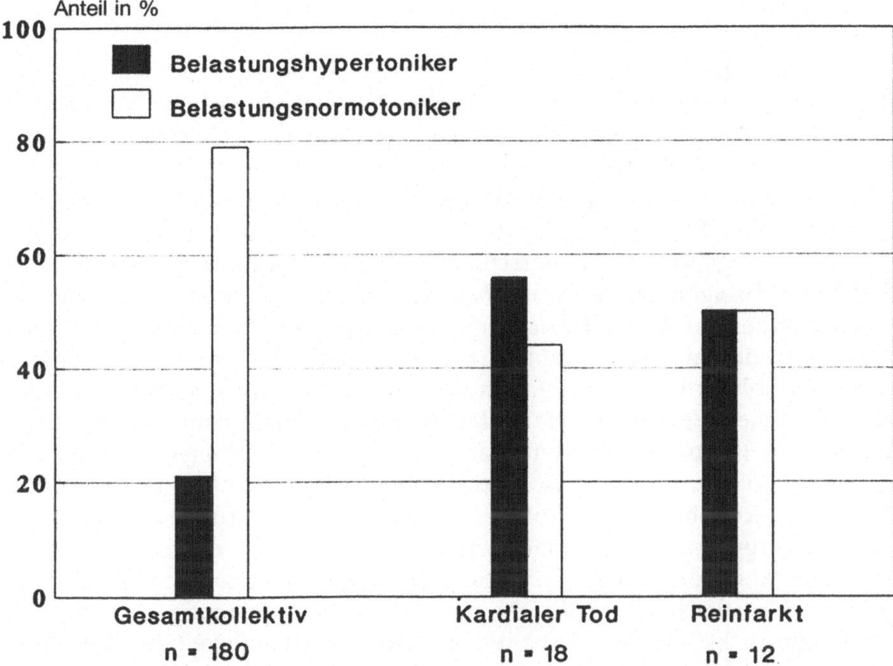

Abb. 1. Prozentualer Anteil von Belastungshypertonikern in der Gruppe der verstorbenen Patienten, der Reinfarktpatienten und im Gesamtkollektiv der Infarktpatienten.

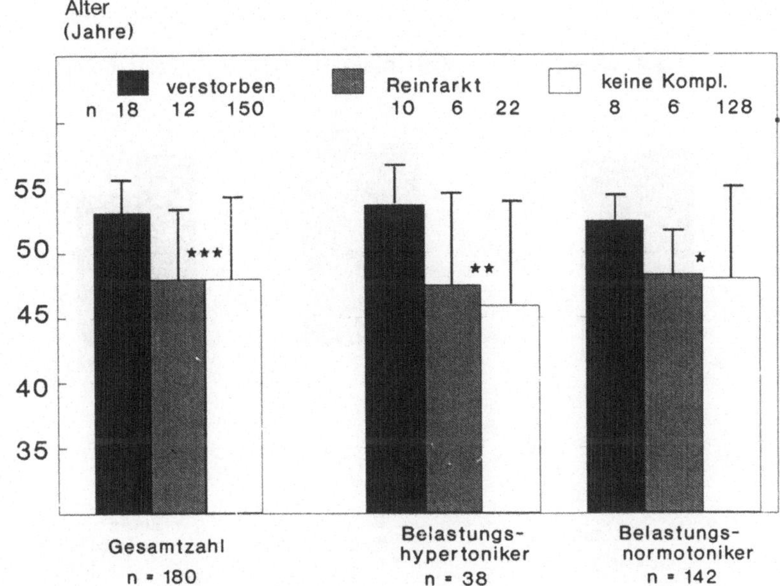

Abb. 2. Lebensalter zu Studienbeginn bei den Patienten mit kardialem Tod, mit Reinfarkt und mit komplikationslosem Verlauf im Gesamtkollektiv sowie den Patienten mit erhöhtem und normalem Belastungsblutdruck.

Diskussion

Normotone Herzinfarktpatienten mit „Belastungshypertonie" wiesen innerhalb von 6 Jahren eine etwa 4mal höhere kardiale Komplikationsrate (kardialer Tod, Reinfarkt) auf als Patienten mit normalem Belastungsblutdruck. Zu ähnlichen Ergebnissen kamen auch andere Autoren [6, 30].

Das Lebensalter zum Zeitpunkt des Myokardinfarktes, das als wichtiger prognostischer Parameter gilt [16, 19, 32], zeigte in beiden Patientengruppen keinen signifikanten Unterschied (Tabelle 1). Allerdings wiesen die an kardialen Ereignissen Verstorbenen von allen Patienten das signifikant höchste Alter auf. Diese Beziehung galt aber sowohl für Herzinfarktpatienten mit erhöhtem Belastungsblutdruck als auch für Patienten mit normalem Belastungsblutdruck (Abb. 2). Eine geringere prognostische Bedeutung für den klinischen Verlauf bei Herzinfarktpatienten dürfte dem Ruheblutdruck zukommen (Abb. 3). Während das Auftreten von kardialen Komplikationen bei Patienten mit „Belastungshypertonie" keine Abhängigkeit von der Höhe des Ruheblutdrucks aufwies, zeigten die verstorbenen Patienten in der Infarktgruppe mit normalem Belastungsblutdruck die höchsten Blutdruckausgangswerte (Abb. 3). Diese Befunde entsprechen den Ergebnissen anderer Untersucher [14, 20], die ebenfalls keinen eindeutigen Einfluß des Ruheblutdrucks auf die Mortalität und Reinfarkthäufigkeit bei Infarktpatienten fanden. Unsere Beobachtung, daß sich unter den Patienten mit

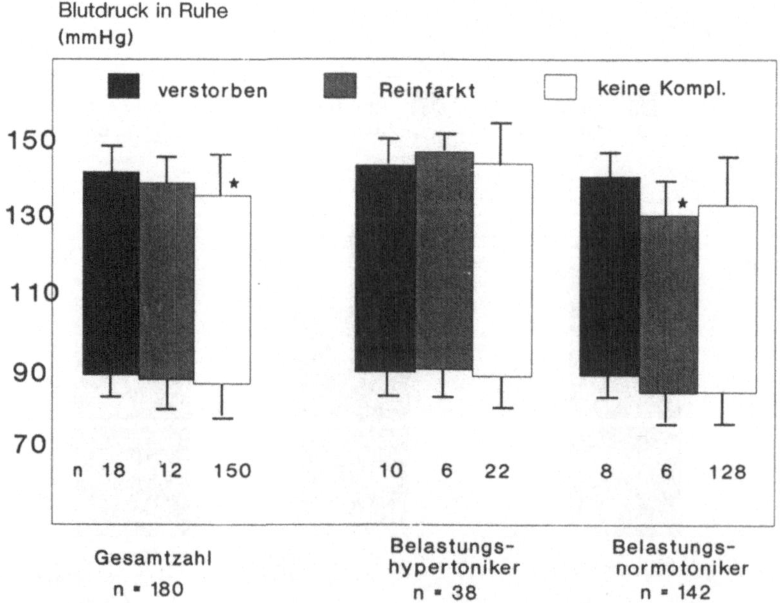

Abb. 3. Systolischer und diastolischer Ruheblutdruck zu Studienbeginn bei den Patienten mit kardialem Tod, mit Reinfarkt und mit komplikationslosem Verlauf im Gesamtkollektiv sowie den Patienten mit erhöhtem und normalem Belastungsblutdruck.

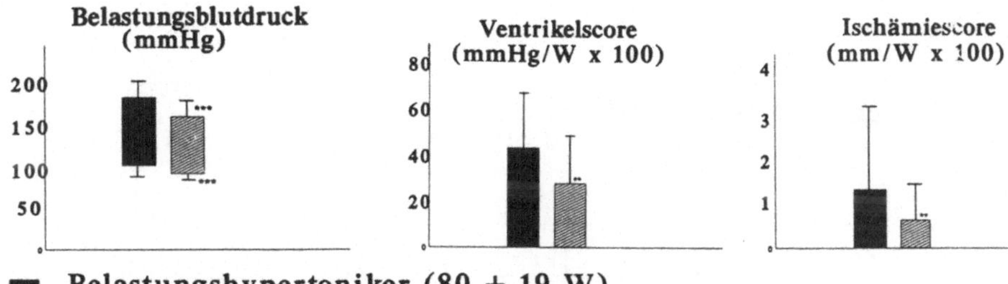

Belastungshypertoniker (80 + 19 W)
Belastungsnormotoniker (89 + 17 W)

Abb. 4. Blutdruck, Schweregrad der Ventrikelfunktionsstörung (Ventrikelscore) und der Ischämiereaktion (Ischämiescore) während ergometrischer Belastung bei Infarktpatienten mit und ohne erhöhten Belastungsblutdruck.

erhöhtem Belastungsblutdruck mehr ehemalige Hypertoniker befanden als im übrigen Patientenkollektiv (Tabelle 1) deutet darauf hin, daß bei diesen Patienten die Hypertonie durch das Infarktereignis normalisiert wurde und erst wieder durch die ergometrische Untersuchung, wie bereits früher vermutet [24, 30], demaskiert wird. Dieser Abfall des Blutdrucks wird bis zu 2 Jahren nach dem Herzinfarkt beobachtet und tritt bei etwa 50 % der Hypertoniker auf [14]. Der „isolierten Belastungshypertonie" bei Zustand nach Herzinfarkt käme somit neben der prognostischen Bedeutung für die Entstehung einer manifesten Hypertonie [5, 7, 8, 23, 27, 33] eine retrospektive Bedeutung für die Diagnose einer bereits vor dem Herzinfarkt existierenden arteriellen Hypertonie zu.

Eine jahrelang vor dem Herzinfarkt bestehende Hochdruckkrankheit könnte auch die ungünstigeren hämodynamischen Parameter der Belastunghypertoniker erklären. So zeigten diese Infarktpatienten unter ergometrischer Belastung einen signifikant höheren (p < 0,01) Ventrikel- und Ischämiescore (Abb. 4). Gerade das Ausmaß der Ventrikelfunktionsstörung und der Grad der Ischämie sind aber für den weiteren klinischen Verlauf von besonderer prognostischer Bedeutung [2, 3, 31]. Entsprechend zeigten auch die verstorbenen Infarktpatienten die höchsten Werte beim Ventrikel- und Ischämiescore (Abb. 5, Abb. 6). Diese Beziehung galt allerdings im gleichen Maße für Patienten mit und ohne erhöhten Belastungsblutdruck (Abb. 5, Abb. 6).

Der Einfluß des überhöhten Belastungsblutdrucks auf den weiteren klinischen Verlauf ließ sich nach Einteilung der Herzinfarktpatienten in 3 Schweregradgruppen (Abbildung 7) noch deutlicher darstellen. Zwar stieg erwartungsgemäß die Mortalität mit zunehmendem Schweregrad der Ischämie und der Ventrikelfunktionsstörung an, jedoch zeigten in allen 3 Schweregraden die belastungshypertonen Infarktpatienten die höchsten Anteile an Todesfällen und Reinfarkt (Abb. 8). Weiterhin kann die Bedeutung des erhöhten Belastungsblutdrucks für das Auftreten von kardialen Zwischenfällen durch einen Vergleich unseres selektierten Infarktkollektivs mit

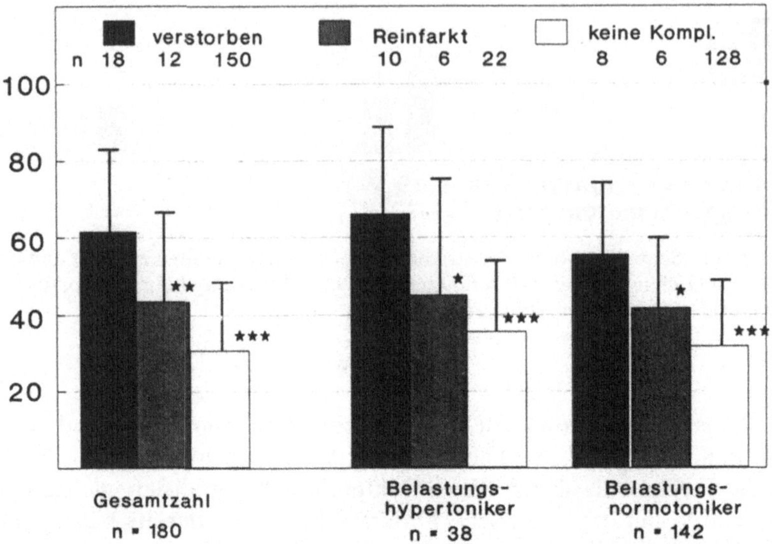

Abb. 5. Ventrikelscore zu Studienbeginn bei den Patienten mit kardialem Tod, mit Reinfarkt und mit komplikationslosem Verlauf im Gesamtkollektiv sowie den Patienten mit erhöhtem und normalem Belastungsblutdruck.

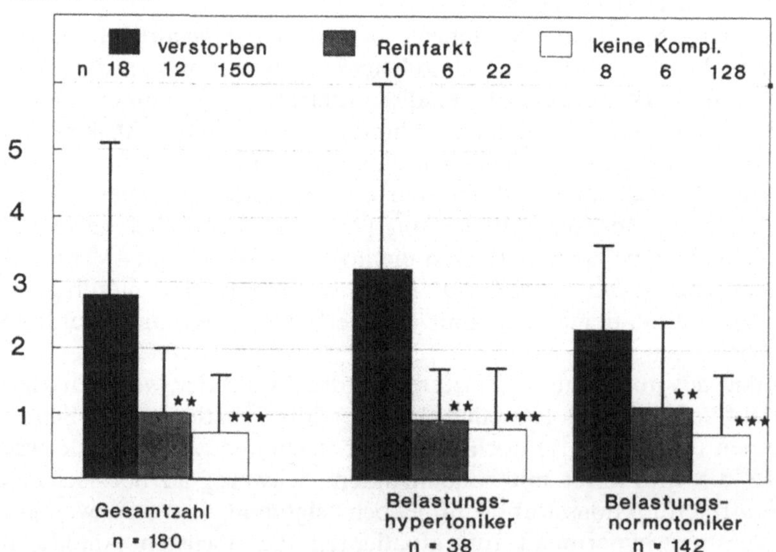

Abb. 6. Ischämiescore zu Studienbeginn bei den Patienten mit kardialem Tod, mit Reinfarkt und mit komplikationslosem Verlauf im Gesamtkollektiv sowie den Patienten mit erhöhtem und normalem Belastungsblutdruck.

Abb. 7. Einteilung der
Herzinfarktpatienten in
Gruppen mit 3 Schwere-
graden nach der Ventrikel-
funktionsstörung und der
Ischämiereaktion.
Schweregrade der
Ischämie und der Ventri-
kelfunktionsstörung bei
Patienten mit Herzinfarkt

Schweregrad I n = 102	ST ↓ < 2,0 mm PC ↑ < 30 mmHg 92 ± 15 Watt
Schweregrad II n = 53	ST ↓ < 2,0 mm PC ↑ ≥ 30 mmHg oder ST ↓ ≥ 2,0 mm PC ↑ < 30 mmHg 87 ± 17 Watt
Schweregrad III n = 25	ST ↓ ≥ 2,0 mm PC ↑ ≥ 30 mmHg 68 ± 18 Watt

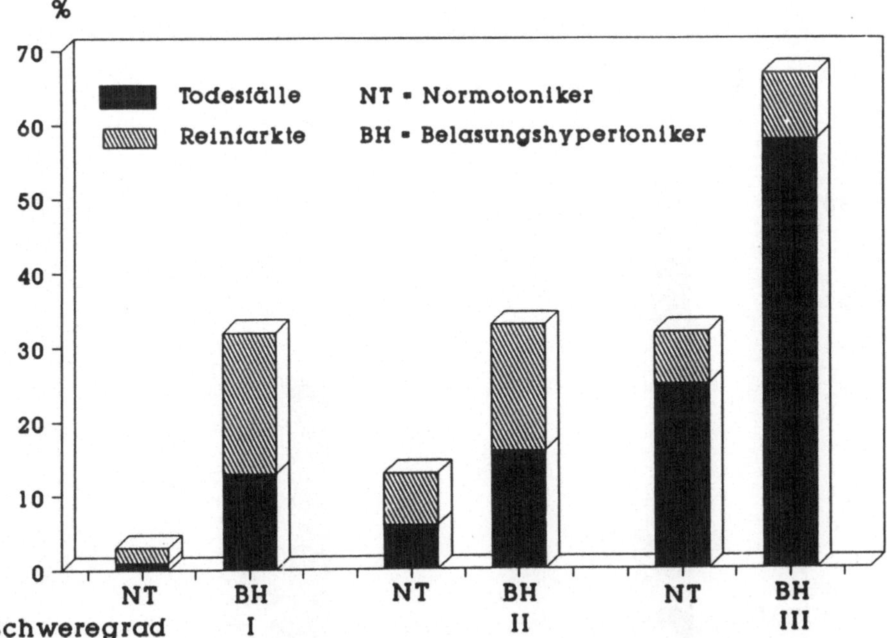

Abb. 8. Prozentualer Anteil der kardialen Komplikationen (kardialer Tod, Reinfarkt) bei Infarktpatienten mit und ohne erhöhten Belastungsblutdruck in Abhängigkeit vom Schweregrad der Ischämiereaktion und der Ventrikelfunktionsstörung.

einem nicht selektierten Kollektiv verdeutlicht werden (Abb. 9). Bei den nichtselektierten Infarktpatienten (I) traten in einem vergleichbaren Zeit-raum erwartungsgemäß weit mehr kardiale Komplikationen auf [17]. So kam es in 21 % zu kardialem Tod und in 9 % zu Reinfarkten, während bei unseren selektierten Infarktpatienten (II) kardiale Todesfälle in 10 % und Reinfarkte in 7 % auftraten (Abb. 9).

Die ergometrische Trennung unserer Infarktpatienten in Belastungshypertoniker (III) und -normotoniker (IV) entsprach gleichzeitig einer Aufteilung in Patienten mit ungünstiger Prognose. Jetzt traten kardiale Komplikationen bei den selektierten Patienten mit überhöhten Belastungsblutdrücken (III) sogar noch häufiger auf als bei den nichtselektierten Patienten (I) (Abb. 9).

Die Ergebnisse deuten darauf hin, daß eine „Belastungshypertonie" bei Herzinfarktpatienten den weiteren klinischen Verlauf ungünstig beeinflußt. Die Gefährdung dieser Patienten erklärt sich durch den gesteigerten myokardialen O_2-Verbrauch bei überhöhten Belastungsblutdrücken und gleichzeitig reduzierter Koronarrreserve [7, 29]. Aus diesem Grund wird bei Belastungshypertonikern mit kardiovaskulären Erkrankungen eine medikamentöse Therapie für notwendig erachtet [9, 12, 15, 27]. Medikamente der ersten Wahl sind Betablocker, da sie den Blutdruck und das Druckfrequenz-

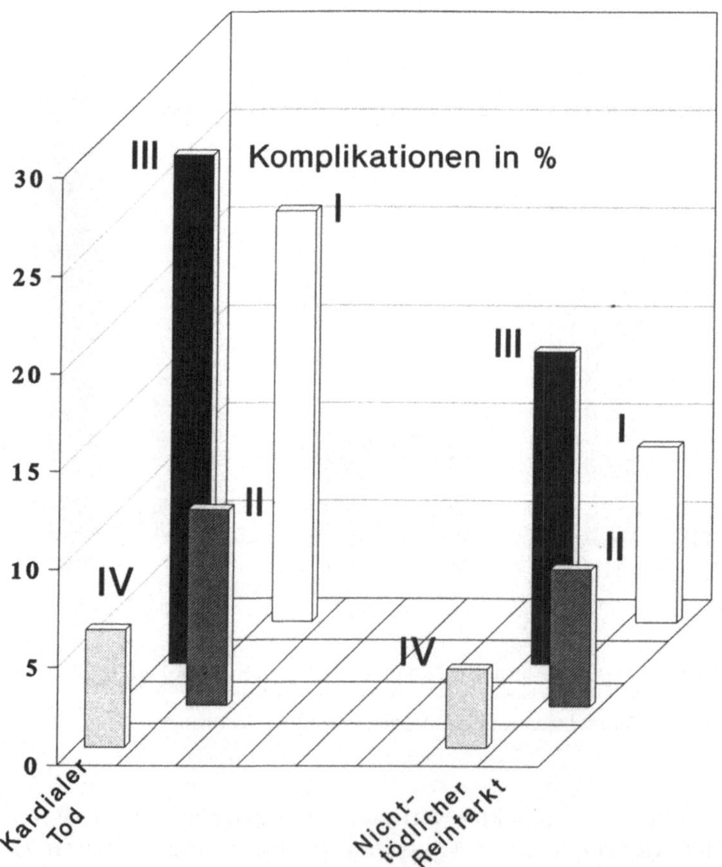

Abb. 9. Häufigkeit der kardialen Komplikationen in 6 Jahren bei einem unselektierten Infarktkollektiv (I) und unserem selektierten Infarktkollektiv ohne (II) bzw. nach ergometrischer Trennung in Belastungshypertoniker (III) und Belastungsnormotoniker (IV).

produkt unter Belastung besonders stark senken [9, 21]. Bei Herzgesunden mit erhöhtem Belastungsblutdruck sollten nur nichtmedikamentöse Allgemeinmaßnahmen therapeutisch eingesetzt werden [1, 15, 22, 27].

Zusammenfassung und Schlußfolgerung

1. Herzinfarktpatienten mit erhöhtem Belastungsblutdruck zeigten innerhalb von 6 Jahren eine 4mal höhere kardiale Komplikationsrate als Patienten mit normalem Blutdruck bei Belastung.
2. Die schlechtere Prognose der Infarktpatienten mit erhöhtem Belastungsblutdruck kann zum Teil mit der stärkeren Ischämie und ungünstigeren Ventrikelfunktionen dieser Patienten unter Belastung erklärt werden.
3. Der Befund, daß bei gleichem Schweregrad der Ischämie und der Ventrikelfunktionsstörung kardiale Komplikationen häufiger bei belastungshypertonen Patienten auftraten, deutet auf eine eigenständige Rolle der Belastungshypertonie als kardialen Risikofaktor hin.
4. Die höhere Gefährdung der Herzinfarktpatienten mit erhöhtem Belastungsblutdruck erfordert neben nichtmedikamentösen Behandlungsmaßnahmen eine medikamentöse Therapie zur Normalisierung des Blutdrucks unter Belastung.

Literatur

1. Anlauf M, Block KD 1984) Der Blutdruck unter körperlicher Belastung. Diagnostische und prognostische Bedeutung. Steinkopff, Darmstadt
2. Buchwalsky R, Kauderer M (1983) Prognostischer Stellenwert der Einschwemmkatheteruntersuchung bei koronarer Herzkrankheit. Herzkreisl 15:111
3. Bussmann WD, Giebeler B, Kaltenbach M (1981) Verlaufsbeobachtung bei koronarer Herzkrankheit. DMW 106:1409
4. Devereux RB, Pickering TG, Harshfield GA, Kleinert HD, Deuby L, Clerk L, Pregibon D, Jason M, Kleinert B, Borer JS, Laragh JH (1983) Left ventricular hypertrophy in patients with hypertension: importance of blood pressure response to regularly recurring stress. Circulation 68:470
5. Dlin RA, Hanne N, Silverberg DS, Bar-Or O (1983) Follow-up of normotensive men with exaggerated blood pressure response to exercise. Am Heart J 106:316
6. Floras IS, Hassan MO, Sever PS, Jones I, Osikowska B, Selight P (1981) Cuff and ambulatory blood pressure in subjects with essential hypertension. Lancet II:107
7. Franz I-W (1981) Belastungsblutdruck bei Hochdruckkranken. Springer, Berlin Heidelberg New York
8. Franz I-W (1983) Grenzwerthypertonie und Belastungsblutdruck. In: Lohmann FW (Hrsg) Zeitgemäße Hochdrucktherapie. Verlag für angewandte Wissenschaften, München, S 53
9. Franz I-W (1986) Beeinflussung der Hypertonie unter Belastung durch antihypertensive Pharmako-Therapie: In: Distler A (Hrsg) Ca-Antagonisten und Beta-Rezeptorenblocker in der Behandlung von Hypertonie und koronarer Herzkrankheit. Schattauer, Stuttgart, S 53
10. Franz I-W (1989) Soll die Belastungshypertonie behandelt werden? „Pro". Mitt Klin Nephrologie XVIII:51

11. Gottdiener JS, Brown J, Zoltick I, Flecker RD (1990) Left ventricular hypertrophy in men with normal blood pressure: relation to exaggerated blood pressure response to exercise. Ann Intern Med 112:161
12. Gotzen R (1986) Die medikamentöse Beeinflussung des Belastungsblutdrucks. In: Lohmann FW (Hrsg) Hochdruck und Sport. Springer, Berlin Heidelberg New York, S 99
13. Kaltenbach M, Roskamm H (Hrsg) (1980) vom Belastungs-EKG zur Koronarangiographie. Springer, Berlin Heidelberg New York, S 57
14. Kannel WB, Sorlie P, Castelli WP, McGree D (1980) Blood pressure and survival after myocardial infarction. Am J Cardiol 45:326
15. Klaus D 1987) Differentialtherapie der Belastungshypertonie. Herz 12:146
16. Matzdorff F (1975) Herzinfarkt, Prävention und Rehabilitation. Urban und Schwarzenberg, München Berlin Wien
17. Matzdorff F (1977) Kriterien für die Spätprognose nach Herzinfarkt. Lebensversicherungsmedizin 5:129
18. Nathwani D, Reevers RA, Marquez-Julio A (1985) Left ventricular hypertrophy in mild hypertension: correlation with exercise blood pressure. Am heart J 109:836
19. Nerem RM, Cornhill IF (1980) Hämodynamics and atherogenesis. Atherosclerosis 36:151
20. Norris RM, Leuthey DE, Deemig CW, Merces CJ, Scott PJ (1970) Coronary prognostic index for predicting survival after recovery from acute myocardial infarction. Lancet II:485
21. Patyna WD, Matzdorff F, Adler A (1981) Der Einfluß einer antihypertensiven Therapie mit einem Betarezeptorenblocker bzw. einer konventionellen Dreifach-Kombination auf die Blutdruckwerte während Ergometrie. Herz Kreisl 13:278
22. Patyna WD (1983) Der therapeutische Effekt eines täglichen Ergometrietrainings auf das Blutdruckverhalten unter körperlicher Belastung. Herz Kreisl 15:566
23. Patyna WD (1984) Die prognostische Bedeutung des Belastungsblutdrucks für die Hypertonieentstehung bei Konorarkranken. Herz Kreisl 16:627
24. Patyna WD, Gmeinhardt D, Mitrovic V (1989) Hypertension and cardiac complications in normotensive myocardial infarction patients with elevated exercise blood perssure. J Hypert 7, Suppl 6:334
25. Perloff D, Sokolow M, Cowan R (1983) The prognostic value of ambulatory blood pressure. JAMA 249:2792
26. Ren JF, Hakki A, Kotlev MN, Iskandrian AS (1985) Exercixe systolic blood pressure: a powerful determinant of increased left ventricular mass in patients with hypertension. JACC 5:1224
27. Rost R, Heck H (1987) Belastungshypertonie, Bedeutung aus der Sicht sportlicher Aktivität. Herz 12:125
28. Sokolow M, Werdegar D, Kain HK, Hinman AT (1966) Relationship between level of blood pressure measured casually and by portable recorders and severity of complications in essential hypertension. Circulation 34:279
29. Strauer BE (1979) Das Hochdruckherz. Springer, Berlin Heidelberg New York
30. Tammen AT, Bierck G, Fentrop T, Blümchen G (1984) Langzeitverhalten der Belastungshypertonie bei Herzinfarktpatienten. Z Kardiol 73:129
31. Weiner DA, McCabe CH, Ryan TJ (1983) Prognostic assessment of patients with coronary artery disease by exercise testing. Am Heart J 105:749
32. Weiß B, Donat K, Ziegler WJ (1987) Langzeitbeobachtung nach Herzinfarkt. IV. Sterblichkeit und Reinfarktrate in 5 Jahren nach dem ersten Herzinfarkt. Herz Kreisl 19:450
33. Wilson NV, Meyer BM, Alburg GW (1981) Easy prediction of hypertension using exercise blood pressure. Prev Med 10:62

Diskussion

G. Blümchen, Leichlingen
Herr Ketelhut, welche Herzen sind eigentlich regressionsfähig? Läßt sich vorhersagen, bei welchen Patienten es eintritt und wieviel Prozent es betragen wird?

R. Ketelhut, Berlin
Prinzipiell läßt sich eine Rückbildung der Linksherzhypertrophie nicht vorhersagen.

I.-W. Franz, Todtmoos
In diesem Zusammenhang möchte ich doch eine Ergänzung machen. In unseren Langzeituntersuchungen an 122 zuvor unbehandelten Hochdruckkranken mit linksventrikulärer Hypertrophie, von denen wir nach drei Jahren 117 und nach fünf Jahren 114 Patienten echokardiographisch nachverfolgen konnten, nachdem sie mit verschiedenen Antihypertensiva behandelt worden waren, läßt sich folgende Antwort geben: das Ausmaß der Regression wird überwiegend durch zwei Faktoren bestimmt. Zum einen ist die Rückbildung des Hochdruckherzens ein zeitaufwendiger Prozeß, der über Jahre verläuft. Das heißt, je länger die Verlaufsbeobachtung, um so größer die prozentuale Abnahme der linksventrikulären Muskelmasse. Zweitens das prozentuale Ausmaß der Rückbildung hängt signifikant ab vom Ausmaß der linksventrikulären Muskelmasse vor Therapie. Das heißt, die Hypertoniker mit großer Muskelmasse haben prozentual eine größere Abnahme als Herzen mit primär kleiner Muskelmasse.

Prinzipiell läßt sich somit bei nichtdilatiertem linken Ventrikel, wenn man lange genug beobachtet und das adäquate Medikament einsetzt, in hohem Maße eine komplette Regression erzielen, wie wir es nach fünf Jahren in 82 % zeigen konnten.

D. Klaus, Dortmund
In der Praxis wird der Begriff „*Belastungshypertonie*" sehr häufig gebraucht. Es sollte besser von einem überhöhten Belastungsblutdruck gesprochen werden.

Ein erhöhter Belastungsblutdruck tritt bei Hochdruckkranken auf. Sein Nachweis bei in Ruhe Normotensiven kann unter Umständen therapeutische Konsequenzen haben, wie besonders bei Koronarpatienten, bei denen überhöhte Blutdruckanstiege zu einer starken Zunahme des Sauerstoffverbrauchs führen kann.

I.-W. Franz, Todtmoos
Herr Klaus, ich bin Ihnen für diesen Einwand dankbar. Uns wird zwar immer nachgesagt, daß wir den Begriff der Belastungshypertonie geprägt hätten, was aber nicht wahr ist. Wir haben bewußt, auch in unserem ersten Symposiumband 1981, vom überhöhten Belastungsblutdruck bei Hochdruckkranken gesprochen, um deutlich zu machen, daß wir uns mit der zusätzlichen Information eines überhöhten Belastungsblutdrucks bei Hochdruckkranken beschäftigen. Das heißt nicht, daß bei normotensiven Personen ein erhöhter systolischer Blutdruckanstieg bei Belastung ohne Wert ist. Ganz im Gegenteil ist dieser, wie Sie bereits selber ausgeführt haben und ich in meinem Vortrag auch erwähnte, ein Indikator für eine sich später entwickelnde Hochdruckkrankheit und deshalb von diagnostischem Wert. Hieraus ergibt sich aber bei Vorliegen allein dieses Phänomens keine Indikation zur medikamentösen Therapie. Dieses ist nur gegeben, wie Sie bereits angesprochen haben, bei Koronarkranken zur Reduzierung des Sauerstoffverbrauchs.

G. Blümchen, Leichlingen
Damit bin ich eigentlich nicht einverstanden. Gerade bei Koronarpatienten kommt es doch sehr häufig zu einer Belastungshypertonie, also zu deutlich überschießenden Blutdruckanstiegen, viel häufiger als daß bei Normotensiven ohne Koronarerkrankung der Fall ist.

Herr Patyna hat ja gezeigt, daß dieser Belastungsblutdruck für die Prognose der Koronarkranken eine Bedeutung hat.

C. Therapeutische Aspekte

Wirkung antihypertensiver Pharmaka auf den Blutdruck Hochdruckkranker während dynamischer und isometrischer Belastungen

I.-W. Franz

Einleitung

Aufgrund der dynamischen Regulation des Blutdruckes ist es nicht überraschend, daß durch telemetrische Langzeitmessungen des Blutdruckes Hochdruckkranker nachgewiesen werden konnte, daß es im Verlauf alltäglicher körperlicher und emotionaler Belastungen zu ausgeprägten Blutdruckanstiegen kommt, die weit über das Ausmaß des Ruheblutdruckes, aber auch des Belastungsblutdruckes normotensiver Personen hinausgehen [4, 47, 48, 49, 68, 69, 73]. So beschrieben Bachmann et al. [4] das Verhalten von 20 Hochdruckkranken, deren mittlerer Stehdruck von 163/103 mmHg schon beim Spazierengehen auf 214/112 mmHg und beim Treppensteigen in den 4. Stock sogar auf 240/126 mmHg anstieg. Das Ausmaß dieser Blutdruckanstiege wird besonders dann deutlich, wenn man zum Vergleich die Werte des Normalkollektivs beim Spazierengehen und Treppensteigen mit 144/87 mmHg bzw. 169/93 mmHg betrachtet. Ein von Brodt et al. [8] durchgeführter Rechenstreß an essentiellen Hypertonikern führte zu einer Blutdrucksteigerung von 185/111 auf 218/132 mmHg, wogegen das normotensive Vergleichskollektiv nur mit einer Steigerung von 126/76 auf 138/87 mmHg reagierte.

Es ist in diesem Zusammenhang wichtig darauf hinzuweisen, daß der Begriff „Belastungshypertonie" nicht impliziert, daß es Patienten gibt, die unter Ruhebedingungen immer normale Blutdrucke aufweisen und nur eine isolierte „Belastungshypertonie" nachweisbar ist. Wir haben deshalb diesen Begriff immer vermieden und von Belastungsblutdruck bei Hochdruckkranken (so auch der Titel des 1. diesbezüglichen Buches im Springer-Verlag, Literaturstelle [21]) gesprochen. Das heißt, wir haben uns mit der Frage beschäftigt, ob die im Alltag bei Hochdruckkranken regelhaft auftretenden Blutdruckanstiege bei Belastungen für die Prognose von Bedeutung sind und ob die zur Verfügung stehenden antihypertensiven Pharmaka bei gleicher Ruheblutdrucksenkung auch unter Belastungsbedingungen gleich stark wirksam sind.

Es wurde von Littler et al. [49] und Sokolow et al. [69] darauf hingewiesen, daß anhand des Ruheblutdruckes ein Abschätzen des Ausmaßes von Belastungsblutdruckanstiegen im Laufe des Tages nicht möglich ist. Berücksichtigt man somit, daß die arterielle Hypertonie nicht nur durch eine Blut-

I.-W. Franz (Hrsg.)
Belastungsblutdruck
bei Hochdruckkranken
© Springer-Verlag Berlin Heidelberg 1993

druckerhöhung unter Ruhebedingungen charakterisiert wird, sondern auch ganz besonders durch das Auftreten überhöhter Blutdruckanstiege bei physischen und psychischen Belastungen, so muß die Frage beantwortet werden, ob die akuten und chronischen Folgeerkrankungen der arteriellen Hypertonie durch das Ausmaß der Belastungsblutdrücke mitbestimmt werden. Dieses ist bezüglich der Gefahr akuter Ereignisse bei gleichzeitiger koronarer Herzkrankheit (was mit zunehmendem Alter ein häufiger Befund ist) offenkundig. Es konnte gezeigt werden, daß überhöhte Belastungsblutdrücke einen erheblich gesteigerten myokardialen O_2-Verbrauch bewirken [19, 22, 24]. Bedenkt man, daß bei einem Großteil der Hochdruckpatienten mit noch okkulten bzw. manifesten Koronarstenosen zu rechnen ist [20], und berücksichtigt man die Tatsache, daß selbst Hochdruckkranke mit unauffälligem Koronarangiogramm eine deutlich eingeschränkte Koronarreserve aufweisen [72], so wird speziell für diese Patientengruppe die große Gefährdung durch überhöhte Belastungsblutdrücke deutlich. Hierbei ist besonders an die durch Hypoxie induzierten Arrhythmien [5] und den Sekunden-Herztod zu denken (Steinbrunn et al. [70]), zumal da Blümchen et al. [7] auf die Häufigkeit von erhöhten Belastungsblutdrücken bei Koronarkranken hingewiesen haben (s. Beiträge von Tönnesmann und Patyna, S. 159 und S. 171).

Schwieriger ist die Bedeutung des Belastungsblutdruckes für die chronischen Folgeerkrankungen einzuschätzen. Im Verlauf der Hochdruckkrankheit kommt es zu muskulären Anpassungsvorgängen des Herzens und der Widerstandsgefäße. D. h., es entwickelt sich eine konzentrische Myokard- und Mediahypertrophie, die nach antihypertensiver Therapie reversibel sein kann [28, 34]. Entscheidend für die Entstehung bzw. den Rückgang der Muskelhypertrophie ist der in Abhängigkeit von der Blutdruckhöhe zugrunde liegende „Trainingsreiz" für die Herz- und Gefäßmuskulatur. Bei der Skelettmuskulatur ist es eindeutig erwiesen, daß das Ausmaß einer Muskelhypertrophie nicht durch eine Vielzahl unterschwelliger, sondern durch überschwellige bzw. maximale Trainingsreize bestimmt wird. Es ist deshalb sehr wahrscheinlich, daß auch die kardialen und vaskulären Anpassungsvorgänge nicht überwiegend durch unterschwellige Reize, nämlich den Ruheblutdruck, sondern überschwellige Reize, nämlich den Belastungsblutdruck bewirkt werden. Dieses scheint für die kardialen Anpassungsvorgänge durch eine neuere Untersuchung bestätigt zu werden [57]. Es konnte gezeigt werden, daß Personen mit normalem Ruheblutdruck eine konzentrische Myokardhypertrophie entwickeln, die sich nicht von der Hochdruckkranker unterscheidet, wenn sie über einen längeren Zeitraum ein intensives Krafttraining betreiben, bei dem es bekanntlicherweise zu erheblichen Blutdruckspitzen kommt.

Es kann darüber hinaus als gesichert angesehen werden, daß das Ausmaß der echokardiographisch bestimmten linksventrikulären Muskelmasse nicht mit dem Ruheblutdruck, wohl aber mit dem systolischen Blutdrucktagesprofil [10, 66] und dem Anstieg des systolischen Blutdruckes während ergometrischer Belastung korreliert [58, 63] (s. Beitrag Ketelhut, S. 151).

Aber auch für vaskuläre Anpassungsvorgänge wurde in einer Übersichtsarbeit von Berry [6] im British Heart Journal auf die Bedeutung der Wandspannung hingewiesen. Diese (T) hängt nach der Lame'schen Formel T = P r/h ab vom intravasalen Druck (P), dem Gefäßradius (r) und der Wanddicke (h). D. h., die Wandspannung wird mit steigendem Blutdruck, zunehmendem Gefäßradius aber abnehmender Wanddicke immer größer. Demnach wird durch die überhöhten Belastungsblutdrücke die größte Wandspannung und somit die größte Gefäßbelastung erzeugt. Mit ansteigendem intravasalem Druck kommt es jedoch zu unterschiedlichen Änderungen des Radius und der Wanddicke. So bewirkt zum Beispiel eine Druckzunahme um 10 mmHg eine bestimmte Gefäßdehnung (Δr/r), aber eine weitere Drucksteigerung um 10 mmHg wird nicht die gleiche Dehnung des Gefäßes bewirken, da diese nicht dem Hooke'schen Gesetz folgen. D. h., die Gefäßwand wird mit steigenden Drücken zunehmend steifer und oberhalb des doppelten systolischen Druckes erfolgen nur noch äußerst geringe Änderungen des Gefäßradius. Schon bei Drücken um 200 mmHg ist die Gefäßwand sehr steif, und die mechanischen Eigenschaften entsprechen denen des Kollagens. Hiernach müßten die Belastungsblutdrücke eine besondere Provokation für die Gefäße darstellen. Die Antwort hierauf scheint nach Berry [6] in Abhängigkeit von der Gefäßdehnung eine Steigerung der Teilungsrate der glatten Gefäßmuskulatur, aber auch eine Umwandlung von der kontraktilen zur synthetischen Phase (Produktion von Skleroproteinen) zu sein. Hierauf weisen auch die Untersuchungen von Hauss [42] hin, der schon nach 1stündiger Blutdruckerhöhung bei vorher normotensiven Ratten eine signifikante Steigerung der Proliferation von Endothel-, Media- und Adventitiazellen sowie der Proteoglykansynthese in der Aorta ergaben.

Erwähnt seien auch die Ausführungen von Nerem und Cornhill [59], die auf die Bedeutung der die Gefäßwand belastenden Scherkräfte hinwiesen. Übersteigen diese Schwerkräfte, die durch die Gefäßanatomie und hauptsächlich durch die Rhythmik und vor allen Dingen die Stärke des Blutflusses – also besonders durch die Belastungsblutdrücke – bestimmt werden, ein gewisses Maß, so kann es zu Verletzungen des Gefäßendothels kommen. Zusätzlich können hierdurch auch die Reparaturvorgänge an der Gefäßwand negativ beeinflußt werden. Auf die Bedeutung selbst kleinster Gefäßalterationen als prädisponierende Faktoren für degenerative Erkrankungen hat auch Berry hingewiesen.

Wenn man davon ausgeht, daß die Druckbelastung selbst den hauptschädigenden Faktor für das Gefäßsystem darstellt, so dürften die Belastungsblutdrücke einen wichtigen Faktor für die Entstehung der Arteriosklerose darstellen.

Hierfür spricht auch die prospektive Langzeitstudie über 10 Jahre von Sokolow et al. [69]. Die Autoren ermittelten bei der großen Zahl von 1076 Hochdruckkranken das Tagesprofil des Blutdruckes mit Hilfe eines automatischen, tragbaren Blutdruck-Recorders. Sie konnten zeigen, daß die Patienten mit einem hohen Blutdruckniveau während eines gewöhnlichen Tagesablaufes im Vergleich zu den Patienten mit einem niedrigen Blutdruckniveau nach 10 Jahren eine signifikant (p < 0,001 systolisch, p < 0,01 diastolisch) höhere Rate an kardiovaskulären Komplikationen und Ereignissen aufwiesen. Die Autoren folgerten, daß unter Berücksichtigung des Tagesprofils des Blutdruckes Patienten in Gruppen mit kleinem und großem kardiovaskulären Risiko eingeteilt werden können, und daß hierdurch die Indikation zur medikamentösen Therapie wesentlich erleichtert wird.

Bedeutungsvoll scheinen auch die Untersuchungen von Floras et al. [16] zu sein, die zeigen könnten, daß Patienten aufgrund einer alleinigen Messung des Ruheblutdruckes diagnostisch und prognostisch falsch eingestuft werden können. Berücksichtigt man jedoch das Blutdrucktagesprofil, so könnten die Patienten in zwei Gruppen eingeteilt werden: in solche mit einem signifikant erhöhten Blutdrucktagesprofil (Gruppe 1) und solche mit einem normalen Blutdrucktagesprofil (Gruppe 2), obwohl sich der Ruheblutdruck beider Gruppen nicht signifikant voneinander unterschied. Wichtig ist zum einen, daß in der Gruppe 1 in einem hochsignifikant größeren Maße Folgeerkrankungen der Hypertonie nachgewiesen werden konnten. Zum anderen, daß diese Gruppe einen signifikant stärkeren Anstieg des Blutdruckes während der Ergometrie bei 50 bzw. 75 Watt aufwies und hierdurch somit eine signifikante Gruppentrennung in Patienten mit erhöhtem und niedrigem Risiko erfolgen konnte, was durch andere klinische, haemodynamische und biochemische Parameter nicht möglich war.

In einer Nachfolgeuntersuchung über 9,5 Jahre an insgesamt 202 Patienten mit unkomplizierter arterieller Hypertonie beim Einschluß konnten Gosse et al. [38] zeigen, daß die Höhe des systolischen Blutdruckes während der Ergometrie den signifikant höchsten praediktiven Wert für das Auftreten kardiovaskulärer Ereignisse (12 Myokardinfarkte, 8 Schlaganfälle, 3 Sekundenherztode, 2 Herzversagen, 8 angiographisch gesicherte KHK) aufwies.

Unter Berücksichtigung der Literatur kann davon ausgegangen werden, daß die während der Ergometrie gemessenen Belastungsblutdrücke ein gutes Maß für die Reaktion auf physischen [16, 23, 62, 73] und wahrscheinlich auch auf psychischen [68, 73] Streß darstellen (siehe Beitrag Meyer S. 139). Dieses gilt besonders unter Berücksichtigung der Tatsache, daß der hier gewählte ergometrische Leistungsbereich von 50–100 W tatsächlich alltäglichen Belastungen entspricht, wie dieses auch im Verhalten der Herzfrequenz deutlich wird.

Somit kommt einer ergometrischen Untersuchung nicht nur eine diagnostische und prognostische, sondern auch therapeutische Bedeutung zu [17]. In Anbetracht der Häufigkeit und des Ausmaßes belastungsinduzierter Blutdruckanstiege muß an blutdrucksenkende Medikamente die Anforderung gestellt werden, daß sie neben der Normalisierung des Blutdruckes unter Ruhebedingungen auch überhöhte Belastungsblutdrücke zufriedenstellend senken. Dieses ist jedoch nicht bei allen unter Ruhebedingungen antihypertensiv wirkenden Medikamenten der Fall. Deshalb sei der Einfluß verschiedener Antihypertensiva auf den Blutdruck während Ergometrie von 50 und

100 W (entspricht Alltagsbelastungen) sowie in den 5 Minuten danach dargestellt.

Antihypertensiva und Belastungsblutdruck während Ergometrie

Überwiegend zentral wirkende Sympatholytika

Die früher wesentlich häufiger verwandten Sympatholytika wie α-Methyldopa, Clonidin und Reserpin zeichnen sich durch eine Senkung vornehmlich des Ruheblutdruckes aus [37, 51, 61, 71]. Der von Stoker et al. [71] durchgeführte Versuch der blutdrucksenkenden Wirkung von α-Methyldopa und dem β-Rezeptorenblocker Metoprolol zeigte deutlich, daß trotz gleicher Blutdrucksenkung unter Ruhebedingungen der Effekt auf den systolischen Belastungsblutdruck bei α-Methyldopa signifikant schwächer ausgeprägt war. Dieser Unterschied wurde mit zunehmender Leistungsstufe größer. Bemerkenswert ist auch die geringere Senkung der Herzfrequenz und somit auch des Doppelproduktes als Maß für den myokardialen O_2-Verbrauch durch α-Methyldopa.

Auch das zentral angreifende Sympatholytikum Clonidin zeigt nach Lund-Johansen [51] und Hausen et al. [41] unter Belastungsbedingungen im Vergleich zur Ruheblutdrucksenkung einen geringen Effekt. So wurde der systolische Blutdruck bei 150 Watt auch nach einjähriger Behandlung mit Clonidin praktisch nicht gesenkt [51]. Ein positiveres Ergebnis unter chronischer Clonidin-Therapie wurde von Manhem et al. [52] berichtet, allerdings bei nur 8 Patienten, solchen, die während der Ergometrie bei einer Herzfrequenz von 133 min^1 noch normale systolische Blutdrücke mit im Mittel 186 mmHg aufwiesen. Patyna [61] verglich die Wirkung einer Reserpin-Diuretika-Kombination und eines β-Rezeptorenblockers auf den Ruhe- und Belastungsblutdruck. Bei gleich starker Ruheblutdrucksenkung kam es bei 100 Watt unter der Reserpin-Diuretika-Kombination zu einem pathologischen Anstieg des systolischen Blutdruckes auf 222 mmHg, so daß der obere Grenzwert von 200 mmHg deutlich überschritten wurde. Unter der β-Rezeptorenblockertherapie kam es jedoch zu einem systolischen Blutdruckverhalten, das deutlich im normotensiven Bereich mit im Mittel 186 mmHg bei 100 Watt lag. Für den diastolischen Blutdruck ergab sich kein Unterschied. Darüber hinaus überschritten die Patienten unter der Reserpin-Diuretikum-Kombination bei 100 Watt den oberen Normalwert für das Doppelprodukt (23000 mmHg min^{-1}) als Maß für den myokardialen O_2-Verbrauch mit im Mittel 27000 mmHg min^1 deutlich, wogegen dieser Wert unter der β-Rezeptorenblockade mit 1900 mmHg min^1 im Normbereich lag.

Der aktuelle Stufenplan zur medikamentösen Hochdruckbehandlung beinhaltet als Stufe 1 die Gabe von β-Rezeptorenblockern, Calciumantagonisten, ACE-Hemmern und Diuretika zur Mono- oder Kombinationsbehandlung. Es ist deshalb von besonderem praktischen Interesse, den Einfluß dieser Substanzklassen auf den Belastungsblutdruck zu überprüfen.

Vergleich zwischen β-Rezeptorenblockern und Diuretika sowie deren Kombination

In zwei Cross-over-Studien [18, 24] mit jeweils zwei 6wöchigen Behandlungsphasen konnten wir zeigen, daß bei annähernd gleicher systolischer Blutdrucksenkung unter Ruhebedingungen nur die β-Rezeptorenblocker im Gegensatz zu den Diuretika den Belastungsblutdruck signifikant senken (Abb. 1). Bei wenigen Patienten ließ sich eine ähnliche blutdrucksenkende Wirkung nachweisen. Bei letzteren Patienten handelte es sich stets um jene, die nur geringe bis mäßig systolische Blutdruckanstiege während Ergometrie aufwiesen. Dagegen wurde die fehlende blutdrucksenkende Wirkung (Abb. 2) der Diuretika während Ergometrie besonders bei den Patienten eindrucksvoll erkennbar, die deutlich überhöhte systolische Belastungsblutdrücke aufwiesen. Dieses differenzierte Verhalten dürfte für alle überwiegend unter Ruhebedingungen wirksamen Antihypertensiva gelten.

Das Ausmaß der systolischen und diastolischen Blutdrucksenkung während Ergometrie durch β-Rezeptorenblocker wurde in Übereinstimmung mit diesen Ergebnissen auch von anderen Autoren mit Hilfe invasiver Meßmethodik beschrieben (Reybrouck et al., Lund-Johansen, Atterhög et al. [3, 51, 64]. Rowlands [65, 66] zeigte darüber hinaus, daß β-Rezeptorenblocker nicht nur signifikant den Blutdruck während submaximaler Ergometrie

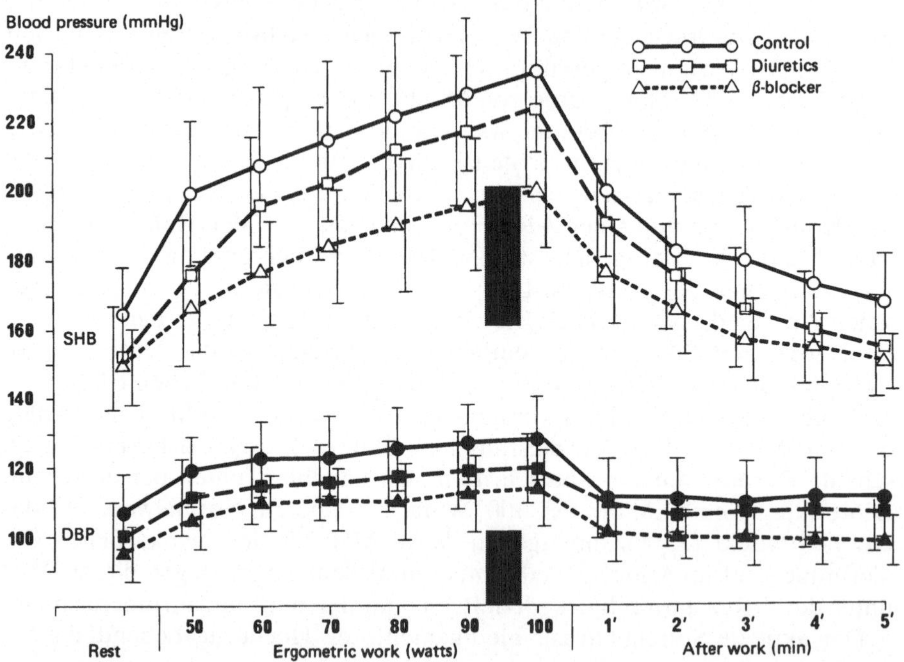

Abb. 1. Systolisches (P_s) und diastolisches (P_d) Blutdruckverhalten von 24 Hochdruckpatienten vor und während einer 6wöchigen Diuretikabehandlung bzw. β-Rezeptorenblockade. Die Säulen geben den Normbereich für den Blutdruck bei 100 W an (nach Franz [18])

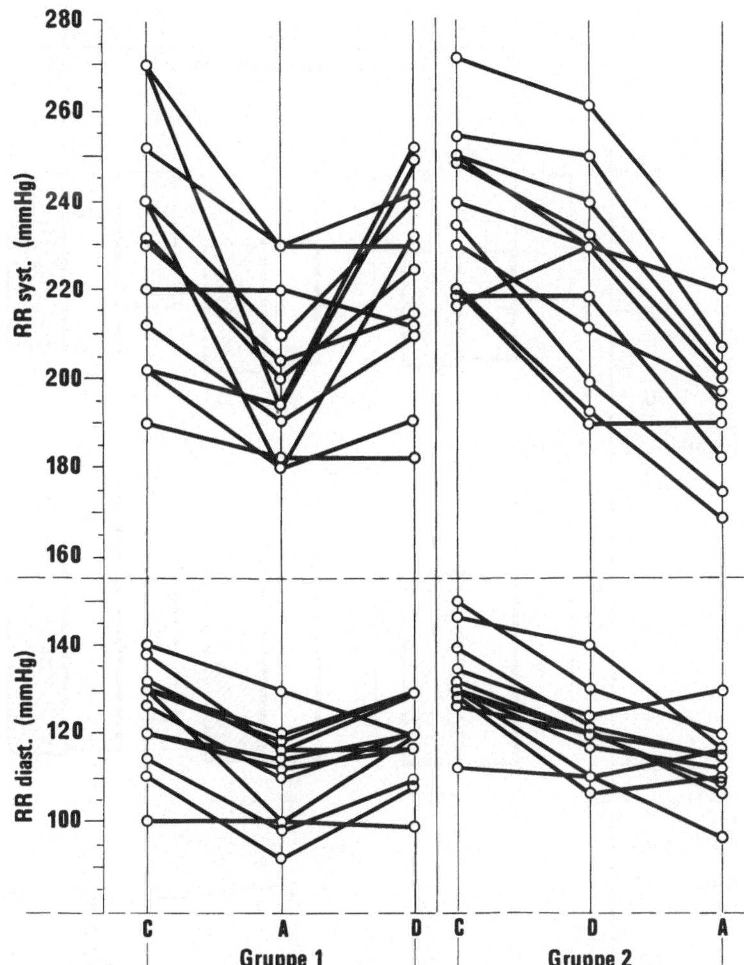

Abb. 2. Systolischer *(RR syst.)* und diastolischer *(RR diast.)* Blutdruck aller 24 Patienten bei 100 Watt anläßlich der Erstuntersuchung *(C)* und während der Therapie mit Acebutolol *(A)* und der Diuretikakombination *(D)*, aufgeschlüsselt für die Gruppen 1 und 2 (nach Franz [18])

senken, sondern auch über eine signifikante Senkung des über 24 Stunden intraarteriell gemittelten Blutdruckprofils zu einer signifikanten Rückbildung der linksventrikulären Muskelmasse führen. Die gute Beeinflussung des Blutdrucktagesprofils durch β-Rezeptorenblocker wurde auch von Mann et al. [53] und Floras et al. [15] durch intraarterielle Blutdruckmessung bestätigt.

Für die Praxis sind diese Ergebnisse insofern von Bedeutung, weil sie zeigen, daß auch mit einer einmaligen morgendlichen Dosis eines β-Rezeptorenblockers das Tagesprofil des Blutdruckes gleichstark und zufriedenstellend gesenkt werden kann [23] (Abb. 3). Die nichtsignifikante Senkung des

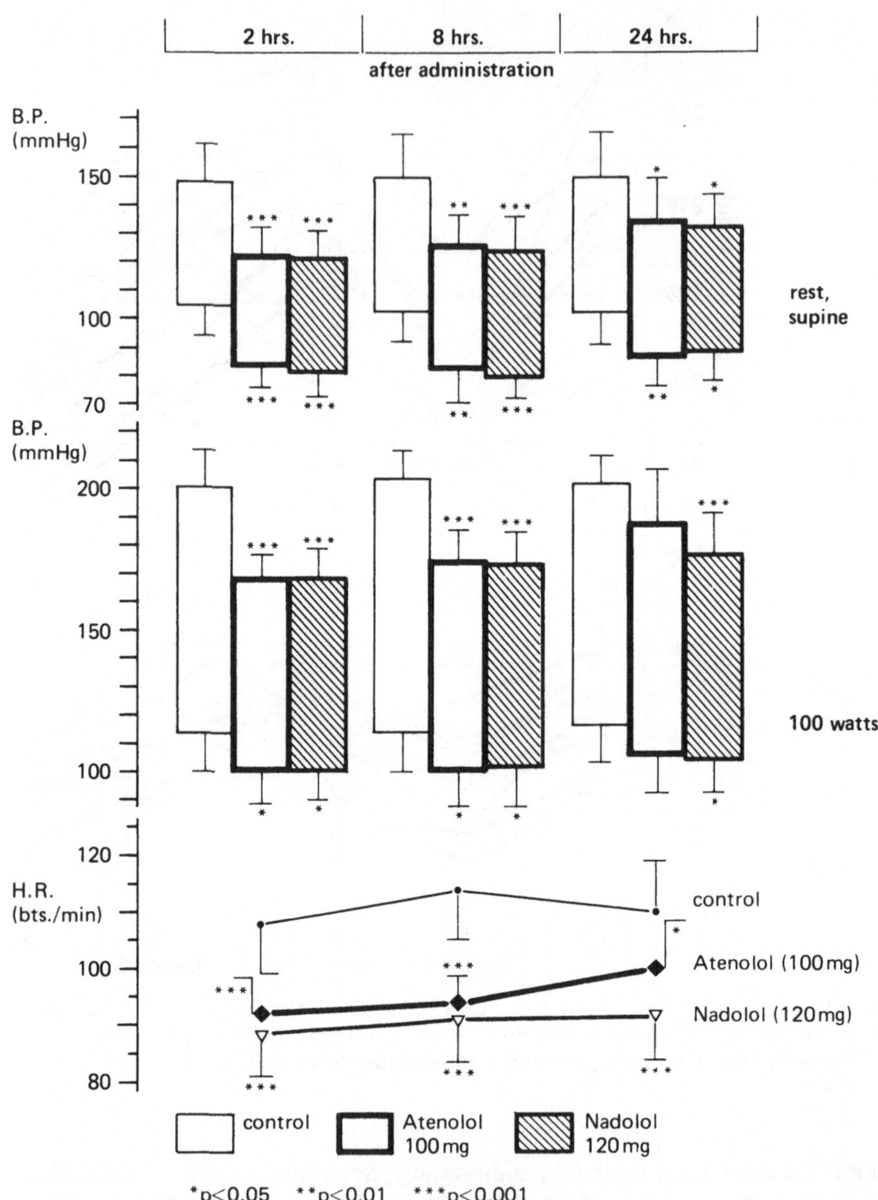

Abb. 3. Systolischer (P$_s$) und diastolischer (P$_d$) Blutdruck in Ruhe (oben) und während Ergometrie bei 100 W (Mitte) sowie die Herzfrequenz bei 100 W (unten) vor bzw. 2, 8 und 24 Stunden nach letzter Applikation von 100 mg Atenolol oder 200 g Metoprolol während einer jeweils 4wöchigen Therapie mit dem entsprechenden β-Rezeptorenblocker (nach Franz [23, 32])

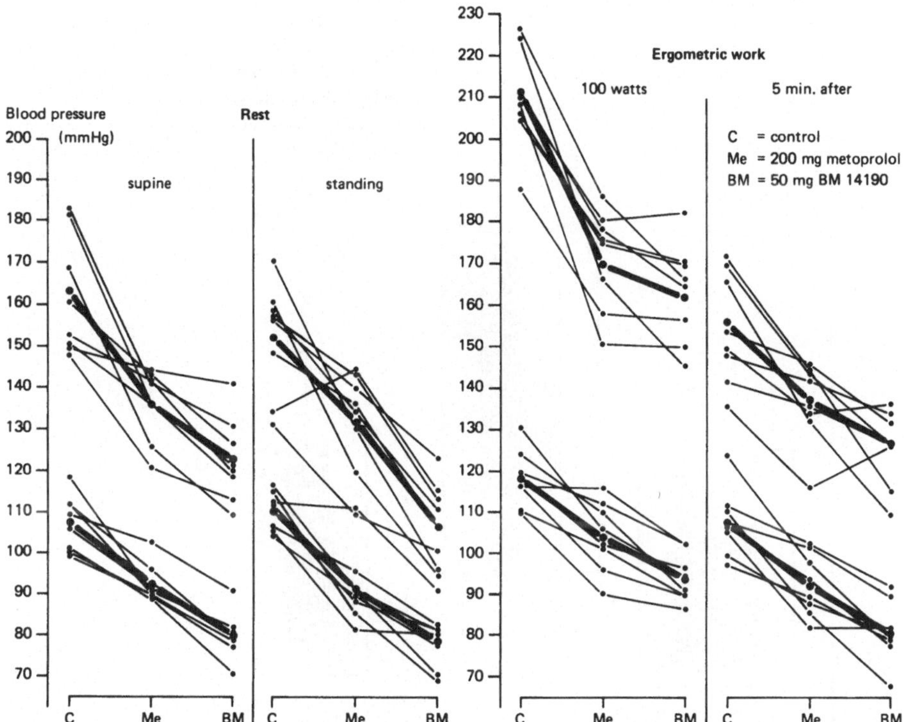

Abb. 4. Blutdruck in Ruhe (Liegen/Stehen) sowie bei 100 Watt und 5 Min. danach vor und unter Behandlung mit Metoprolol und Carvedilol, und zwar bei jenen Patienten der Gesamtstudie (n = 20), die unter Metoprololtherapie keine diastolische Drucksenkung von < 90 mmHg in Ruhe aufwiesen (nach Franz [35])

Blutdruckes während Ergometrie durch Diuretika wurde von Midekke et al. [55] und Lorimer et al. [50] bestätigt.

Daß durch die Ergometrie nicht nur Unterschiede in der Wirkdauer [35] von β-Rezeptorenblockern, sondern auch in der Wirksamkeit auf den diastolischen Blutdruck nachgewiesen werden können, konnten wir beim Vergleich (doppelblind) zwischen Metoprolol (200 mg) und dem β-Rezeptorenblocker mit zusätzlich vasodilatatorischer Wirkung Carvedilol (50 mg) zeigen (Abb. 4). Bei allen Patienten, die in Ruhe und unter Metoprolol keine diastolische Drucksenkung unterhalb 90 mg aufwiesen, bewirkte Carvedilol nicht nur im Liegen und Stehen, sondern auch während und nach Ergometrie eine zusätzliche Absenkung. Diese Daten zeigen übereinstimmend mit Abbildung 2, daß die auskultatorische Blutdruckmessung nicht nur während Ergometrie möglich ist, sondern auch im Einzelfall zuverlässig selbst kleine Veränderungen aufdecken kann. Abb. 5 verdeutlicht, daß durch eine ergometrische Blutdruckkontrolle auch die Wirklosigkeit einer Prüfsubstanz zuverlässig nachgewiesen werden kann. Bei dieser alten doppelblind kon-

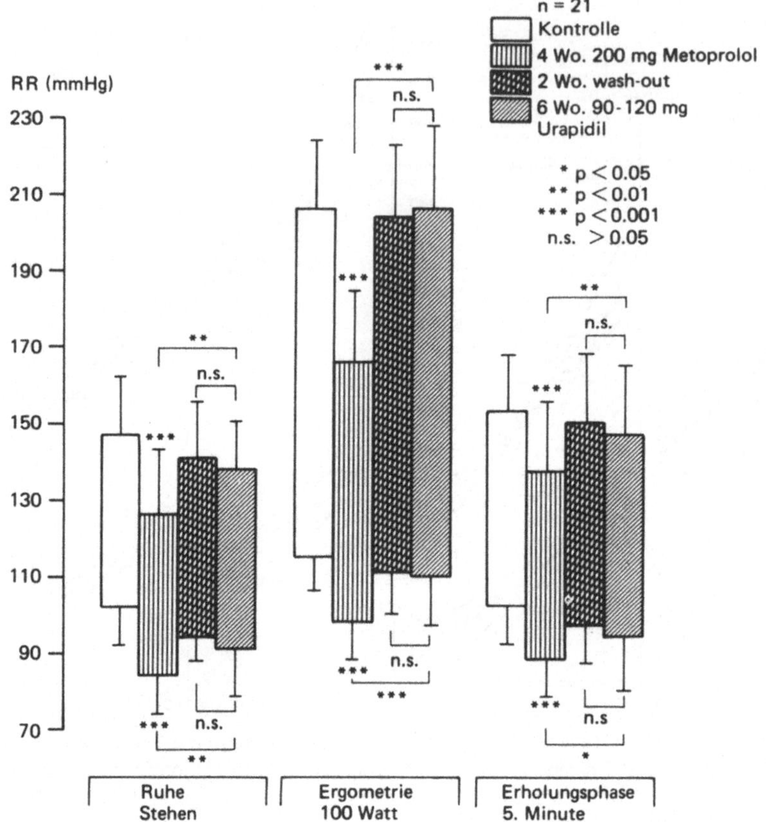

Abb. 5. Doppelblind kontrollierte Studie zur blutdrucksenkenden Wirkung in Ruhe sowie während 100 Watt und 5 Min. danach von 200 mg Metoprolol sowie 90–120 mg Urapidil bei 21 zuvor unbehandelten Hochdruckkranken (nach Franz [32])

trollierten Studie war seinerseits die Pharmakokinetik des Urapidils nicht adäquat, so daß es zu keinen wirksamen Plasmaspiegeln kam.

Die Studien [24, 50, 55] zeigten, daß nur die β-Rezeptorenblocker das Doppelprodukt als Maß für den myokardialen O_2-Verbrauch im Gegensatz zu den Diuretika senkten. So wurde das Doppelprodukt bei 100 Watt mit im Mittel 24300 mmHg min[1] vor Therapie durch die Diuretika mit im Mittel 23360 mmHg min[1] nicht, durch die β-Rezeptorenblocker jedoch signifikant ($p > 0,001$) auf 16660 mmHg min[1] gesenkt [24].

Die beiden eigenen Studien [18, 24] ergaben jedoch übereinstimmend, daß Diuretika die blutdrucksenkende Wirkung der β-Rezeptorenblocker auch auf den Belastungsblutdruck wesentlich verstärken können, was auch für die fixe Kombination beider Substanzgruppen gilt [20, 22, 24]. Hornung et al. [44] kamen aufgrund von 24stündigen intraarteriellen Messungen zu dem Schluß, daß die zum β-Rezeptorenblocker zusätzliche Gabe von Diuretika nicht nur die Wirkung verstärkt, sondern auch die Wirkdauer in den frühen Morgenstunden verlängert.

Vergleich β-Rezeptorenblocker und Calciumantagonisten sowie deren Kombination

Es wurde deshalb in einer Cross-over-Studie über jeweils zweimal 4 Wochen der Einfluß von 40 mg Nifedipin und 20 mg Nitrendipin auf den Blutdruck in Ruhe sowie während und nach Ergometrie [26, 29] untersucht. Anläßlich der zwei standardisierten Kontrolluntersuchungen vor Therapie ergaben sich keine signifikant unterschiedlichen Blutdruckwerte, weder unter Ruhe noch während und nach Ergometrie. Für den statistischen Vergleich mit den Therapiephasen wurde der Mittelwert aus beiden Kontrolluntersuchungen verwendet. Nifedipin und Acebutolol (Abb. 6) bewirkten eine hochsignifikante (p > 0,001) und nahezu identische Senkung des systolischen und diastolischen Blutdruckes unter Ruhebedingungen, was auch für den systoli-

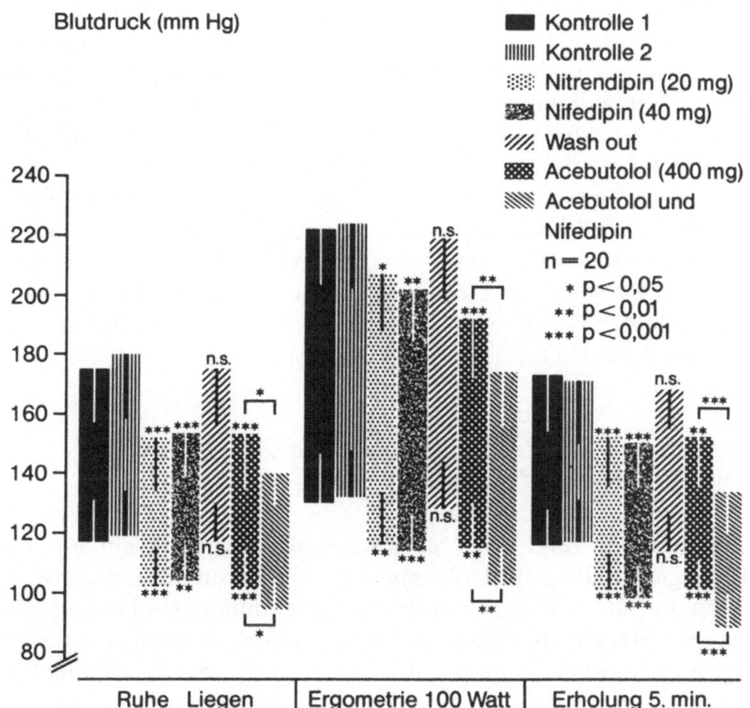

Abb. 6. Mittelwert und Standardabweichung des systolischen und diastolischen Blutdrucks vor Therapie und während einer 4wöchigen Behandlung mit Nifedipin, Nitrendipin, Acebutolol und einer dazwischenliegenden therapiefreien Zeit von 14 Tagen bei 35 Hochdruckkranken in Ruhe, während und nach Ergometrie (nach Franz [26])

schen Blutdruck während und nach Fahrradergometrie galt (Abb. 6). Auch der systolische Blutdruck während und nach Ergometrie wurde durch Nifedipin (10%) signifikant (p > 0,01 – p > 0,001) gesenkt, allerdings war dieser Effekt unter dem β-Rezeptorenblocker Acebutolol stärker ausgeprägt (15%). Die Senkung des systolischen Belastungsblutdruckes durch Nifedipin ist in Übereinstimmung mit Untersuchungen von Ekelund et al. [12] und Buchanan et al. [9]. Da die Calciumantagonisten in die Gruppe der Vasodilatatoren eingeordnet werden, erscheint eine Kombinationsbehandlung gerade auch mit β-Rezeptorenblockern sinnvoll zu sein, weshalb diese Kombination ebenfalls neben anderen ins Stufenschema zur Behandlung der Hypertonie der Deutschen Liga zur Bekämpfung des hohen Blutdruckes aufgenommen wurde. Unter der kombinierten Gabe von Nifedipin und Acebutolol zeigte sich, daß die zusätzliche Gabe von Nifedipin die blutdrucksenkende Wirkung von Acebutolol nicht nur unter Ruhebedingungen (p > 0,05), sondern ganz besonders auch während (p > 0,01) und nach Ergometrie (p > 0,001) signifikant verstärkte. Dabei ergab die Untersuchung nach 12 Monaten kombinierter Gabe, daß sich weder unter Ruhe noch unter Belastungsbedingungen eine Abschwächung der antihypertensiven Wirksamkeit im Vergleich zur 4wöchigen Therapie nachweisen ließ. Die Herzfrequenz wurde durch die Therapie mit Nifedipin weder unter Ruhe noch während Ergometrie signifikant beeinflußt. Demgegenüber führte die Behandlung mit Acebutolol zu einer signifikant gesenkten Herzfrequenz unter Ruhebedingungen (12,3%, p > 0,001) und während (18,4%, p > 0,001) und nach (14%, p > 0,001) Ergometrie, die durch die zusätzliche Gabe von Nifedipin nicht weiter beeinflußt wurde.

Die Ergebnisse zeigen, daß die kombinierte 4wöchige Behandlung mit Acebutolol und Nifedipin der jeweiligen Monotherapie bezüglich der blutdrucksenkenden Wirkung bei schweren Hochdruckformen signifikant überlegen ist. Diesen Effekt konnten wir auch für die milde Hypertonie in einer doppelblinden Cross-over-Studie bei 30 Hochdruckkranken mit Atenolol und Nifedipin nachweisen (Abb. 7 [30]).

Vergleich β-Rezeptorenblocker und ACE-Hemmer sowie deren Kombination

Abbildung 8 zeigt die blutdrucksenkende Wirksamkeit von Atenolol (100 mg/die), Enalapril (20 mg/die) und deren Kombination (50 mg bzw. 10 mg/die) unter Ruhe- und Belastungsbedingungen bei 26 Hochdruckkranken [31]. Bei gleicher Ruheblutdrucksenkung reduzierte Atenolol den systolischen Blutdruck während Ergometrie im 15,8% signifikant stärker im Vergleich zu Enalapril mit 6,2% (Abb. 8). Dieses differenzierte Verhalten zeigte sich auch bei der Beeinflussung des pathologisch erhöhten Doppelproduktes mit 33% bzw. 7,7% (Abb. 9). Die niedrig dosierte Kombination aus β-Blocker und ACE-Hemmer erwies sich unter allen Bedingungen als am wirksamsten.

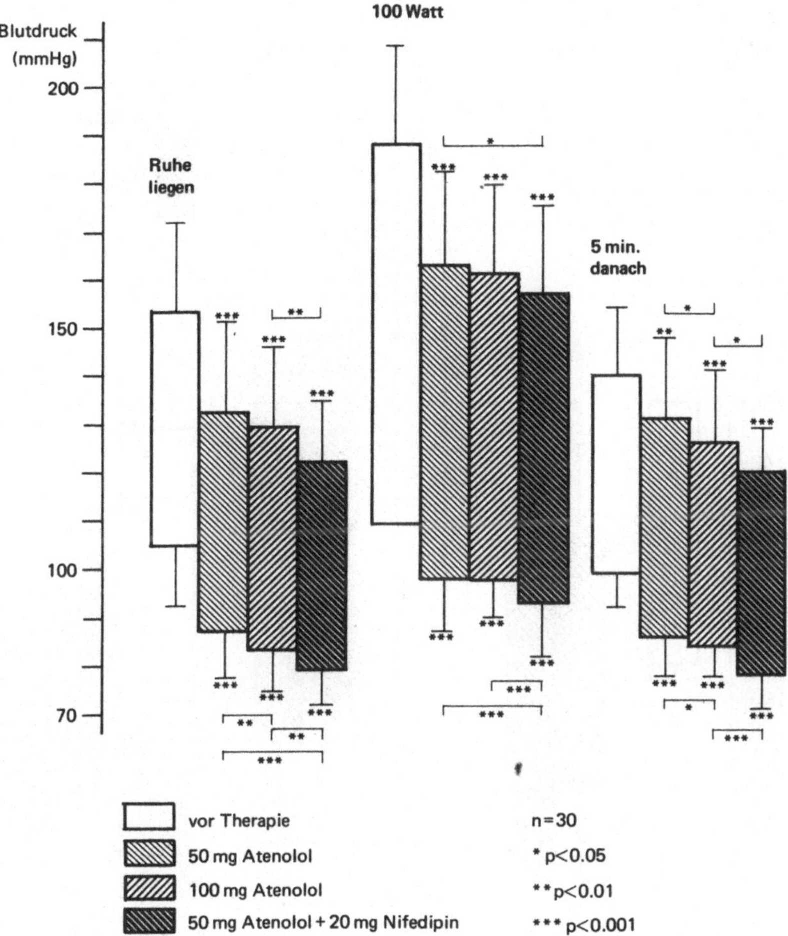

Abb. 7. Systolischer und diastolischer Blutdruck in Ruhe sowie während und nach Ergometrie während einer 4wöchigen Therapie mit 50 mg Atenolol, 100 mg Atenolol sowie der Kombination aus 50 mg Atenolol und 20 mg Nifedipin (nach Franz [29])

Vergleich β-Rezeptorenblocker und α_1-Rezeptorenblocker sowie deren Kombination

Wie wirken andere gefäßerweiternde Antihypertensive auf den Belastungsblutdruck? Eine 4wöchige Behandlung mit 4 mg Prazosin [25] bewirkte eine signifikante (p > 0,01 – p > 0,001) und befriedigende Blutdrucksenkung unter Ruhebedingungen (157/108 auf 139/93 mmHg), die der einer 4wöchigen Therapie mit 400 mg Acebutolol (140/95 mmHg) entsprach. Jedoch wurde der systolische Belastungsblutdruck (vorher 215 mmHg) nicht signifikant (208 mmHg) im Gegensatz zum β-Rezeptorenblocker (173 mmHg)

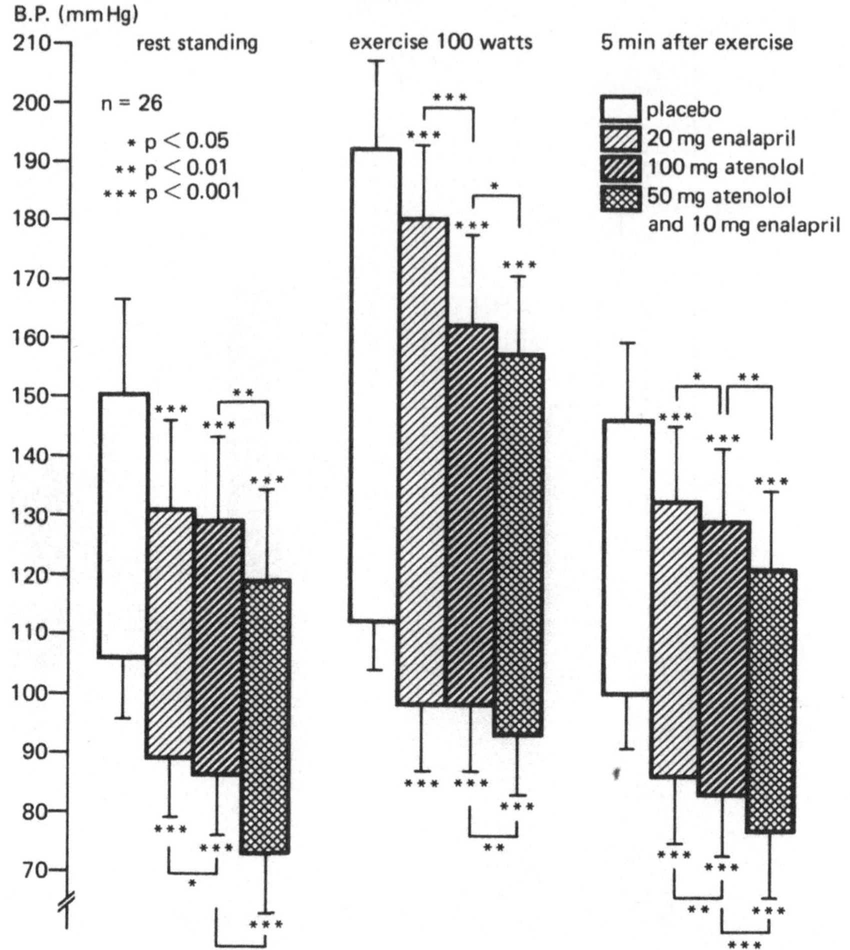

Abb. 8. Systolischer und diastolischer Blutdruck in Ruhe sowie während und nach Ergometrie während einer 4wöchigen Behandlung mit 20 mg Enalapril, 100 mg Atenolol bzw. 50 mg Atenolol und 10 mg Enalapril bei 26 Hochdruckkranken (nach Franz [31]

beeinflußt. Allerdings findet sich unter Prazosin eine hochsignifikante ($p >$ 0,001) Senkung des diastolischen Blutdruckes um 15 mmHg, was eine prozentuale Senkung um 12,2% bedeutet und im Vergleich zu den Diuretika mit im Mittel 5% wesentlich ausgeprägter ist. Aufgrund der fehlenden Beeinflussung des systolischen Blutdruckes bei unverändertem Herzfrequenzverhalten ergab sich somit für Prazosin in Übereinstimmung mit den invasiven Untersuchungen von Lund-Johansen [51] keine Beeinflussung des myokardialen O_2-Verbrauches während Ergometrie (Abb. 10).

Aufgrund der Untersuchungen von Lund-Johansen [51], Äarynen et al. [1] und eigener Ergebnisse scheint die besondere Bedeutung des Prazosins

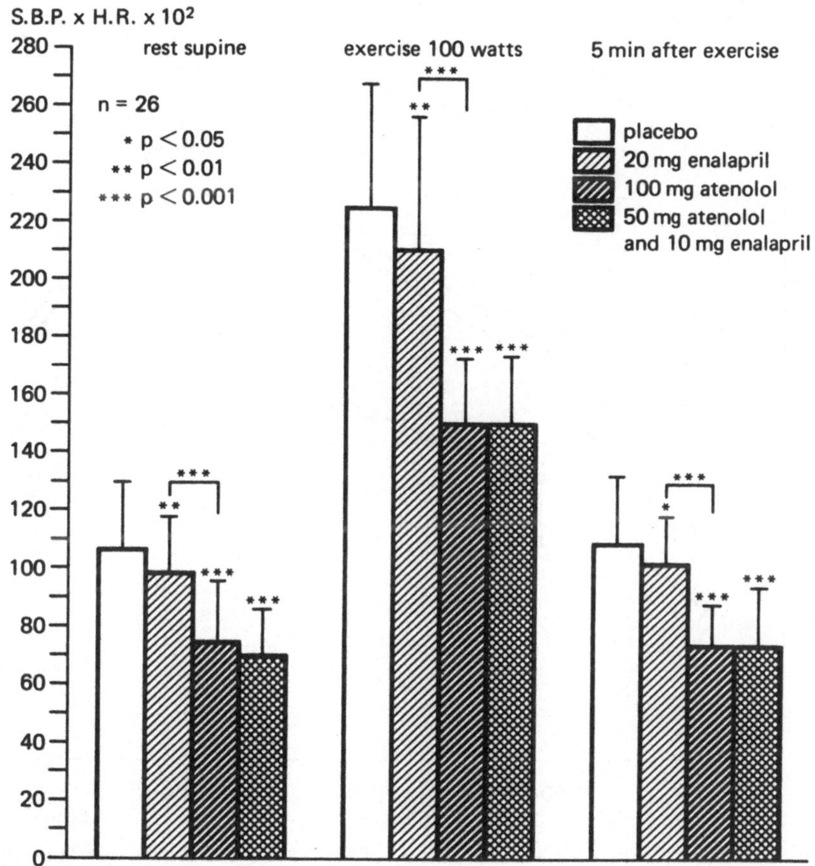

Abb. 9. Doppelprodukt als Maß für den myokardialen O_2-Verbrauch in Ruhe sowie während und nach Ergometrie während einer 4wöchigen Therapie mit 20 mg Enalapril, 100 mg Atenolol bzw. 50 mg Atenolol und 10 mg Enalapril bei 26 Hochdruckkranken (nach Franz [31])

in der sehr guten Kombinierbarkeit mit β-Rezeptorenblockern zu liegen. So wird die durch alleinige β-Rezeptorenblockade erreichte systolische und diastolische Blutdrucksenkung während dynamischer Belastung wesentlich verstärkt (Abb. 11).

Vergleichende Darstellung der Mono- und Kombinationstherapien

Abbildung 12 zeigt in einer Übersicht die Ergebnisse der Blutdrucksenkung in Ruhe und bei 100 Watt von 538 Patienten, die in kontrollierten Studien (Crossover, jeweils 4–6 Wochen, jeweils 2 Medikamente) untersucht wurden. Unter einer mittleren Dosierung ist die prozentuale Senkung des systo-

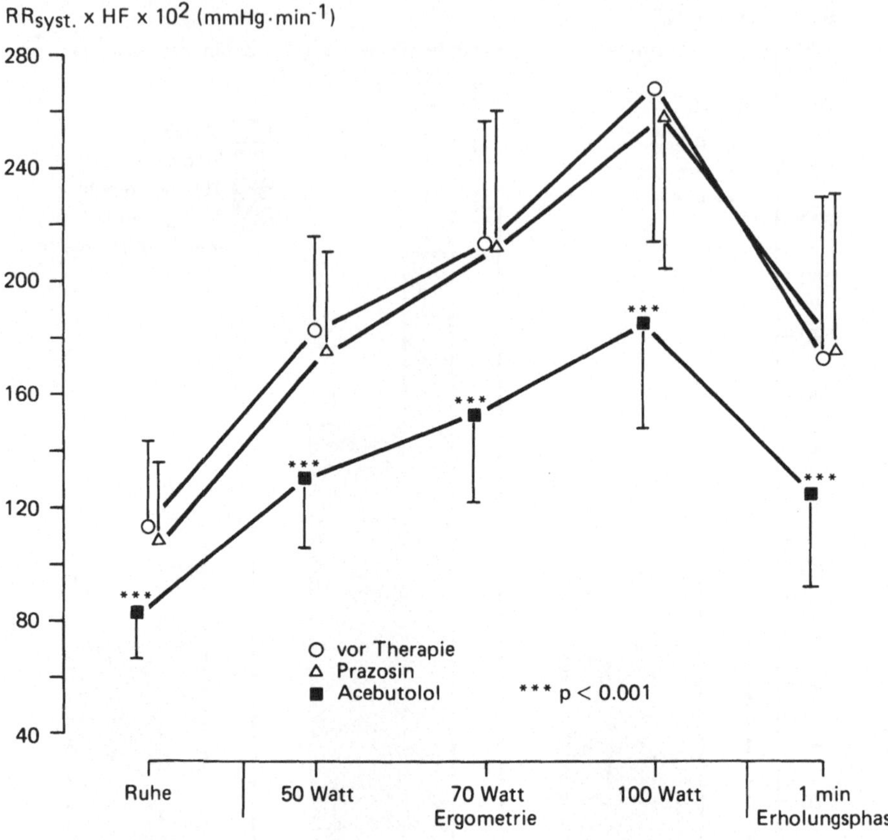

Abb. 10. Doppelprodukt als Maß für den myokardialen O_2-Verbrauch vor Therapie und während der Therapie mit Prazosin und Acebutolol in Ruhe, während und nach Ergometrie (*** p < 0,001) (nach Franz [25])

lischen Blutdrucks in Ruhe nahezu gleich, was jedoch nicht für die prozentuale Senkung des systolischen Belastungsblutdruckes gilt. Bei gleicher Ruheblutdrucksenkung zeigt sich kein signifikanter Effekt bei den Studien mit Diuretika, Prazosin und nur geringe Senkung durch Gallopamil und auch dem ACE-Hemmer Enalapril, wogegen Nifedipin, aber vor allen Dingen die β-Rezeptorenblocker sich als besonders wirksam erweisen. Da überhöhte systolische Blutdrucke eine Steigerung des O_2-Verbrauchs des Herzens hervorrufen, wird durch eine fehlende Beeinflussung des systolischen Belastungsblutdrucks auch die gestörte myokardiale O_2-Bilanz nicht gebessert (Tabelle 1).

Kombiniert man einen β-Rezeptorenblocker mit einer anderen Substanz (Abb. 13), so läßt sich neben der verbesserten Ruheblutdruckeinstellung auch eine stärkere Absenkung des diastolischen Blutdrucks bei Ergometrie erzielen, was aber nicht für den systolischen Blutdruck (mit Ausnahme von Nifedipin) gilt.

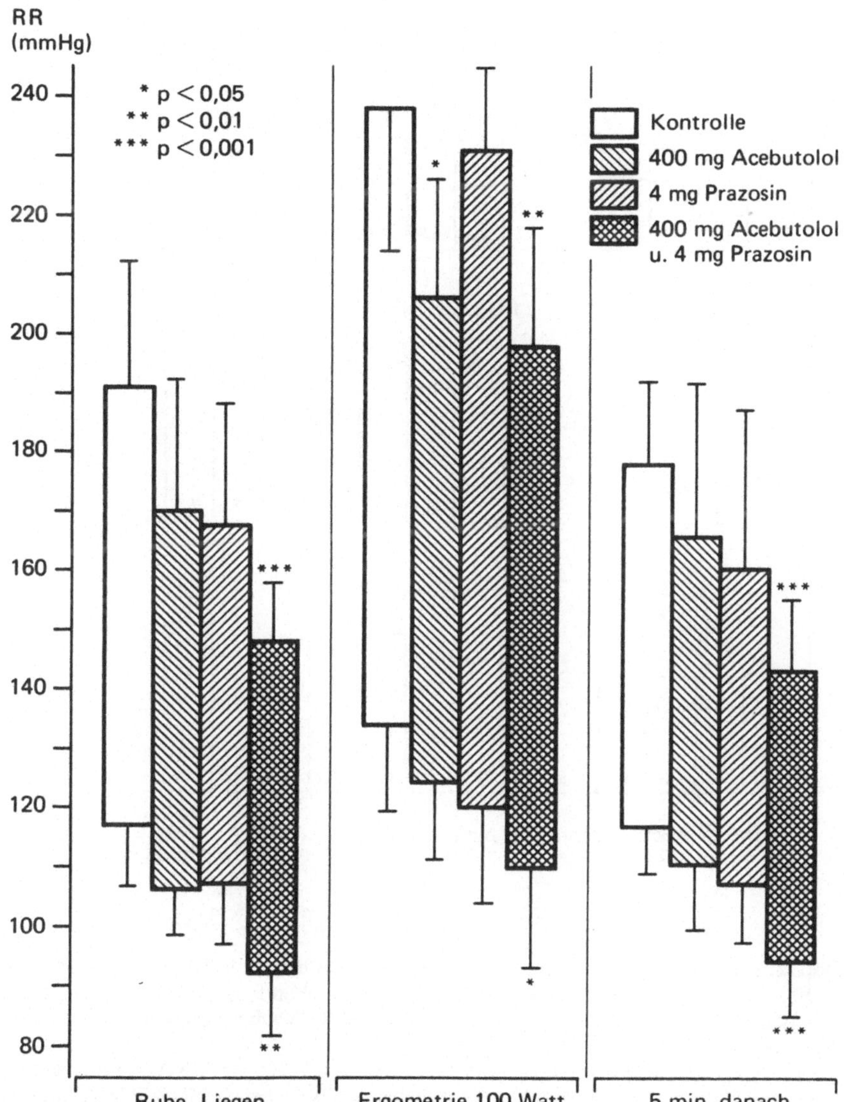

Abb. 11. Systolischer (P_s) und diastolischer (P_d) Blutdruck vor und während einer Monotherapie mit Acebutolol und der Kombination aus Acebutolol und Prazosin in Ruhe,
während und nach Ergometrie (nach Franz [25])

Vergleich Ausdauertraining und Gewichtsabnahme sowie deren Kombination

In drei Studien [23, 32, 45] haben wir untersucht, ob durch alleiniges Ausdauertraining (Abb. 14), Gewichtsabnahme (Abb. 15) sowie deren Kombination (Abb. 16) nicht nur eine Senkung des Ruhe-, sondern auch des

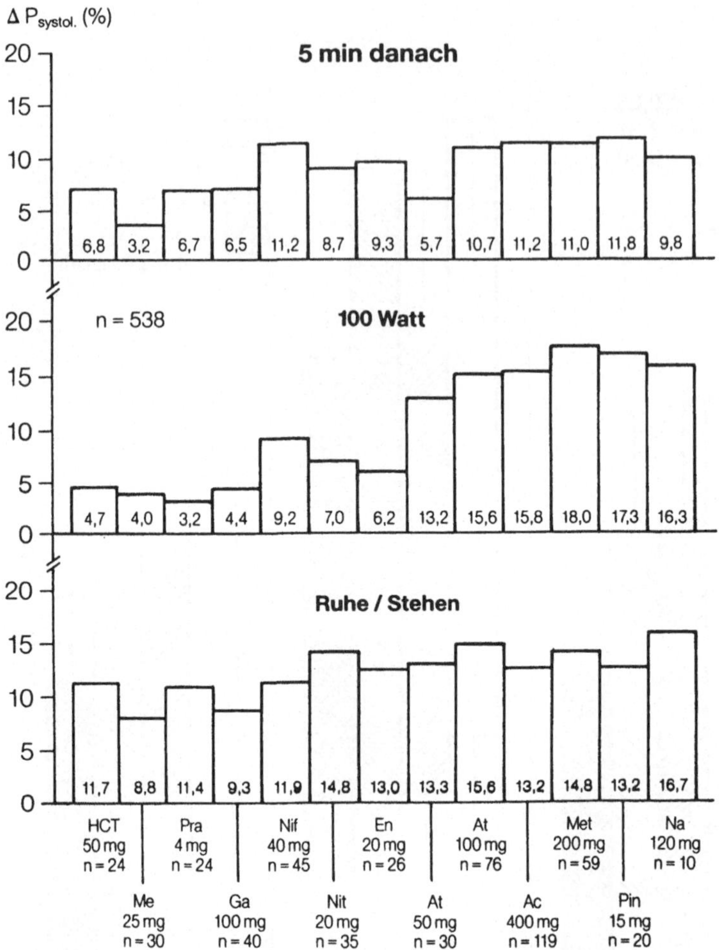

Abb. 12. Prozentuale Absenkung des systolischen Blutdrucks in Ruhe, während Ergometrie bei 100 Watt sowie 5 Minuten danach, vergleichend dargestellt für verschiedene antihypertensive Behandlungen, jeweils über 4 bzw. 6 Wochen, erstellt unter identischen Bedingungen (nach Franz [18, 24, 25, 26, 31, 32])
Symbolerklärung: HCT = Hydrochlorothiacid, ME = Mefrusid, PRA = Prazosin, GA = Gallopamil, NIF = Nifedipin, NIT = Nitrendipin, EN = Enalapril, AT = Atenolol, AC = Acebutolol, MET = Metoprolol, PIN = Pindolol, NA = Nadolol

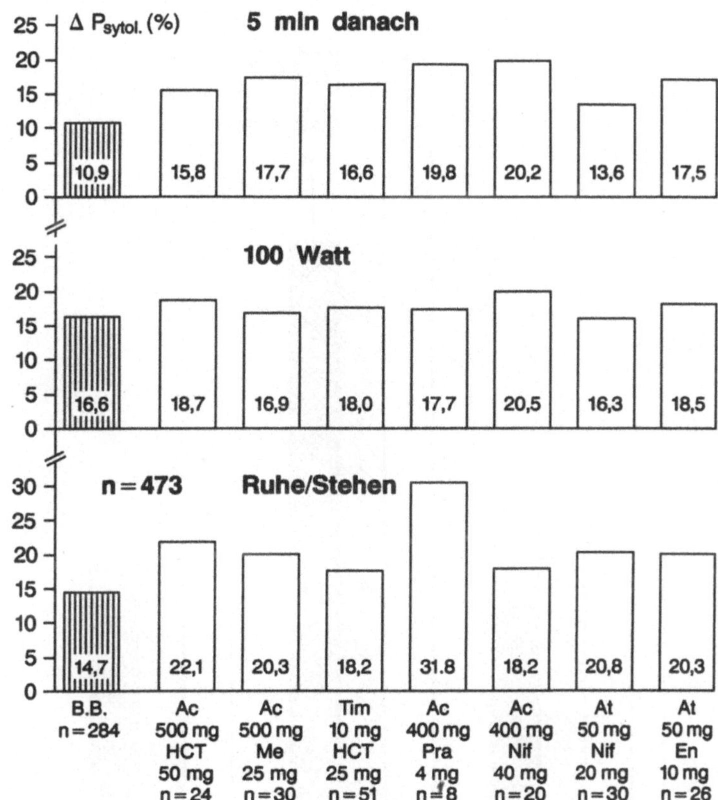

Abb. 13. Prozentuale Senkung des systolischen Blutdrucks in Ruhe, während Ergometrie bei 100 Watt und 5 Minuten danach, vergleichend dargestellt für verschiedene Kombinationen eines Beta-Blockers mit Diuretika, Prazosin, Nifedipin und Enalapril im Vergleich zu alleiniger Beta-Rezeptorenblockade, jeweils bei 4–6wöchigen Behandlungen unter identischen Bedingungen (nach Franz [18, 20, 22, 24, 25, 26, 30, 31])
Symbolerklärung: B.B. = Beta-Rezeptorenblocker, AC = Acebutolol, HCT = Hydrochlorothiacid, ME = Mefrusid, PRA = Prazosin, NIF = Nifedipin, AT = Atenolol, EN = Enalapril, TIM = Timolol

Tabelle 1. Beeinflussung des myokardialen O_2-Verbrauchs während Belastung unter antihypertensiver Therapie

Senkung des myokardialen O_2-Verbrauchs unter Belastungsbedingungen		
Nicht bzw. nur schwach vorhanden	Befriedigend vorhanden	Ausgeprägt vorhanden
α-Methyldopa Clonidin Reserpin Diuretika Prazosin ACE-Hemmer	Kalziumantagonisten	β-Rezeptorenblocker

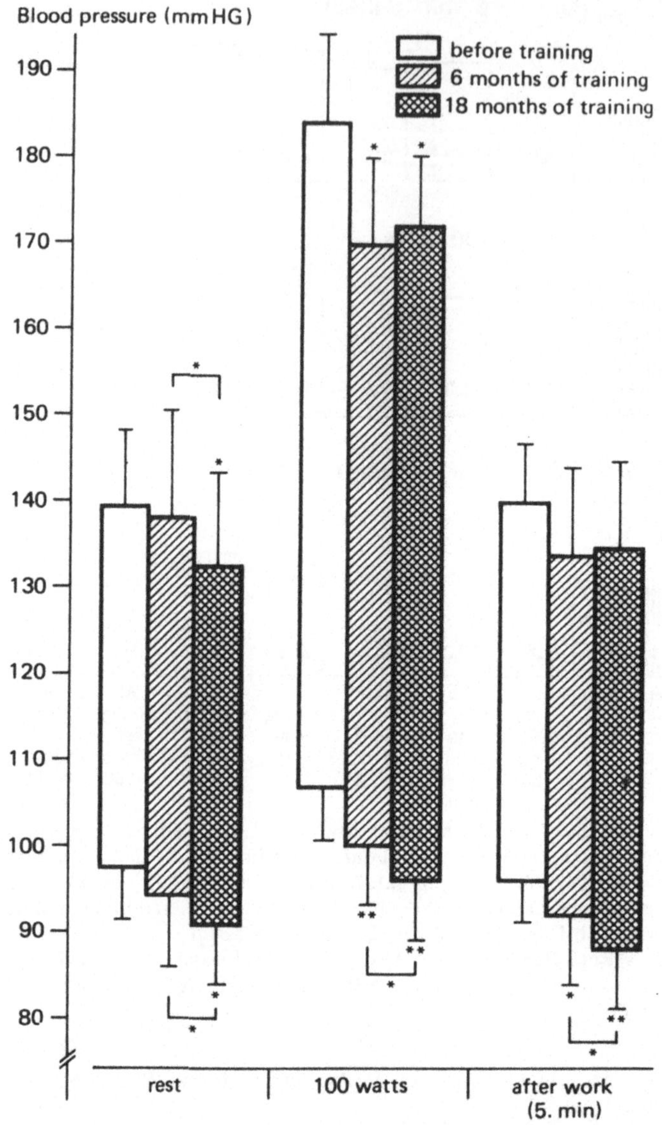

Abb. 14. Blutdruckverhalten in Ruhe sowie bei 100 Watt und 5 Min. danach vor sowie nach 6-monatigem bzw. 18-monatigem Ausdauertraining (nach Ketelhut [45])

Belastungsblutdruckes erzielt werden kann. Die Abbildung 17 verdeutlicht, daß sich durch diese Allgemeinmaßnahmen, auch besonders im Vergleich zu einigen Antihypertensiva, eine starke Senkung des systolischen Belastungsblutdruckes erzielen ließ.

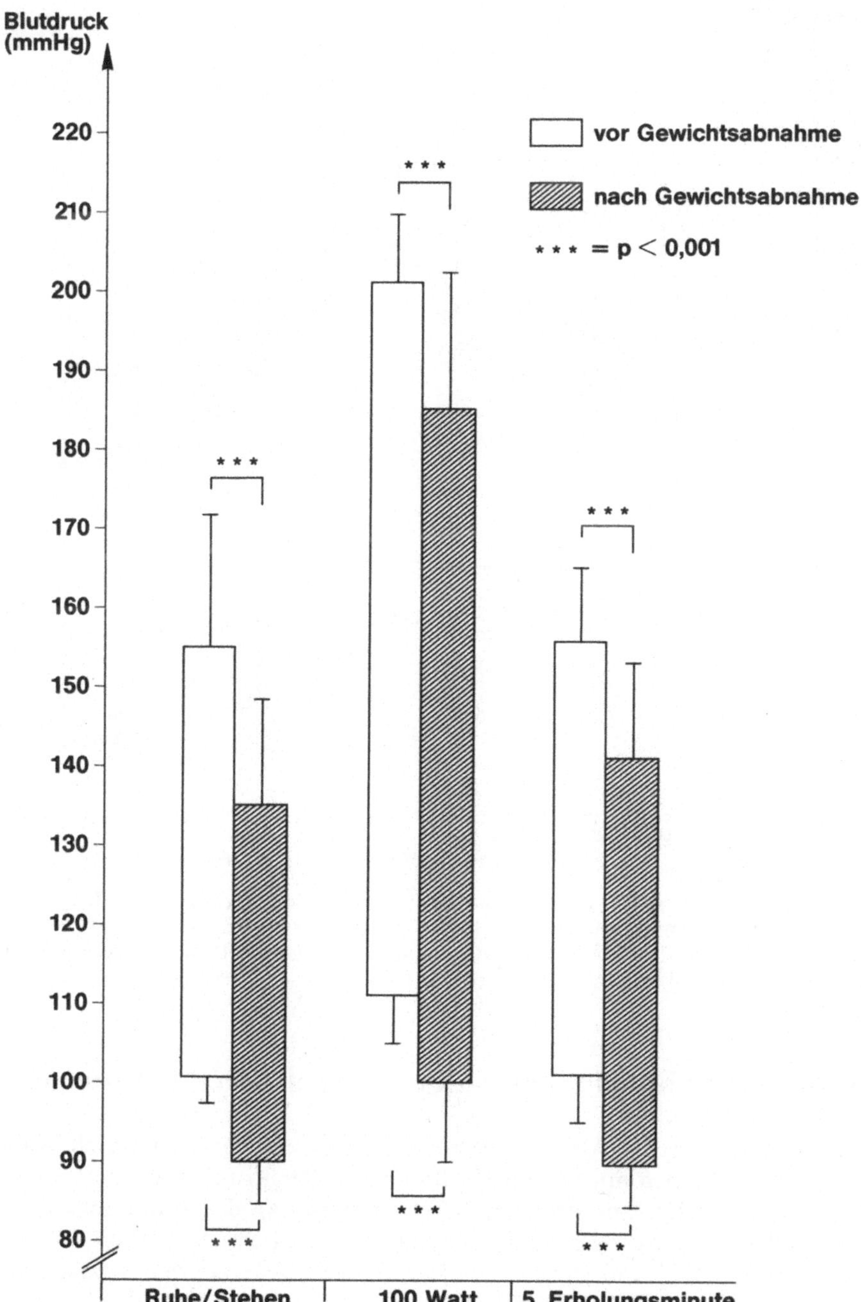

Abb. 15. Blutdruckverhalten in Ruhe sowie bei 100 Watt und 5 Min. danach vor und nach einer Gewichtsabnahme von 6,5 kg bei 16 zuvor unbehandelten übergewichtigen Hochdruckkranken (Beobachtungszeitraum 7,9 Monate)

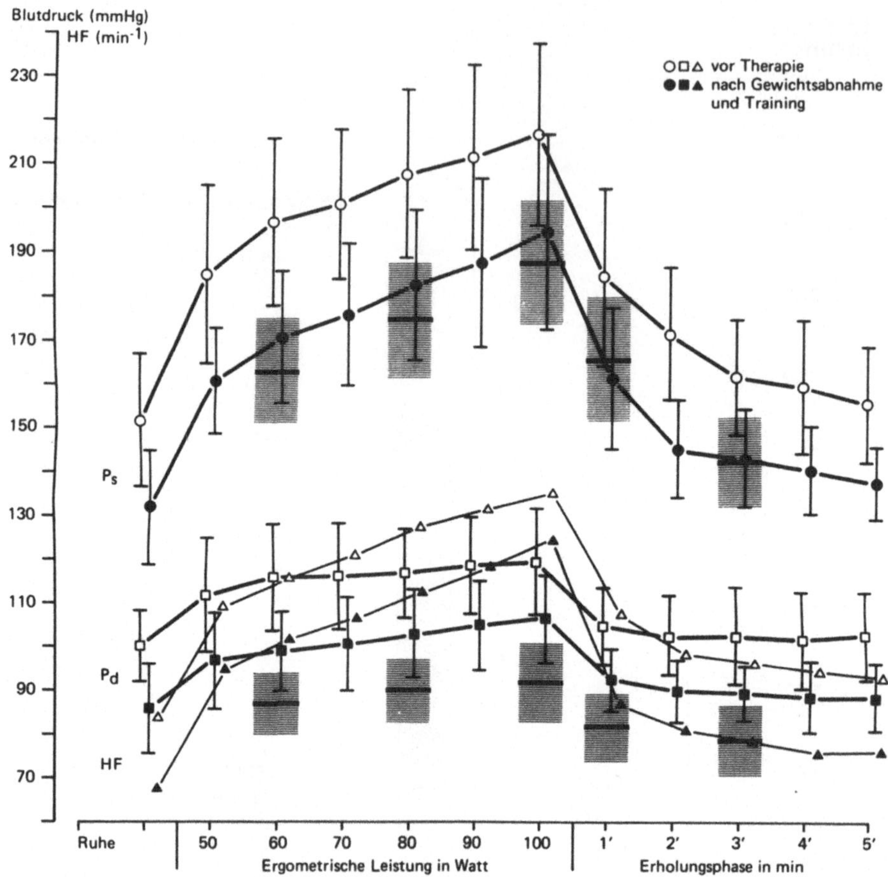

Abb. 16. Systolischer (P_s), diastolischer (P_d) Blutdruck und Herzfrequenz (HF) vor und nach einem Gewichtsabnahmetraining bestehend aus einem Ausdauertraining und einer Gewichtsreduktion. Die Säulen geben die Normalwerte des systolischen und diastolischen Blutdrucks während und nach Ergometrie an

Antihypertensiva und Blutdruck bei isometrischen Belastungen

Blutdruckanstiege im Alltag werden neben dynamischen auch durch isometrische Belastungen mit hohem Kraftanteil an der Kontraktion hervorgerufen. Zwar erlaubt eine ergometrische Überprüfung des Blutdruckanstiegs während Ergometrie auch eine Einschätzung über das Verhalten während isometrischer [73] und psychischer [68] Belastungen, allerdings lassen sich während Ergometrie nachgewiesene Therapieeffekte nicht ohne weiteres auf andere Belastungsformen übertragen.

Isometrische Kontraktionen rufen bei Überhöhung des systolischen Blutdruckes vor allen Dingen auch ausgeprägte Anstiege des diastolischen Blutdruckes hervor [73].

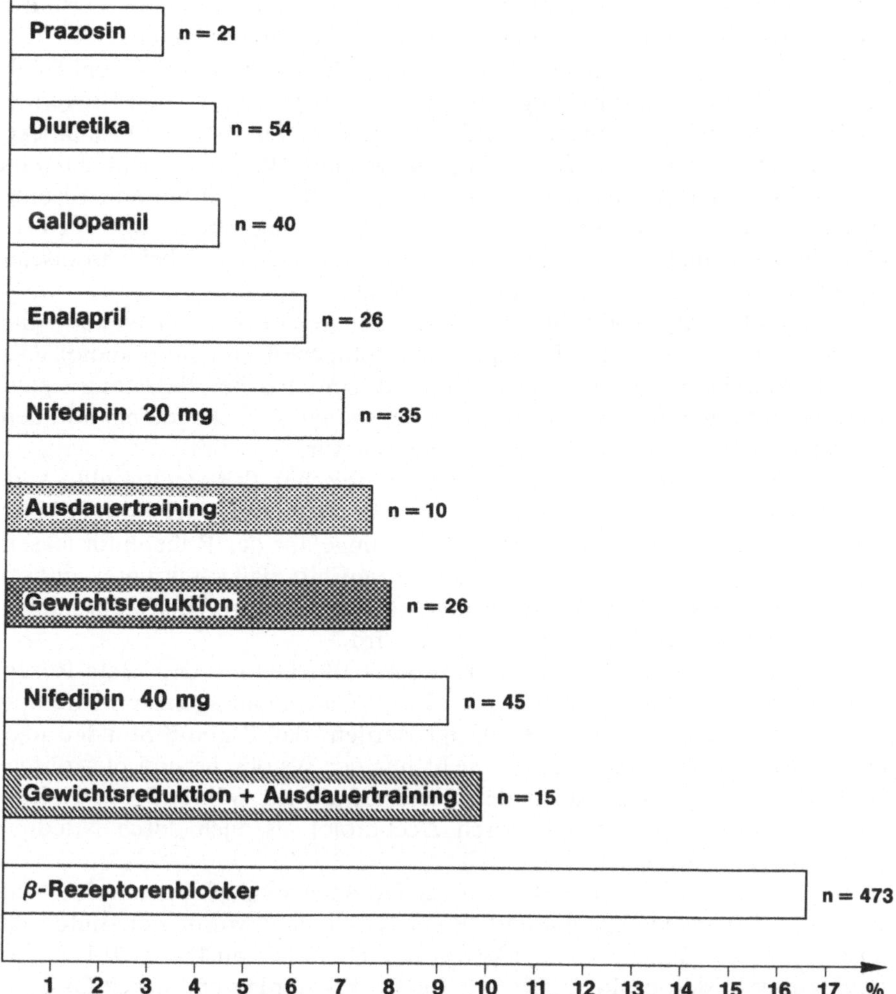

Abb. 17. Prozentuale Senkung des systolischen Blutdruckes während Fahrradergometrie von 100 W durch verschiedene Antihypertensiva (weitere Erklärung siehe Abb. 13) sowie durch ein Ausdauertraining, eine Gewichtsreduktion sowie deren Kombination

Zur Therapiebeurteilung durch isometrische Tests muß jedoch einschränkend erwähnt werden, daß die Reproduzierbarkeit der Blutdruckanstiege bei isometrischen Tests im Vergleich zur Fahrradergometrie geringer ausfällt und darüber hinaus die interindividuelle Antwort auf isometrische Kontraktionen von sehr vielen Faktoren, wie der Muskelfaserzusammensetzung, Herzhypertrophie, Alter usw. bestimmt wird. Deshalb sollte man bei der vergleichenden Untersuchung verschiedener Antihypertensiva auf die Blutdruckreaktion während isometrischer Tests immer ein Cross-over-Verfahren wählen, um diese interindividuellen Unterschiede auszuschalten.

Über die Beeinflussung derartiger Reaktionen durch Pharmaka bei Hochdruckkranken liegen nur wenige Ergebnisse vor. Häufig werden Ergebnisse von Sannerstedt und Julius [67] zitiert, die zeigen, daß β-Rezeptorenblocker keinen Einfluß ausüben. Diese Ergebnisse sind allerdings nicht auf eine chronische Hochdruckbehandlung übertragbar, da es sich um einen isometrischen Test nach intravenöser Propranololgabe handelt. So war auch der diastolische Ruheblutdruck nach der i.v.-Gabe nicht wie bei chronischer Applikation erniedrigt, sondern sogar erhöht.

In einer Placebo kontrollierten Studie zeigten Lorimer et al. [50], daß während einer 4wöchigen Therapie mit Metoprolol und Propranolol auch der diastolische Blutdruckanstieg während isometrischer Belastung signifikant gesenkt wurde, was nicht für eine 4wöchige Behandlung mit dem Diuretikum Hydrochlorothiazid nachweisbar war.

Auch McAllister [54] konnte unter chronischer β-Rezeptorenblockade zeigen, daß die Absolutwerte des Blutdruckes während einer isometrischen Belastung deutlich reduziert waren und in ungefähr der Ruheblutdrucksenkung entsprachen. Die Autoren weisen darauf hin, daß somit unter einer β-Rezeptorenblockerbehandlung der myokardiale O_2-Verbrauch während isometrischer Belastung signifikant gesenkt wird.

In einer eigenen Cross-over-Studie über 4 Wochen mit dem Beta-Rezeptorenblocker Acebutolol (400 mg) und dem Calciumantagonisten Nifedipin (40 mg in Retardform) konnte gezeigt werden, daß 2 und 8 Stunden nach letzter kontrollierter Applikation nicht nur der systolische und diastolische Ruheblutdruck, sondern auch der Blutdruckanstieg während des Haltens von 1,2 bzw. 2,4 kg sowohl durch Acebutolol als auch durch Nifedipin signifikant gesenkt wurde.

In einer eigenen zweiten Cross-over-Untersuchung [33] unter Verwendung von 200 mg Metoprolol und 100 mg Gallopamil wurde der Blutdruckanstieg während Halten von 2,4 kg vor der Therapie von 184 ± 20/122 ± 10 mmHg durch Metoprolol auf 163 ± 16/106 ± 7 mmHg und durch Gallopamil auf 174 ± 17/112 ± 6 mmHg signifikant gesenkt (Abb. 18).

Kolloch et al. [46] berichten, daß eine 4wöchige Behandlung mit Labetalol den Blutdruckanstieg während 3minütiger isometrischer Muskelkontraktion signifikant verringert. Dieses wurde auch von Ambrosioni et al. [2] für Prizidilol, einen β-Rezeptorenblocker mit vasodilatatorischer Komponente, beschrieben.

Kombiniert man einen β-Rezeptorenblocker mit Nifedipin (Abb. 19) oder mit einem ACE-Hemmer (Abb. 20), so lassen sich hierunter die ausgeprägtesten Drucksenkungen während isometrischer Belastungen erzielen.

Prinzipiell gilt, daß sich im Gegensatz zur Ergometrie die unter Ruhebedingungen nachweisbaren antihypertensiven Effekte auch gleichgerichtet während der isometrischen Belastung nachweisen lassen (Abb. 21).

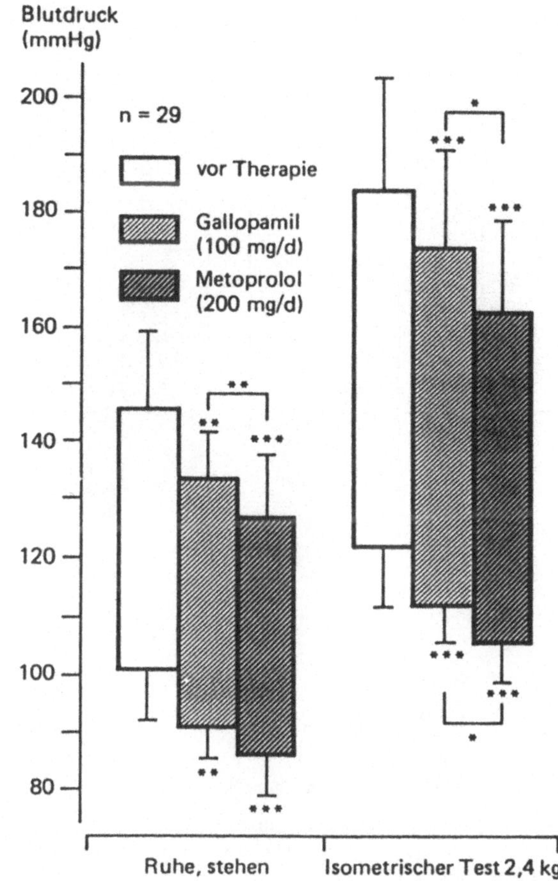

Abb. 18. Systolischer und diastolischer Blutdruck in Ruhe sowie während einer isometrischen Belastung (Halten von 2,4 kg über 2 Minuten am ausgestreckten Arm) unter einer 4wöchigen Therapie mit 100 mg Gallopamil bzw. 200 mg Metoprolol bei 29 Hochdruckkranken (nach Franz [27, 32])

Antihypertensiva und Blutdruck bei emotionaler Belastung

Auch für die Beeinflussung des Blutdruckanstieges während einer emotionalen Belastung, die das Blutdrucktagesprofil wesentlich beeinflussen, liegen nur wenige, für die chronische Hochdruckbehandlung repräsentative Untersuchungen vor. Einige Studien verlieren deshalb an Aussagekraft, da die Effekte nur nach intravenöser (Nicotero et al. [60]) bzw. einmaliger Dosis eines Antihypertensivums und manchmal nur an normotensiven Patienten überprüft wurden [11, 43]. Die gleichen Autoren [11] konnten jedoch für eine chronische Behandlung mit β-Rezeptorenblockern zeigen, daß der vor Behandlung während mentalem Streß auf 179/121 mmHg angestiegene Blutdruck auf 124/85 mmHg auch im Vergleich zur Placebogabe hochsignifikant gesenkt werden konnte.

Millar-Craig et al. [56] konnten mittels intraarterieller Messung des Blutdruckes während des Autofahrens im Stadtverkehr zeigen, daß nach

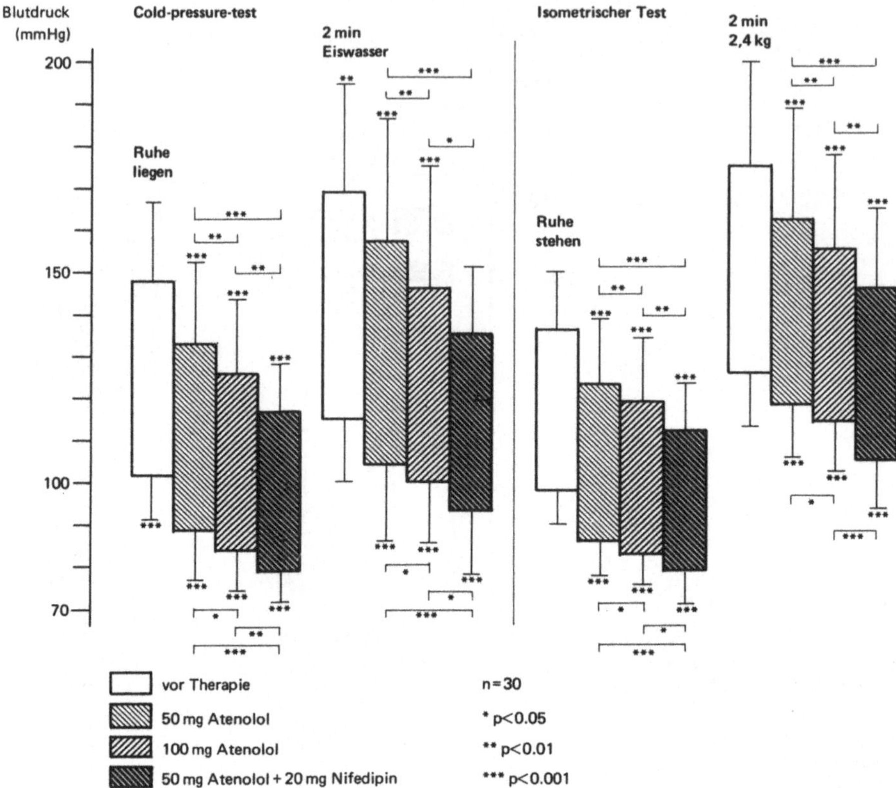

Abb. 19. Systolischer und diastolischer Blutdruck in Ruhe sowie während des Cold-pressure-Tests (Halten der linken Hand in Eiswasser über 2 Minuten) und während eines isometrischen Tests (Halten von 2,4 kg über 2 Minuten) vor Therapie sowie während einer 4wöchigen Behandlung mit 50 mg Atenolol, 100 mg Atenolol bzw. 50 mg Atenolol und 20 mg Nifedipin bei 30 Hochdruckkranken (nach Franz [30])

16monatiger Therapie mit einem β-Rezeptorenblocker der während der Fahrt gemittelte Blutdruck von 176/107 auf 160/93 mmHg abgesunken war. Entsprechend fand sich eine signifikante Senkung des Blutdruckes während Ergometrie von vorher 225/128 mmHg auf 204/111 mmHg.

Wie wichtig es ist, unter einer chronischen Behandlung die Blutdruckreaktion zu überprüfen, zeigt auch die Untersuchung von Eliasson et al. [13], die das Blutdruck- und Herzfrequenzverhalten während eines mentalen Streßtests vor und nach 6–9monatiger Behandlung mit Metoprolol untersuchten. Vor Therapie wurde der Blutdruck während des mentalen Stresses von 141/97 mmHg auf 175/122 mmHg bzw. die Herzfrequenz von 75 auf 104 angehoben. Die entsprechenden Anstiege unter der chronischen β-Rezeptorenblockade betrugen 115/85 auf 141/103 bzw. 64 auf 73 min[1] und lagen somit während des Stresses systolisch um 34 mmHg und diastolisch um

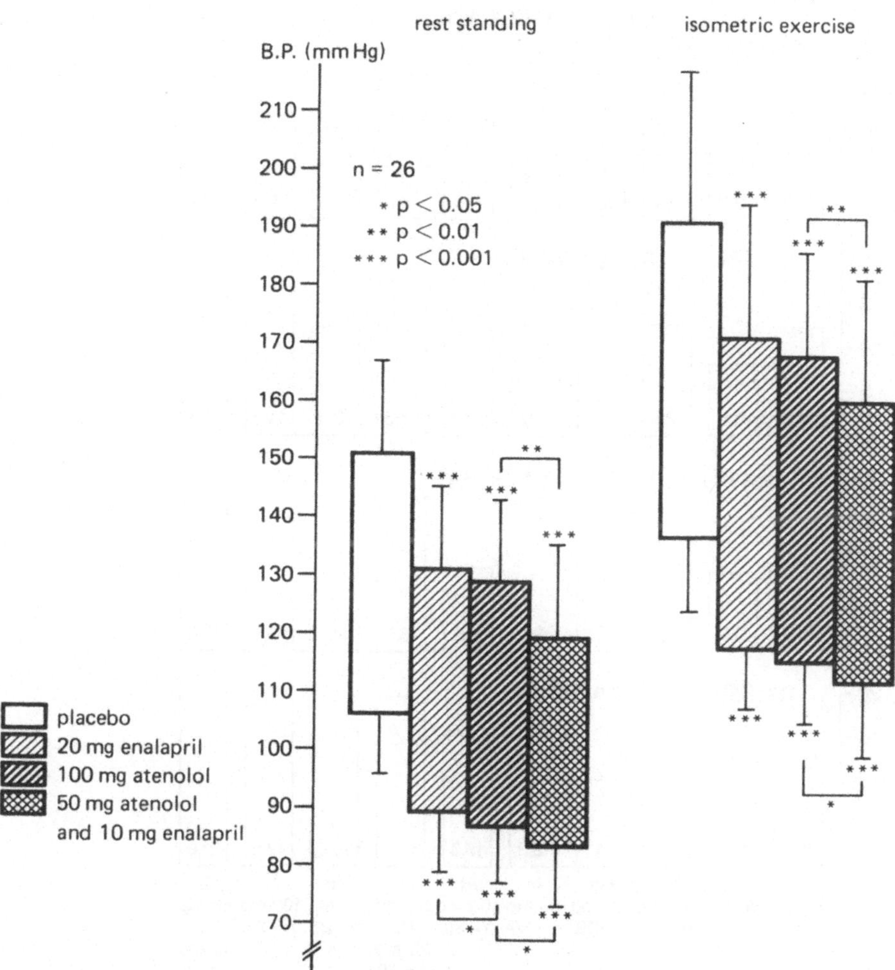

Abb. 20. Systolischer und diastolischer Blutdruck in Ruhe sowie während einer isometrischen Belastung (Halten von 2,4 kg über 2 Minuten), vor Therapie sowie während einer 4wöchigen Behandlung mit 20 mg Enalapril, 100 mg Atenolol bzw. 50 mg Atenolol und 10 mg Enalapril bei 26 Hochdruckkranken (nach Franz [31])

18 mmHg niedriger. Im Rahmen dieser Untersuchung kam es auch zu einem signifikant reduzierten Blutdruckanstieg während des Cold-pressor-tests.

Auch die Untersuchungen von Friedrich et al. [36] zeigten, daß die absoluten diastolischen und systolischen Blutdruckanstiege während einer emotionalen Belastung nach einer 4wöchigen Behandlung mit einem β-Rezeptorenblocker geringer ausfallen.

Nach Untersuchungen von Heidbeder et al. [43] führt auch die chronische Applikation von α-Methyldopa bei Hochdruckkranken zu einer Verringerung der Absolutwerte des systolischen und diastolischen Blutdruckes wäh-

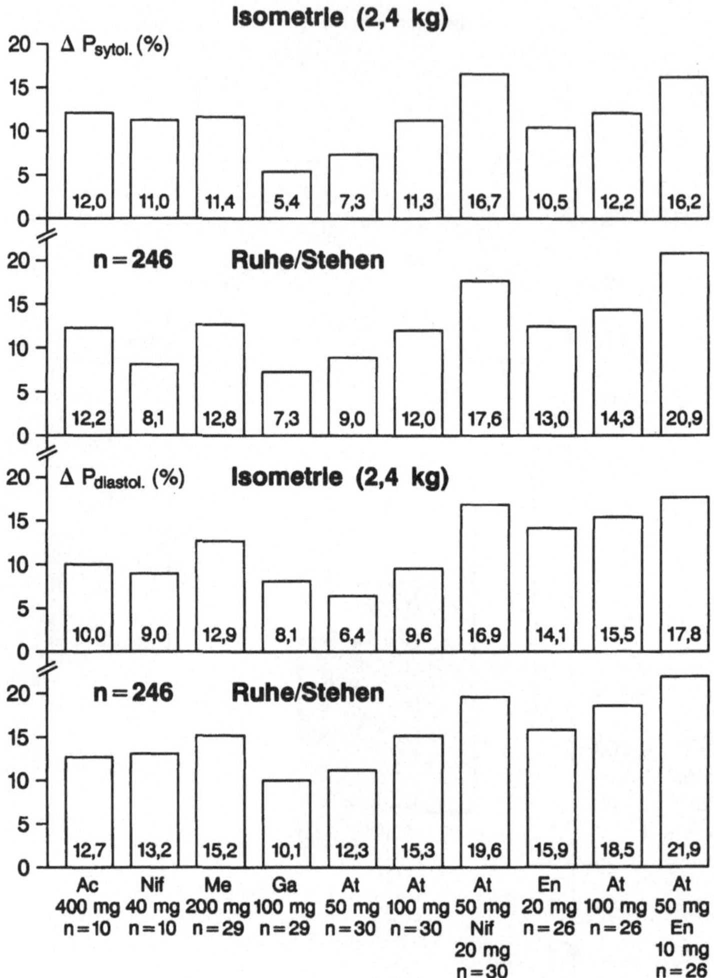

Abb. 21. Prozentuale Senkung des systolischen und diastolischen Blutdrucks in Ruhe sowie während einer isometrischen Belastung (Halten von 2,4 kg über 2 Minuten am ausgestreckten linken Arm), vergleichend dargestellt für verschiedene antihypertensive, jeweils 4–6wöchige Behandlungen (nach Franz [23, 30, 31, 32])
Symbolerklärung: AC = Acebutolol, NIF = Nifedipin, MET = Metprolol, GA = Gallopamol, AT = Atenolol, EN = Enalapril

rend emotionaler Belastung mit 145/103 mmHg im Vergleich zu 166/111 mmHg vor Therapie.

Auch eine chronische Behandlung mit Clonidin (Falkner et al. [14]) senkt signifikant den diastolischen Blutdruckanstieg während emotionaler Belastung, wogegen in der gleichen Untersuchung die chronische Applikation eines Diuretikums den diastolischen Blutdruckanstieg sogar verstärkte.

Von Harris et al. [40] wurde gezeigt, daß auch die chronische Gabe des Calciumantagonisten Nifedipin als Monotherapie bzw. in Kombination mit einem β-Rezeptorenblocker den systolischen und diastolischen Blutdruckanstieg während einer emotionalen Belastung und beim Cold-pressure-test signifikant vermindert.

Schlußfolgerungen für die Praxis

1. Die Bedeutung einer ergometrischen antihypertensiven Therapiekontrolle liegt zum einen darin, daß aufgrund der guten Reproduzierbarkeit des Blutdrucks während einer standardisierten Fahrradergometrie eine emotionale Verfälschung des Therapieerfolges vermieden werden kann. Somit kann auch die antihypertensive Wirksamkeit verschiedener Substanzgruppen untereinander und somit die Wertigkeit der Monotherapie, aber auch deren Effekt in der Kombination im Vergleich zur Ruhemessung, zuverlässiger verglichen werden.
2. Eine gute Ruheblutdruckeinstellung bedeutet nicht, daß auch die Blutdruckanstiege während alltäglicher körperlicher und psychischer Belastungen zufriedenstellend gesenkt sind. Dieses scheint jedoch für eine Reduktion der kardiovaskulären Komplikationsrate bei Hochdruckkranken wichtig zu sein.
3. Blutdruckanstiege während dynamischer Belastungen werden sowohl systolisch als auch diastolisch am stärksten durch β-Rezeptorenblocker gesenkt.
4. Alphamethyldopa, Clonidin, Diuretika, Prazosin, Reserpin und auch ACE-Hemmer weisen keine bzw. nur eine geringe Beeinflussung des systolischen Belastungsblutdruckes während Ergometrie auf, wobei die Senkung des diastolischen Blutdruckes je nach Substanz schwach bis ausgeprägt ist.
5. Calciumantagonisten bewirken nicht nur eine ausgeprägte Senkung des diastolischen Belastungsblutdruckes, sondern auch des systolischen.
6. In der Kombinationsbehandlung mit einem β-Rezeptorenblocker bewirken Diuretika keine wesentliche, zusätzliche Senkung des systolischen Blutdruckes bei Ergometrie, wohl aber vor und nach der Belastung. Dieses gilt auch für die Kombination mit Prazosin trotz ausgeprägter Ruheblutdrucksenkung. Demgegenüber führt die zusätzliche Gabe von 40 mg Nifedipin zu einer weiteren Absenkung des systolischen Blutdruckes auch während Ergometrie.
7. Auch Blutdruckanstiege bei isometrischen Belastungen, die im Alltag häufig vorkommen, sollten durch Antihypertensiva beeinflußt werden. Eine Überprüfung der Wirksamkeit blutdrucksenkender Pharmaka durch isometrische Belastungstests ist deshalb ratsam, wobei allerdings methodische Ungenauigkeiten berücksichtigt werden müssen.
8. β-Rezeptorenblocker, Calciumantagonisten und ACE-Hemmer beeinflussen signifikant den systolischen und diastolischen Blutdruckan-

stieg bei isometrischen Belastungen, wogegen für Diuretika widersprüchliche Befunde vorliegen. Die Gabe von Nifedipin bzw. Enalapril zu einem β-Rezeptorenblocker führt zu einer deutlichen Wirkungsverstärkung.

9. Antihypertensiva, die nicht nur den Ruheblutdruck, sondern ganz besonders auch die Blutdruckanstiege bei dynamischen, isometrischen und emotionalen Belastungen senken, sollten ganz besonders bei jenen Patienten eingesetzt werden, die gleichzeitig eine koronare Herzerkrankung aufweisen. Ein überhöhter Belastungsblutdruck bedeutet eine erhebliche Steigerung des myokardialen O_2-Verbrauchs, die bei KHK-Patienten aufgrund ihrer eingeschränkten O_2-Versorgung mit der Gefahr einer myokardialen Ischämiereaktion einhergeht, wenn die so gestörte O_2-Bilanz des Herzens nicht durch eine Blutdrucksenkung günstig beeinflußt wird.

10. β-Rezeptorenblocker senken die Blutdruckanstiege bei dynamischen und isometrischen Kontraktionen und bei emotionalen Belastungen signifikant, was auch für die Senkung des myokardialen O_2-Verbrauches gilt. Deshalb scheint ihnen bei fehlender Kontraindikation eine bevorzugte Stellung in der Hochdrucktherapie zuzukommen. Von den derzeit zur Verfügung stehenden Antihypertensiva kommen die Calciumantagonisten in der Beeinflussung des Ruhe- und vor allen Dingen des Belastungsblutdruckes den β-Rezeptorenblockern noch am nächsten und sollten dann bevorzugt eingesetzt werden, wenn für β-Rezeptorenblocker Kontraindikationen bestehen. Darüber hinaus hat sich die Kombination von β-Rezeptorenblockern mit Calciumantagonisten vom Nifedipintyp nicht nur vom pathophysiologischen Standpunkt, sondern auch in der Beeinflussung des Belastungsblutdruckes (besonders bei Krafteinsatz) als sinnvoll erwiesen.

Literatur

1. Äarynen M, Mäkela M, Hämeenaho P, Mattila MJ (1981) Prazosin enhances the antihypertensive effects of β-blockers during isometric and dynamic exercise. Ann clin Res 13:71
2. Ambrosioni E, Borghi C, Costa FU, Magnani B (1982) Cardiovascular effects induced in hypertensive patients by prizidilol during stress and exercise. Proc. Ninth scientific meeting of the International Society of Hypertension (Abstr 15), Mexico City
3. Atterhög J-H, Duner H, Pernow B (1976) Hemodynamic effect of pindolol in essential hypertension with special reference to the resistance and capacitance vessels of the forearm. Acta med scand 19:251
4. Bachmann K, Zerzawy R, Riess PJ, Zölch KA (1970) Blutdrucktelemetrie – kontinuierliche, direkte Blutdruckmessung im Alltag und beim Sport. Dtsch med Wschr 95:741
5. Bethge K-P, Klein H, Lichtlen PR (1979) Koronare Herzerkrankung, Rhythmusstörungen und plötzlicher Herztod. Internist Welt 4:107
6. Berry CL (1981) Hypertension and arterial development – Longterm considerations. Brit Heart J 40:709

7. Blümchen C, Barthel W, Paparidis C (1981) Häufigkeit der Belastungshypertonie bei Herzinfarkt. Patienten im chronischen Stadium und bei angeblich normalen Personen. Herz/Kreisl 5:228
8. Brod J, Cachovan M, Bahlmann J, Bauer GE, Celsen B, Sippel R, Hundshaben H, Feldmann U, Rienhoff O (1979) Haemodynamic changes during acute emotional stress in man with special reference to the capacitance vessels. Klin Wschr 57:555
9. Buchanan N, Weir RJ (1982) A comparison of nifedipin and mefruside in the treatment of mild/moderate hypertension. Proc. Ninth scientific meeting of the International Society of Hypertension. Mexico City
10. Devereux RB, Pickering TG, Harshfield GA (1983) Left ventricular hypertrophy in patients with hypertension: importance of blood pressure response to regularly recurring stress. Circulation 68:470
11. Dunn FG, Melville DI, Jones JV, Lorimer AR, Lawrie TDV (1978) Standardized stress and hypertension: Comparison of effect of propranolol and methyldopa. Brit J Clin Pharmacol 5:223
12. Ekelund L-G, Ekelund C, Rössner S (1982) Antihypertensive effects at rest and during exercise of a calcium blocker, nifedipin, alone and in combination with metoprolol. Acta med scand 212:71
13. Eliasson K, Hjemdahl P, Hylander B, Kahan T, Lins L-E (1982) Circulatory and sympathoadrenal responses to stress after long-term beta blockade. Abstract Ninth scientific meeting of the International Society of Hypertension. Mexico City
14. Falkner B, Questi G, Affrime MB, Lowenthal DT (1982) The effect of a centrally acting agent versus diuretics on the cardiovascular response to mental stress in adolescent hypertension. Abstract Ninth scientific meeting of the International Society of Hypertension. Mexico City
15. Floras JS, Fox P, Hassan MO, Jones JK, Sleight P, Turner KL (1979) Assessment of the antihypertensive effect of atenolol with 24 h ambulatory monitoring of blood pressure. Clin Sci 57:387s
16. Floras JS, Hassan MO, Sever PS, Jones JV, Osikowska B, Sleight P (1981) Cuff and ambulatory blood pressure in subjects with essential hypertension. Lancet 2:107
17. Franz I-W, Lohmann FW (1978) Die Bedeutung der ergometrischen Untersuchung zur Beurteilung der antihypertensiven Therapie. Dtsch med Wschr 38:1478
18. Franz I-W (1980) Differential antihypertensive effect of acebutolol and the fixed combination hydrochlorothiazide/amiloridehydrochloride on elevated exercise blood pressures in hypertensive patients. Amer J Cardiol 46:301
19. Franz I-W, Mellerowicz H (1980) Vergleichende ergometrische Untersuchungen über den Tenison-Time-Index und die körperliche Leistungsbreite bei Patienten mit grenzwertiger und stabiler Hypertonie und Normalpersonen. Z Kardiol 69:587
20. Franz I-W (1980) Die antihypertensive Wirksamkeit einer fixen β-Rezeptorenblocker-Diuretikum-Kombination auf Ruhe und Belastungsblutdruck von esentiellen Hypertonikern. Schweiz med Wschr 110:1616
21. Franz I-W (1981) Belastungsblutdruck bei Hochdruckkranken. Springer, Berlin Heidelberg New York
22. Franz I-W (1981) Einfluß einer fixen β-Rezeptorenblocker-Diuretika-Kombination auf den hohen Blutdruck im Alter. Ergometrische Untersuchungen über das Blutdruckverhalten und den myokardialen O_2-Verbrauch. Herz/Kreisl 4:187
23. Franz I-W (1982) Ergometrie bei Hochdruckkranken. – Diagnostische und therapeutische Konsequenzen für die Praxis. Springer, Berlin Heidelberg New York
24. Franz I-W (1982) Vergleichende ergometrische Untersuchungen über die Wirkung von β-Rezeptorenblockern und Diuretika und deren Kombination auf den Blutdruck und das Doppelprodukt bei Hochdruckkranken. Z Kardiol 71:129
25. Franz I-W (1983) The effects of prazosin and acebutolol and their combination on blood pressure and pressure-rate product during ergometriac work in hypertensive patients. Z Kardiol 72:746–754

26. Franz I-W, Wiewel D (1985) Antihypertensive Wirkung von Nitrendipin, Nifedipin und Acebutolol und deren Kombination auf den Ruhe- und Belastungsblutdruck bei Hochdruckkranken. Z Kardiol 74:111

27. Franz I-W (1984) Isometrische und dynamische Belastung als Kriterium für die Therapiebeurteilung. In: Holzgreve H, Rost R (Hrsg) Aktuelles und Kontroverses aus der Hochdruckforschung. MMW-Medizin Verlag, München, S. 107

28. Franz I-W, Wiewel D, Behr M, Ketelhut R (1986) Rückbildung der Myokardhypertrophie Hochdruckkranker unter chronischer β-Rezeptorenblockade. Dtsch med Wschr 111:530

29. Franz I-W, Wiewel D (1986) Kombinierte Langzeittherapie mit Kalziumantagonisten und β-Rezeptorenblockern bei stabiler Hypertonie. Med Welt 37:829

30. Franz I-W, Ketelhut R, Behr U, Agrawal B (1987) Antihypertensive Wirkung von Atenolol in unterschiedlicher Dosierung und in Kombination mit Nifedipin bei milder Hypertonie. Med Welt 38:1270

31. Franz I-W, Behr U, Ketelhut R (1987) Resting and exercise blood pressures with atenolol, enalapril and a low dose combination. J Hypertension 5 (Suppl 3):37

32. Franz I-W (1986) β-Rezeptorenblocker in der Hochdrucktherapie. Hämodynamische und metabolische Aspekte und Kombinierbarkeit mit anderen Antihypertensiva. Springer, Berlin Heidelberg New York

33. Franz I-W, Behr U, Ketelhut R, Wiewel D (1986) Antihypertensive Wirkung von Gallopamil und Metoprolol auf den Ruhe- und Belastungsblutdruck bei Hochdruckkranken. Herz/Kreislauf 18:632

34. Franz I-W, Ketelhut R, Behr U, Tönnesmann U (1991) Long-term studies on regression of left ventricular hypertrophy. J Cardiovasc Pharmacol 17 (Suppl 2):87

35. Franz I-W, Agrawal B, Wiewel D, Ketelhut R (1992) Comparison of the antihypertensive effects of carvedilol and metoprolol on resting and exercise blood pressure. Clin Investig 70:53

36. Friedrich G, Langewitz W (1981) Der emotionale Belastungstest in der klinisch-therapeutischen Prüfung von Antihypertensiva. 87. Verh Dtsch Ges Inn Med

37. Goldberg AD, Raftery EB (1976) Patterns of blood pressure during chronic administration of postgangliomic sympathetic blocking drugs for hypertension. Lancet 2:1052

38. Gosse P, Durandet P, Roudant R, Broustet J-P, Dallocchio M (1989) Prognostic value of blood pressure response during exercise in hypertensive patients. Fourth European Meeting on Hypertension. Milan, Abstract:307

39. Gould BA, Mann S, Davies AB, Altman DG, Raftery EB (1981) Does placebo lower blood pressure? Lancet 2:1377

40. Harris L, Dargie HJ, Lynch PG, Bulpitt J, Krikler DM (1982) Blood pressure and heart reate in patients with ischaemic heart disease receiving nifedipin and propranolol. Brit med J 284:1148

41. Hausen M, Mäurer W, Thomas I, Kübler W (1981) Einfluß von Clonidin auf die Plasma-Katecholaminspiegel unter Ruhebedingungen und unter ergometrischer Belastung. Dtsch med Wschr 106:175

42. Hauss, WH (1982) Zur Pathogenese der Arteriosklerose. Med Welt 33:20

43. Heidbreder E, Ziegler A, Heidland A (1982) Verhindern sympatholytische Antihypertensiva den Blutdruckanstieg bei mentalem Streß? Herz/Kreisl 3:135

44. Hornung RS, Gould BA, Kieso HA, Raftery EB (1981) The effect of Moducren® on 24 hour blood monitoring. Abstract, Symposium "Potassium, the Heart and Hypertension". Rome

45. Ketelhut R, Franz I-W (1984) Zur Wirkung einer akuten und chronischen Ausdauerleistung auf das Blutdruckverhalten bei Hochdruckkranken. In: Franz I-W, Mellerowicz H, Noack W (Hrsg) Training und Sport zur Prävention und Rehabilitation in der technisierten Umwelt. Springer, Berlin Heidelberg New York, S. 704

46. Kolloch R, Myers M, Bornheiner J, de Quattro V (1981) Hämodynamik und Plasmakatecholamine während statischer Muskelarbeit bei essentieller Hypertonie. Einfluß kombinierter α- und β-Rezeptorenblockade. 87. Verh Dtsch Ges Inn Med

47. Krönig B (1976) Blutdruckvariabilität bei Hochdruckkranken. Hüthig, Heidelberg

48. Littler WA, Honour AJ, Pugsley DJ, Sleight P (1975) Continuous recording of direct arterial pressure in untreated patients: its role in the diagnosis and management of high blood pressure. Circulation 51:1101
49. Littler WA, Watson RDS (1978) Circulation variation in blood pressure. Lancet 1:995
50. Lorimer AR, Barbour MP, Comerfield MB, Lawrie DV (1982) Assessment of blood pressure responses in hypertension to isometric and varying form of dynamic exercise, and their modification by treatment. Abstract Ninth scientific meeting of the International Society of Hypertension. Mexico City
51. Lund-Johansen P (1981) Hämodynamik bei der essentiellen Hypertonie in Ruhe und während Ergometrie und deren Beeinflussung durch Diuretika. β-Rezeptorenblocker und Vasodilatatoren. In: Franz I-W (Hrsg) Belastungsblutdruck bei Hochdruckkranken. Springer, Berlin Heidelberg New York, S. 107
52. Manhem P, Hökfelt B (1981) Prolonged clonidine treatment: Catecholamines, renin activity and aldosterone following exercise in hypertensives. Acta med scand 209:253
53. Mann S, Millar-Craig MW, Altman DG, Melville D, Raftery EB (1979) The effects of metoprolol on ambulatory blood pressure. Clin Sci 57:375s
54. McAllister RG (1979) Effects of adrenergic receptor blockade on the response to ergometric handgrip: Studies in normal and hypertensive subjects. J cardiovasc Pharmacol 1:253
55. Middeke M, Burkhart A, Holzgreve A (1982) Blutdruckverhalten während dynamischer und isometrischer Belastungen unter antihypertensiver Langzeittherapie mit Beta-Rezeptorenblockern und Diuretika. Verh Dtsch Ges Inn Med 88:737
56. Millar-Craig MW, Mann S, Balasubramamian V, Cashman P, Raftery EB (1981) Effects of chronic beta-blockade on intra-arterial blood pressure during motor car driving. Brit Heart J 45:643
57. Morgenroth J, Maron BJ, Henry WL, Epstein SE (1975) Comparative left ventricular dimensions in trained athletes. Ann intern Med 82:521
58. Nathwani D, Reevers A, Marquez-Julio RA (1985) Left ventricular hypertrophy in mild hypertension: correlation with exercise blood pressure. Amer Heart J 109:836
59. Nerem RM, Cornhill JF (1980) Hemodynamics and atherogenesis. Atherosclerosis 36:151
60. Nicotero JA, Beamer V, Montsos SE, Shapiro JA (1968) Effects of propranolol on the pressor response to noxious stimuli in hypertensive patients. Amer J Cardiol 22:657
61. Patyna WD (1981) Die Beeinflussung des Blutdruckverhaltens Hochdruckkranker während Ergometrie durch eine Reserpin-Diuretikum-Kombination und β-Rezeptorenblocker. In: Franz I-W (Hrsg) Belastungsblutdruck bei Hochdruckkranken. Springer, Berlin Heidelberg New York, S. 139
62. Pickering TG, Harsfield GA, Kleinert HD, Blank S, Laragh JH (1982) Blood pressure during normal daily activities, sleep and exercise. J Amer med Ass 247:992
63. Ren J, Hakki A, Kotler MN (1985) Exercise systolic blood pressure: a powerful determinant of increased left ventricular mass in patients with hypertension. J Amer Coll Cardiol 5:1224
64. Reybrouck T, Amery A, Billiet L (1977) Hemodynamic responde to graded exercise after chronic beta-adrenergic blockade. J appl Physiol 42:133
65. Rowlands DB (1981) Timolol in the treatment of patients with mild to moderate hypertension. Abstract. Symposium "Potassium, the Heart and Hypertension". Rome
66. Rowlands DB, Ireland MA, Stallard TJ, Glover DR, McLeay RAB, Watson RDS, Littler WA (1982) Assessment of left-ventricular mass and its response to antihypertensive treatment. Lancet 2:467
67. Sannerstedt R, Julius S (1972) Systemic hemodynamics in borderline arterial hypertension: Response to static exercise before and under the influence of propanolol. Cardiovasc Res 6:398

68. Schulte, W (1981) Blutdruckreaktivität unter emotionalem Streß bei essentieller Hypertonie – pathophysiologische und diagnostische Aspekte. In: Franz I-W (Hrsg) Belastungsblutdruck bei Hochdruckkranken. Springer, Berlin Heidelberg New York, S. 59
69. Sokolow M, Perloff D, Cowan R (1982) A 10-year prospective study of the incidence of cardiovascular events in hypertensive patients utilizing ambulatory blood pressure measurements. Abstract. Ninth scientific meeting of the International Society of Hypertension. Mexico City
70. Steinbrunn W, Klappenberger L, Lichtlen PR (1981) Häufigkeit des plötzlichen Herztodes bei der koronaren Herzkrankheit. Schweiz med Wschr 111:1697
71. Stoker JB, Greeharan N, Linden RJ, Barbour MP, Lorimer AR, Hillis WS, Lawrie TDV (1979) Effects of exercise in hypertension controlled with metoprolol or methyldopa. Clin Sci 57:391s
72. Strauer BE (1979) Das Hochdruckherz. Springer, Berlin Heidelberg New York
73. Zerzawy R (1981) Telemetrie von arteriellem Druck und Herzfrequenz unter alltäglichen und sportlichen Belastungen im Vergleich zur Fahrradergometrie. In: Franz I-W (Hrsg) Belastungsblutdruck bei Hochdruckkranken. Springer, Berlin Heidelberg New York, S. 161

Ergometrie zur antihypertensiven Therapiekontrolle

F. W. Lohmann

Einleitung

Unter den üblichen Alltagsbedingungen erfolgt die Kontrolle einer antihypertensiven Behandlung in der Regel durch Messung des Situations- bzw. Gelegenheitsblutdruckes, meistens im Sitzen und ggf. anschließend im Stehen.

Eine Normierung bzw. Standardisierung einer derartigen Stichprobe hat sich als unmöglich erwiesen, so daß die anläßlich von Gelegenheitsblutdruckmessungen erhobenen Werte eine erhebliche Variabilität aufweisen. Begriffe wie „Praxishochdruck" bzw. „Weißkittel-Hypertonie" sind der Ausdruck dieses Sachverhaltes. Die notwendige klinische Konsequenz war die Forderung, durch viele zeitlich unabhängige Stichproben sowohl im Hinblick auf die Diagnose „arterielle Hypertonie" als konstante Blutdruckerhöhung als auch hinsichtlich der Kontrolle einer medikamentösen Hochdrucktherapie die Aussage sicherer zu machen [3, 5, 6]. Aus diesem Umstand heraus wurde auch die Blutdruckselbstmessung, die standardisierte Ergometrie und die indirekte, ambulante 24-Stunden-Blutdruckmessung etabliert, um eben im Hinblick auf die Diagnosestellung, die Therapieentscheidung und die Therapiekontrolle eine bessere Entscheidungsgrundlage zu haben. Durch Vermeidung einer Fehl-, Über- bzw. Unterbehandlung geht es darum, im Einzelfall für den Hypertoniepatienten die für seine Prognose beste Entscheidung zu treffen und ggf. Behandlung durchzuführen.

Abgesehen von der Verknüpfung im metabolischen Syndrom [2], ausgehend von einer Insulinresistenz, weisen Patienten mit Diabetes mellitus und arterieller Hypertonie in ihrer klinischen Problematik viele Analogien auf. Für Patienten mit Diabetes mellitus ist es schon lange anerkannt, daß der Nüchternblutzucker (entsprechend dem Ruheblutdruck) oder die gelegentliche Blutzuckerkontrolle (analog dem Gelegenheitsblutdruck) keine sichere Aussage über die spezifische Behandlung erlauben. Unter diagnostischem Aspekt wurde schließlich der standardisierte orale Glukosetoleranztest eingeführt; die Analogie der Blutdruckmessung während und nach einer standardisierten ergometrischen Untersuchung liegt auf der Hand. Der Blutdruck unter und nach Belastung ist vergleichbar der Bestimmung des postprandialen Blutzuckerwertes. Durch Normierung der Nahrungsaufnahme

I.-W. Franz (Hrsg.)
Belastungsblutdruck
bei Hochdruckkranken
© Springer-Verlag Berlin Heidelberg 1993

und zeitlich fixierte Bestimmung des postprandialen Blutzuckers ist die Therapieüberwachung bei Diabetes mellitus optimiert worden. Diese Aussage gilt somit übertragend auch für die Ergometrie zur Kontrolle einer antihypertensiven Therapie. Ein engmaschiges Blutzuckertagesprofil, u. U. ausgedehnt über 24 Stunden, hat seine Entsprechung in der inzwischen etablierten indirekten ambulanten 24-Stunden-Blutdruckmessung. Schließlich zeigt sich die Güte einer Diabetesbehandlung an der Normalisierung bzw. an einem normalen Wert für das Hb-A_1c. Der entsprechende Parameter bei Patienten mit arterieller Hypertonie ist die linksventrikuläre Hypertrophie, wie sie mittels Echokardiographie qualitativ und quantitativ feststellbar und im Verlauf zu beobachten ist. Ein normaler bzw. wieder normaler Hb-A_1c-Wert ist prognostisch günstig. Eine fehlende bzw. eine sich rückbildende Linksherzhypertrophie ist ein prognostisch günstiger Befund bei einem Hypertoniepatienten.

Ziel jeder Behandlung ist es, für den Patienten die Prognose zu verbessern bzw. zu normalisieren bei möglichst ungestörter Befindlichkeit und erhaltener körperlicher Leistungsfähigkeit. Ein solches Therapieziel setzt eine optimale Kontrolle und Steuerung der Behandlung, in unserem Falle der antihypertensiven Therapie voraus. Hierbei ist nun die standardisierte und gut reproduzierbare Ergometrie zu einer wertvollen Methode geworden.

Schon 1978 haben wir auf die Bedeutung der ergometrischen Untersuchung zur Beurteilung der antihypertensiven Therapie anhand einer Behandlungsstudie bei 13 Hypertoniepatienten hingewiesen [3]. Inzwischen ist nach vielfältigen, z. T. sehr kontroversen Diskussionen das Untersuchungsverfahren als eine der Möglichkeiten einer verbesserten Kontrolle der antihypertensiven Therapie unbestritten und anerkannt [6, 7, 11, 13].

Ergometrie zur individuellen Therapieoptimierung

Wir behandelten seinerzeit die 13 Hypertoniepatienten über 3 bis 12 Wochen mit im Durchschnitt 2×1 Tablette einer fixen Dreifachkombination aus Beta-Rezeptorenblocker, Saluretikum und direktem Vasodilatator. Vor und unter dieser Behandlung wurde die standardisierte ergometrische Untersuchung in der schon beschriebenen Weise durchgeführt. Die Abbildung 1 zeigt die Mittelwerte und Standardabweichungen des systolischen und diastolischen Blutdrucks sowie der Herzfrequenz bei den 13 Hypertoniepatienten in Ruhe liegend, unter standardisierter ergometrischer Leistung und während der nachfolgenden Erholungsphase vor und unter der antihypertensiven Kombinationsbehandlung. Die schwarzen Säulen geben für die Leistungsstufen 70 und 100 Watt die jeweiligen Normalbereiche des Blutdruckverhaltens an. Es ist ersichtlich, daß es unter der Behandlung in Ruhe, während der Ergometrie als auch in der Erholungsphase zu einer statistisch signifikanten Senkung des Blutdrucks und der Herzfrequenz kommt. Dabei wird nur der systolische Blutdruck bis in den oberen Norm-

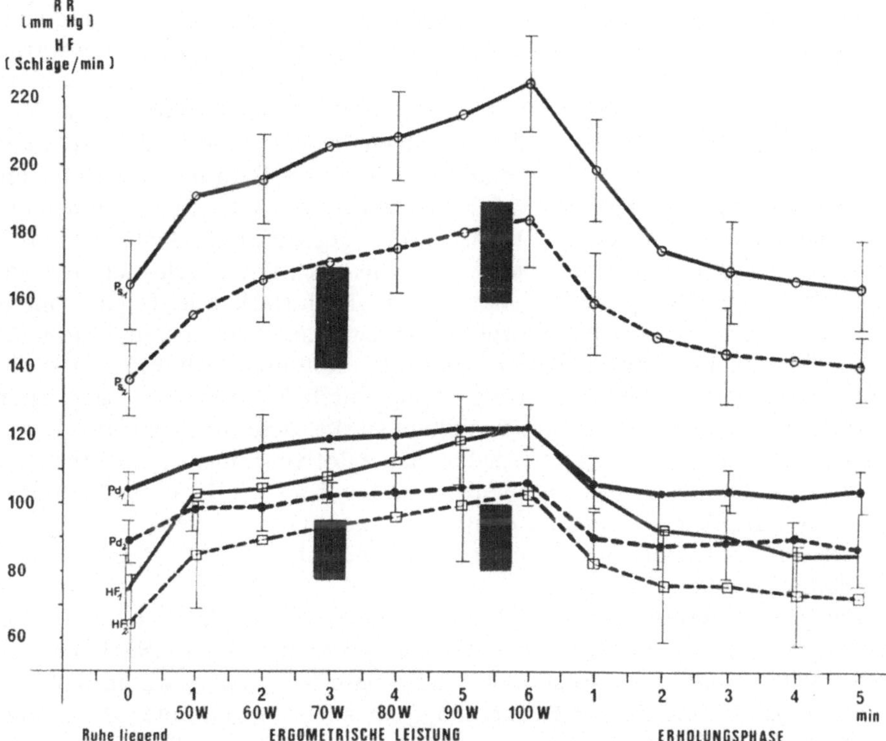

Abb. 1. Mittelwerte und Standardabweichungen des Blutdruckes (systolisch O–O–O, diastolisch ●–●–●) und der Herzfrequenz (□–□–□) von 13 Hypertonikern in Ruhe liegend, unter standardisierter ergometrischer Leistung und in der nachfolgenden Erholungsphase vor (ausgezogene Linien) und während (gestrichelte Linien) einer antihypertensiven Kombinationsbehandlung mit Oxprenolol, Hydralazin und Chlortalidon. Die schwarzen Säulen geben für die Leistungsstufen 70 und 100 Watt die jeweiligen Normalbereiche für das Blutdruckverhalten an

bereich abgesenkt, nicht jedoch der diastolische Blutdruck. Eine Optimierung der Behandlung durch individuelle Hinzugabe eines Vasodilatators wäre die sich hieraus ergebende klinische Konsequenz. Diese wäre anhand des normalen diastolischen Blutdrucks in Ruhe von im Mittel 89 mmHg nicht ersichtlich gewesen.

Die Ergometrie ist also in der Lage, einen Beitrag zur individuellen Therapieoptimierung zu leisten.

Ergometrie zur antihypertensiven Differentialtherapie

In einem intraindividuellen Vergleich überprüften wir bei 18 unbehandelten Hypertoniepatienten des Schweregrades WHO I und II die blutdrucksenkende Wirkung von Metoprolol und Verapamil in Ruhe und unter ergometrischer Leistung nach jeweils sechswöchiger Behandlung [15]. Dabei wurde individuell der Beta-Rezeptorenblocker bzw. der Kalziumantagonist so dosiert, daß der diastolische Blutdruck in Ruhe unter 95 mmHg lag. Vor Behandlung sowie am Ende der jeweiligen Behandlungsphase und zwar einmal vor Einnahme der Morgendosis, d. h. 12 bis 14 Stunden nach letzter Tabletteneinnahme und dann 2 1/2 Stunden nach kontrollierter Einnahme des Medikamentes wurde das standardisierte ergometrische Untersuchungsprogramm durchgeführt. Sowohl in Ruhe als auch unter Belastung führten Metoprolol und Verapamil zu einer nahezu gleich starken und signifikanten Senkung des diastolischen Blutdrucks, und zwar unabhängig vom Zeitpunkt der Tabletteneinnahme. Dagegen wurde der systolische Blutdruck und die Herzfrequenz, vor allem unter Belastung durch Metoprolol ausgeprägter und auch gegenüber Verapamil signifikant stärker gesenkt. Demzufolge war auch die Senkung des myokardialen Sauerstoffverbrauchs (entsprechend dem Verhalten des Druck-Frequenzproduktes $P_{syst.} \times HF$) unter Metoprolol im Vergleich zu Verapamil deutlich stärker. Diese Effekte waren 2 1/2 Stunden nach Tabletteneinnahme ausgeprägter als 12 bis 14 Stunden nach Tabletteneinnahme (Abb. 2–4).

Bei 5 der untersuchten 18 Patienten kam es jedoch auch unter der Behandlung mit dem Kalziumantagonisten zu einer guten Senkung des systolischen Blutdrucks unter Belastung. Diese 5 Patienten waren dadurch charakterisiert, daß sie vor Behandlung, vor allen Dingen unter Belastung, deutlich überhöhte diastolische Blutdruckwerte bei nur geringfügig ausgeprägtem systolischem Blutdruckanstieg zeigten. Dagegen waren die übrigen

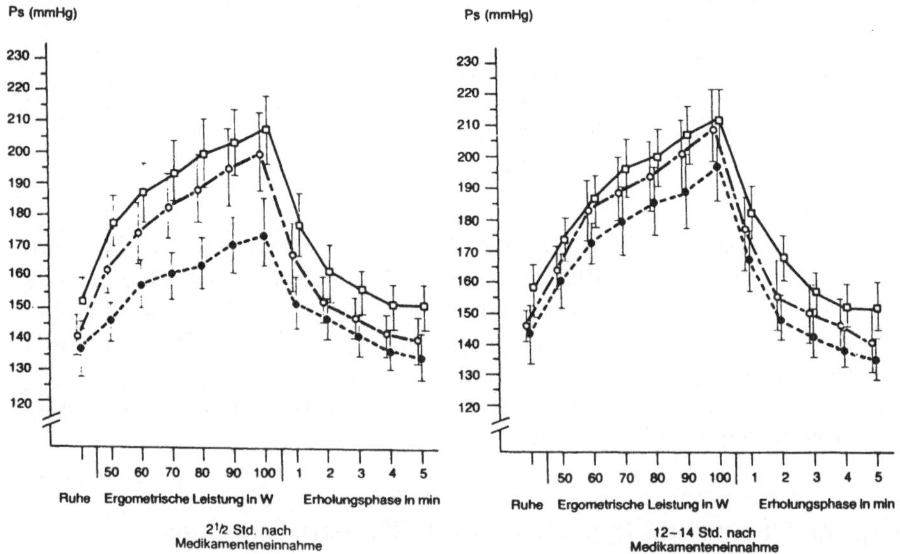

Abb. 2. Systolischer Blutdruck (P_s) bei ergometrischer Belastung vor (□–□) und unter Therapie mit Metoprolol (●– – – –●) bzw. Verapamil (○– – – –○) 2 1/2 Std. und 12–14 Std. nach Medikamenteneinnahme

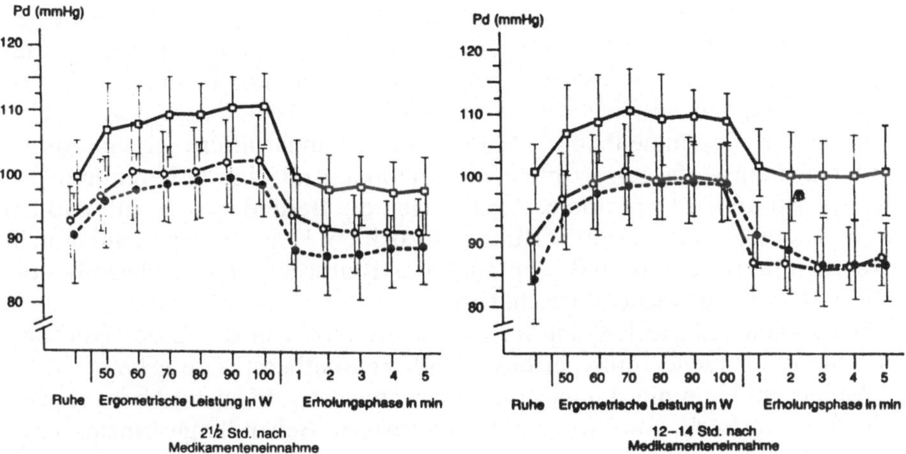

Abb. 3. Diastolischer Blutdruck (P_d) bei ergometrischer Belastung vor (□–□) und unter Therapie mit Metoprolol (●– – – –●) bzw. Verapamil (○– – – –○) 2 1/2 Std. und 12–14 St. nach Medikamenteneinnahme

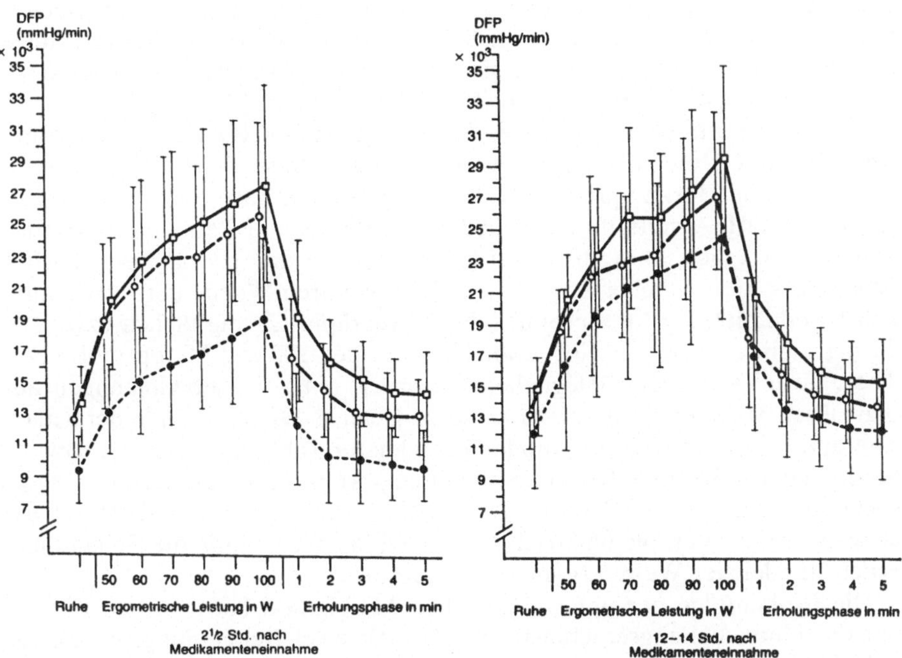

Abb. 4. Druckfrequenzprodukt (DFP) bei ergometrischer Belastung vor (□–□) und unter Therapie mit Metoprolol (●– – – –●) bzw. Verapamil (○– – – –○) 2 1/2 Std. und 12–14 Std. nach Medikamenteneinnahme

13 Patienten dadurch charakterisiert, daß sie unter Belastung eine ausgeprägte systolische Blutdrucksteigerung hatten, die dann durch die Beta-Rezeptorenblockade effektiver verhindert werden konnte als durch den Kalziumantagonisten (siehe Franz, S. 187).

In diesem Zusammenhang lieferte also das standardisierte ergometrische Untersuchungsverfahren wichtige Informationen für eine Differentialtherapie der arteriellen Hypertonie. Auch zeigen die Befunde insgesamt, daß ein unter Therapie normalisierter Ruheblutdruck bei Hypertoniepatienten nicht zwangsläufig bedeuten muß, daß auch der Blutdruck unter Belastung normalisiert bzw. ausreichend gesenkt ist.

Die standardisierte Ergometrie ist also weiterhin in der Lage, Hinweise für eine individuelle antihypertensive Differentialtherapie zu geben.

Außerdem kann die standardisierte Ergometrie aufdecken, ob im Einzelfall eine Dosiserhöhung des antihypertensiven Behandlungsprinzips bzw. eine Therapieergänzung durch ein weiteres antihypertensives Behandlungsprinzip zur Therapieoptimierung notwendig ist [5, 6, 7]. Hierauf wurde bereits zuvor hingewiesen.

Ergometrie zur Beurteilung der Wirkdauer

Die vorgestellte intraindividuelle Vergleichsuntersuchung läßt weiterhin erkennen, daß für die Beurteilung des Therapieerfolges auch von Bedeutung ist, zu welchem Zeitpunkt nach Tabletteneinnahme die Blutdruckmessung bzw. die ergometrische Untersuchung erfolgt. Dieser Gesichtspunkt sei anhand der folgenden Befunde ausführlicher erläutert [4].

Bei 24 Hypertoniepatienten des Schweregrades WHO I bzw. II führten wir folgendes Untersuchungsprogramm durch: Ohne Behandlung wurden Blutdruck und Herzfrequenz in Ruhe, während und nach der standardisierten Ergometrie ermittelt. Anschließend erhielten die Patienten entweder Fedodipin (täglich 10 mg bzw. bei Nichterreichen des Therapieziels nach 1 Woche 2 × 10 mg täglich sowie nach einer weiteren Woche bei Notwendigkeit 50 oder 100 mg Metoprolol) oder Nitrendipin (20 mg täglich bzw. 2 × 20 mg täglich sowie bei Notwendigkeit 50 oder 100 mg Metoprolol). Das Therapieziel war, den Gelegenheitsblutdruck unter Ruhebedingungen auf diastolisch 90 oder darunter zu senken. Nach 6 Wochen einer derartigen Therapie wurde 24 bzw. 12 Stunden nach letzter Tabletteneinnahme sowie 4 Stunden nach aktueller Tabletteneinnahme jeweils das ergometrische Untersuchungsprogramm wiederholt. Anschließend erfolgte intraindividuell ein cross-over der Therapie und nach weiteren 6 Wochen wurde die Behandlung erneut in gleicher Weise ergometrisch überprüft.

Die Reihenfolge der unterschiedlichen Medikation hatte keinen Einfluß auf die Untersuchungsergebnisse, so daß die zwei Behandlungsphasen für jede Substanz zusammengefaßt werden können. Dabei wurde die je nach Notwendigkeit in der ersten Behandlungsphase begonnene zusätzliche Beta-Rezeptorenblocker-Medikation in der zweiten Phase beibehalten (insgesamt

4 Patienten: 3 Patienten in der Gruppe mit Nitrendipin als Erstbehandlung und ein Patient in der Gruppe mit Felodipin als Erstbehandlung).

Die Abbildung 5 zeigt die Ergebnisse für den systolischen und diastolischen Blutdruck in Ruhe und unter Belastung sowie danach, und zwar 24 bzw. 12 sowie 4 Stunden nach jeweiliger Medikation. Die Signifikanzberechnung erfolgte nach dem Wilcoxon-Test für Paardifferenzen.

Im Vergleich zu unbehandelten Situationen werden systolischer und diastolischer Blutdruck unter der jeweiligen Medikation signifikant gesenkt. Dabei fällt die Blutdrucksenkung 4 Stunden nach aktueller Tabletteneinnahme verständlicherweise stärker aus. Weiterhin zeigt sich, daß Felodipin

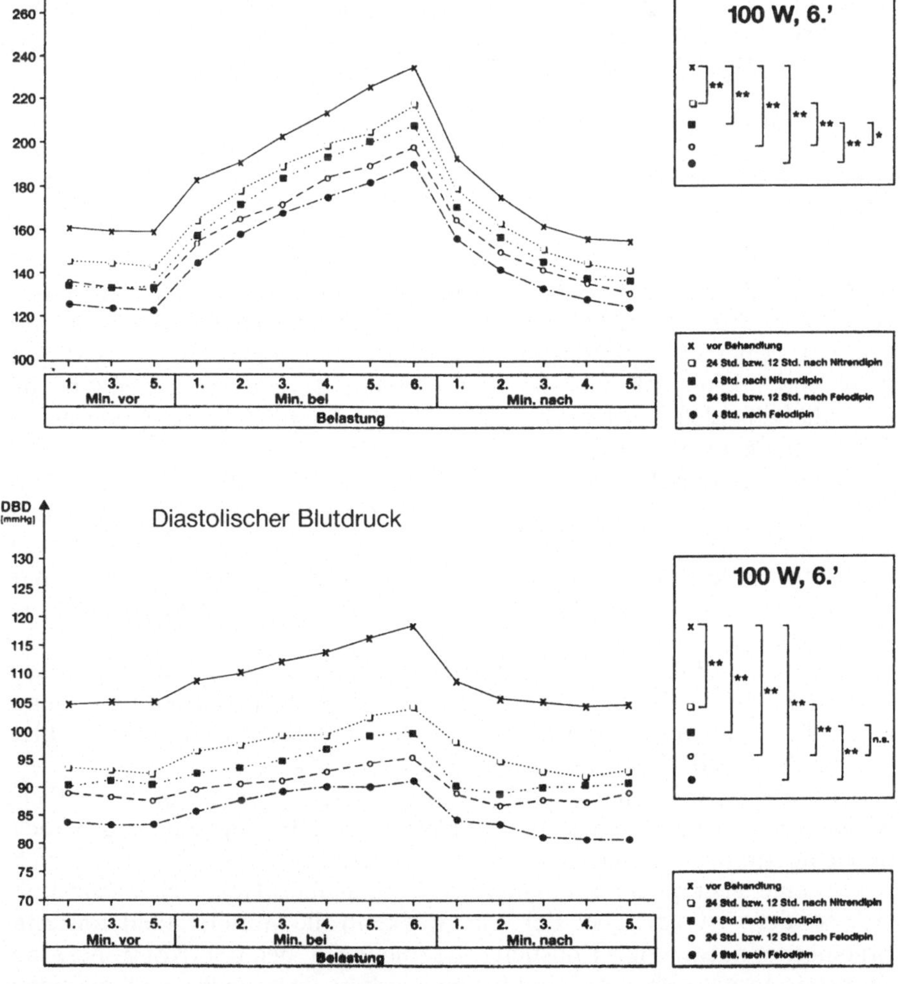

Abb. 5. Systolisches und diastolisches Blutdruckverhalten nach Nitrendipin- und Felodipin-Gabe

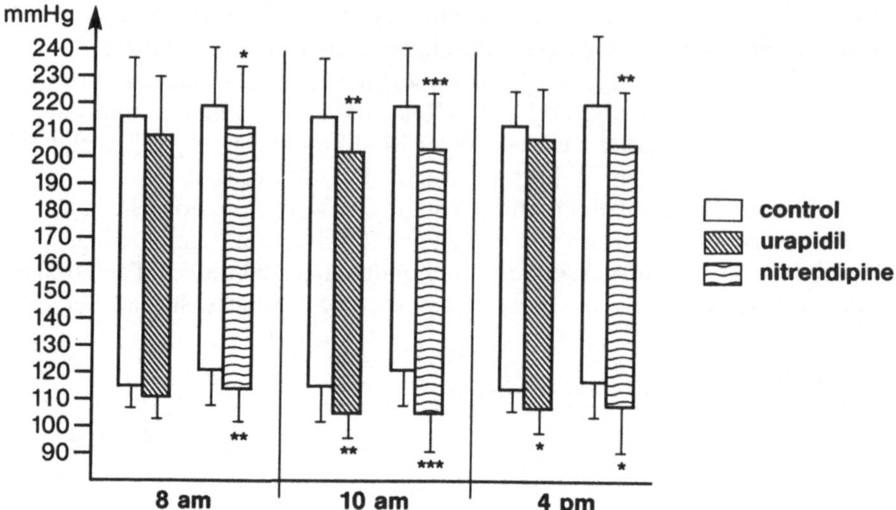

Abb. 6. Systolischer und diastolischer Blutdruck vor Behandlung (control) und während Behandlung mit Urapidil (60 mg, 60 mg, –) und Nitrendipin (20 mg, –, –), und zwar zu unterschiedlichen Zeitpunkten nach letzter Tabletteneinnahme während Ergometrie bei 100 Watt [9]

in Ruhe und unter Belastung der Blutdruck stärker und länger zu senken vermag als Nitrendipin. Bei ähnlicher Untersuchungsmethodik konnte von Franz et al. bei 30 Hypertonikern, von denen 15 morgens mit 20 mg Nitrendipin und abends mit Placebo und 15 morgens und mittags mit 60 mg Urapidil behandelt wurden, gezeigt werden, daß um 8 Uhr morgens (also 24 Std. nach letzter Nitrendipingabe bzw. 18 Stunden nach Urapidil) der systolische und diastolische Blutdruck während Ergometrie bei 100 Watt (Abb. 6) nur unter Nitrendipin signifikant gesenkt war, was unter Urapidil nicht der Fall war. Demgegenüber senkten beide Substanzen 2 Stunden nach kontrollierter letzter Einnahme den Blutdruck gleichstark mit einem Wirkungsverlust von Urapidil bezüglich des systolischen Blutdrucks bereits am Nachmittag.

Auch die von Franz et al. [1] vorgelegte Untersuchung zur Wirkdauer von Gallopamil (Abb. 7) bzw. der β-Rezeptorenblocker Bisoprolol und Atenolol (Abb. 8) [10] zeigt, wie wichtig das Zeitintervall zwischen letzter Tabletteneinnahme und Überprüfung der Wirksamkeit ist.

Bei der Kontrolle einer antihypertensiven Therapie ist somit der zeitliche Abstand der Messung der letzten Tabletteneinnahme unbedingt zu berücksichtigen und bei der Verlaufskontrolle konstant zu halten. Dieses gilt nicht nur für eine Therapiekontrolle mittels Messung eines Gelegenheitsblutdruckes, sondern ist auch bei der Therapiekontrolle mittels standardisierter Ergometrie notwendig. Konstante Bedingungen bei der Kontrolle einer antihypertensiven Therapie sind für eine sichere Therapiebeurteilung unbedingt notwendig. Unter einer optimalen antihypertensiven Therapie sollte

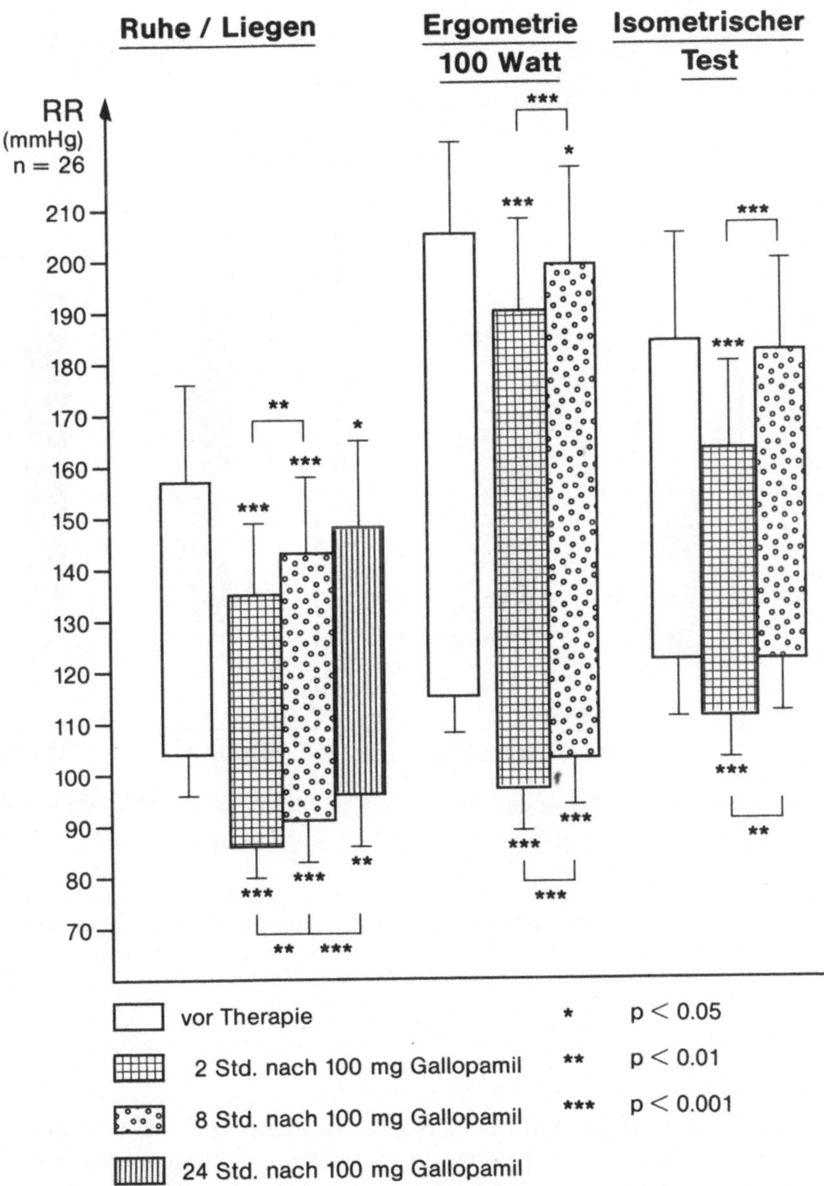

Abb. 7. Blutdruck in Ruhe sowie bei Ergometrie (100 Watt) und während eines isometrischen Krafteinsatzes 2, 8 und 24 Stunden nach letzter Einnahme von 100 mg Gallopamil nach einer mehrmonatigen Therapie [1]

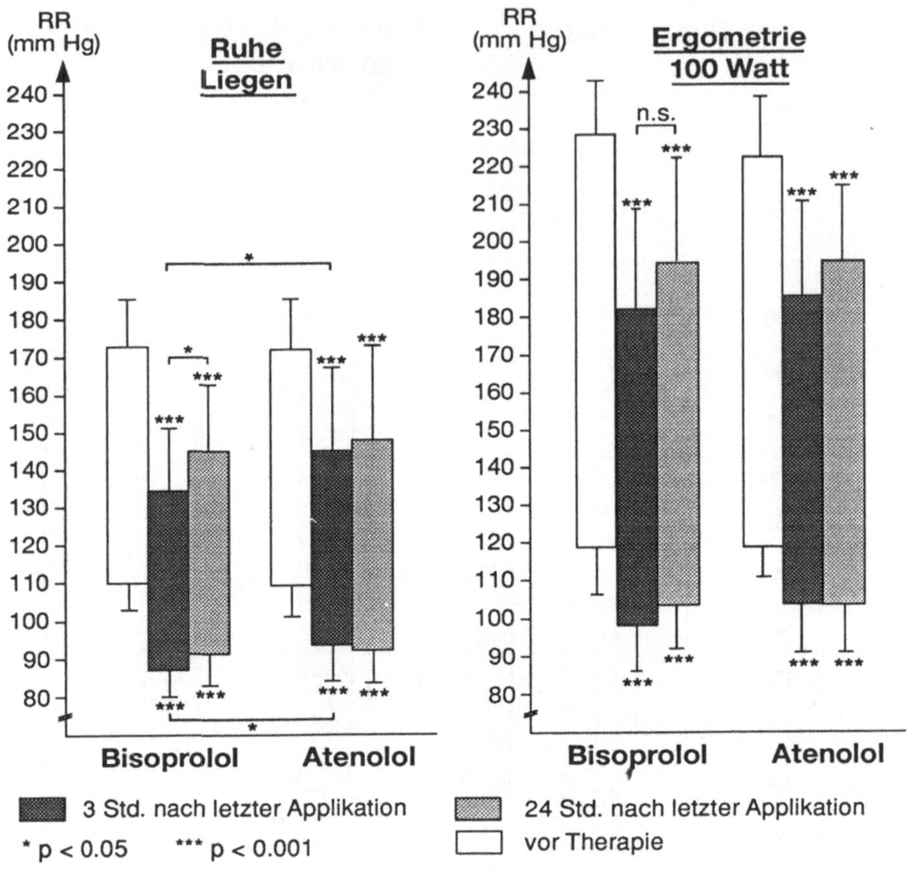

Abb. 8. Blutdruck im Liegen und während Ergometrie (100 Watt) 3 und 24 Stunden nach letzter Applikation von 10 mg Bisoprolol bzw. 100 mg Atenolol während chronischer Behandlung

der Blutdruck in Ruhe und bei Belastung normalisiert sein, und zwar idealerweise über den ganzen Tag bei nur einmaliger Tabletteneinnahme.

Die standardisierte Ergometrie ist also in der Lage, das Wirkprofil eines Antihypertensivums (Ausmaß und Dauer der Blutdrucksenkung in Ruhe und unter Belastung) zu objektivieren. Idealerweise sollte 24 Stunden nach letzter Tabletteneinnahme noch ein ausreichender therapeutischer Effekt auf diese Weise nachweisbar sein. In gleicher Weise ist auch ein Wirkungsvergleich zwischen verschiedenen antihypertensiven Behandlungsprinzipien möglich.

Ergometrie und kardioprotektive Wirkung

Die folgende Abbildung 9 zeigt für verschiedene antihypertensive Behandlungsprinzipien die prozentuale Abnahme des systolischen Blutdrucks in der
6. Minute einer standardisierten Ergometrie bei 100 Watt im Vergleich zur
jeweils unbehandelten Situation [8]. Es zeigt sich eine unterschiedliche Effi-
zienz, den systolischen Belastungsblutdruck zu senken. Am ausgeprägtesten
sind Beta-Rezeptorenblocker hierzu in der Lage [5, 6, 7]. Hervorzuheben ist
der Effekt, den Ausdauertraining, Gewichtsreduktion sowie die Kombination beider Maßnahmen diesbezüglich haben. Da Beta-Rezeptorenblocker

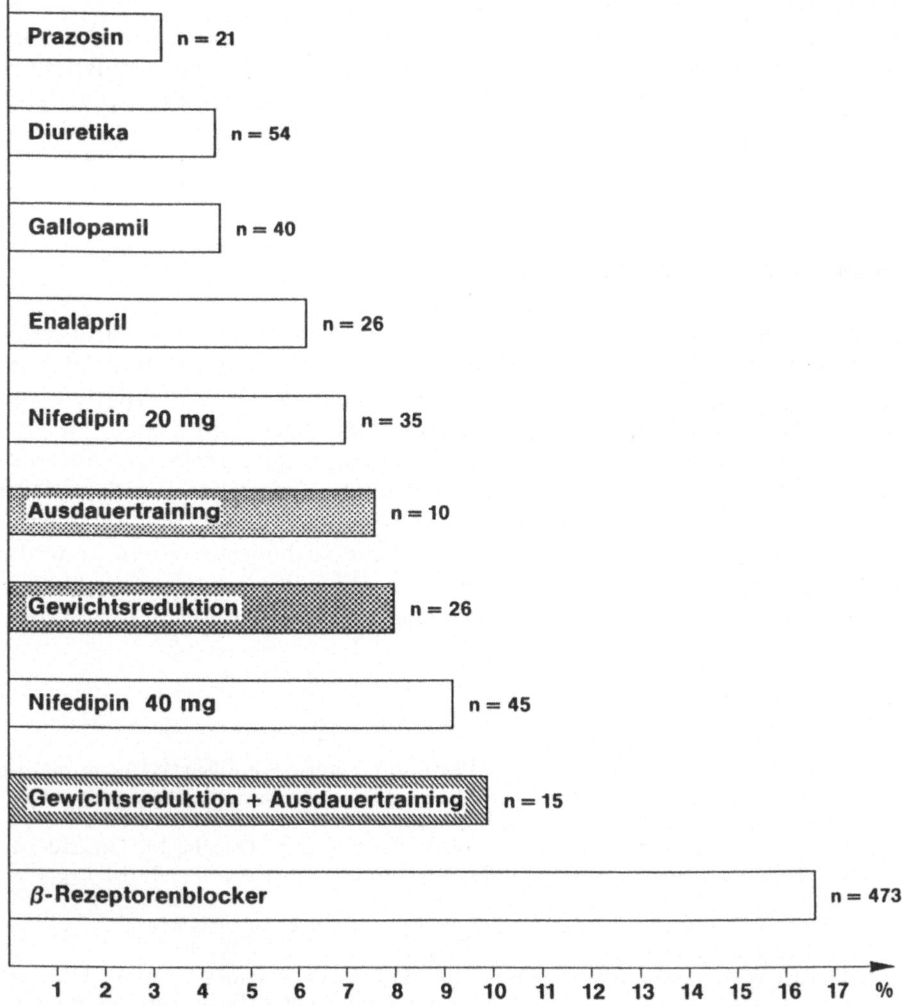

Abb. 9. Prozentuale Senkung des systolischen Blutdruckes während Fahrradergometrie
von 100 W durch verschiedene Antihypertensiva sowie durch ein Ausdauertraining, eine
Gewichtsreduktion sowie deren Kombination [6, 8]

nicht nur den systolischen Blutdruck, sondern auch die Herzfrequenz unter Belastung effektiv zu senken vermögen, sind sie am effektivsten in der Lage, den aktuellen myokardialen Sauerstoffbedarf zu senken und somit der eingeschränkten Koronarreserve bei arterieller Hypertonie günstig entgegenzuwirken. Die durch die Frequenzsenkung in Ruhe und unter Belastung unter Beta-Rezeptorenblockade im Vergleich zur unbehandelten Situation relativ verlängerte Diastole bedeutet zugleich eine Verbesserung der myokardialen Durchblutung, selbst hinter einer Koronarstenose. Diese Mechanismen dürften die Grundlage für die kardioprotektive Wirkung der Beta-Rezeptorenblocker im Rahmen der primären und vor allem sekundären Prävention der koronaren Herzkrankheit sein. Auch zur vergleichenden Abschätzung und Beantwortung derartiger Fragestellungen ist also ein standardisiertes ergometrisches Untersuchungsverfahren in der Lage. Die standardisierte Ergometrie ist also bei der Therapiekontrolle einer antihypertensiven Behandlung zusätzlich in der Lage, additive kardioprotektive Wirkungsweisen des jeweiligen antihypertensiven Behandlungsprinzips ggf. festzustellen und zu quantifizieren.

Konsequenzen für die Praxis

Unter konstanten Untersuchungsbedingungen ist also ein standardisiertes ergometrisches Untersuchungsverfahren wegen seiner guten Reproduzierbarkeit hervorragend in der Lage, die Güte einer antihypertensiven Behandlung zu beurteilen. Dabei ist diese Untersuchungsmethode im Vergleich zur indirketen, ambulanten 24-Stunden-Blutdruckmessung überwiegend additiv, partiell jedoch auch alternativ einsetzbar. Standardisierte Ergometrie und 24-Stunden-Blutdruckmessung sind somit keine konkurrierenden, sondern eher komplementäre Untersuchungsverfahren, um die Qualität einer antihypertensiven Therapie über die Aussagemöglichkeiten einer Therapiekontrolle mittels Gelegenheitsblutdruckes hinaus zu erhöhen.

Literatur

1. Behr U, Ketelhut R, Franz I-W (1990) Zur antihypertensiven Wirksamkeit des Calziumantagonisten Gallopamil in Abhängigkeit vom Dosierungsintervall und der Behandlungsdauer. Klin Wochenschr 68 (Suppl XIX):309
2. Ferrannini E, Buzzigoli G, Bonadonna R, Giorico MA, Ollegini M, Graziadei L, Pedrinelli R, Brandi L, Bevilacqua ST (1987) Insulin resistance in essentiell hypertension. New Engl J Med 6:350
3. Franz I-W, Lohmann FW (1978) Die Bedeutung der ergometrischen Untersuchung zur Beurteilung der antihypertensiven Therapie. Dtsch Med Wschr 103:1478
4. Franz I-W, Lohmann FW, Agrawal B (1981) Beeinflussung des Belastungsblutdrukkes 2, 8 und 24 Stunden nach Gabe pharmakologisch unterschiedlicher β-Rezeptorenblocker bei chronischer Behandlzung. Verh Dtsch Ges Inn Med 87:518
5. Franz I-W (Hrsg) (1981) Belastungsblutdruck bei Hochdruckkranken. Springer, Berlin Heidelberg New York

6. Franz I-W (1982) Ergometrie bei Hochdruckkranken. Springer, Berlin Heidelberg New York Tokyo
7. Franz I-W (1984) Isometrische und dynamische Belastung als Kriterium für die Therapiebeurteilung. In: Holzgreve H, Rost R (Hrsg) Aktuelles und Kontroverses aus der Hochdruckforschung. MMW-Medizin Verlag, München, S. 107
8. Franz I-W (1990) Medikamentöse Therapie bei sportlich aktiven Hypertonikern. Wie führen Sie diese Patienten? Therapiewoche 40:2305
9. Franz I-W, Tönnesmann U, Erb D, Ketelhut R (1990) Ergometry as a basis for judging the antihypertensive effect. Drugs 40 (Suppl 4):54
10. Franz I-W, Tönnesmann U, Erb D (1991) Einfluß von Allgemeinmaßnahmen auf erhöhte Cholesterin- und Blutdruckwerte bei Hypertonikern mit und ohne Beta-rezeptorenblockade. Klin Wochenschr 69 (Suppl. XXIII):42
11. Gotzen R, Lohmann FW (1991) Hoher Blutdruck. Kohlhammer Verlag, Stuttgart Berlin Köln
12. Lohmann FW (Hrsg) (1986) Hochdruck und Sport. Springer Verlag, Berlin Heidelberg New York London Paris Tokyo
13. Lohmann FW (1989) Arterielle Hypertonie; Bedeutung, Diagnostik, Therapie. Zuckschwerdt Verlag, München Bern Wien San Franzisko
14. Schmidt H, Lohmann FW (1991) Ein Modell zur vergleichenden Beurteilung von Wirkung und Wirkungsdauer antihypertensiver Pharmaka. Untersuchungen mit Felodipin und Nitrendipin. Nieren- und Hochdruckkrankheiten 20:606
15. Schreiber P, Nehm K, Kähler H, Lohmann FW (1988) Vergleich der antihypertensiven Wirkung und Wirkungsdauer des Beta-Rezeptoren-Blockers Metoprolol und des Kalziumantagonisten Verapamil. Herz/Kreislauf 20:104

Antihypertensiva und Belastbarkeit: am Beispiel von Beta-Rezeptorenblockern

F. W. Lohmann

Einleitung

Idealerweise sollte es unter einer medikamentösen Hochdrucktherapie zu einer Blutdrucknormalisierung bei ungestörter Befindlichkeit kommen. Insbesondere jüngere, in der Regel symptomlose Hypertoniepatienten sind nur unter der Voraussetzung einer weitgehend ungestörten Lebensqualität zu einer regelmäßigen Tabletteneinnahme zu motivieren, d. h. sie zeigen nur unter dieser Voraussetzung eine große Therapietreue (Compliance). Wesentlich ist in diesem Zusammenhang, daß insbesondere in Beruf und Freizeit die körperliche Leistungsfähigkeit nicht durch die Hochdrucktherapie beeinträchtigt wird. Das gleiche gilt für die Durchführung präventiver und rehabilitativer Maßnahmen bei Patienten mit kardiovaskulären Erkrankungen. Die Ergometrie hat sich diesbezüglich als besonders wertvoll erwiesen.

Betarezeptorenblocker und Energiestoffwechsel bei Belastung

Bei der hämodynamischen und metabolischen Anpassung des Organismus an eine körperliche Aktivität spielt das sympathische Nervensystem eine entscheidende Rolle [1, 3, 5, 6, 7, 8]. Die Tabelle 1 zeigt in diesem Zusammenhang, daß die kardiale Pumpfunktion dabei vornehmlich über $Beta_1$-Rezeptoren moduliert wird, während die Vorgänge des Energiestoffwechsels vor allem über $Beta_2$-Rezeptoren gesteuert [1, 2, 7] werden (in erster Linie die Glykogenolyse in der Skelettmuskulatur). Die Lipolyse wird in diesem Zusammenhang zwar vorwiegend über $Beta_1$-Rezeptoren gesteuert, jedoch ist der Anteil der $Beta_2$-Rezeptoren doch von klinischer Relevanz (etwa 30–40%) [3, 6, 10]. Weiterhin ist in diesem Zusammenhang zu bemerken, daß Störungen des Kohlenhydrat- und Fettstoffwechsels gerade bei Patienten mit einer kardiovaskulären Grunderkrankung recht häufig als Risikofaktor vorhanden sind und durch eine antihypertensive Therapie ggf. ungünstig beeinflußt werden können.

Die Tabellen 1 und 2 zeigen, daß vor allem unter einer Beta-Rezeptorenblockade mit einer Beeinflussung des Kohlenhydrat- und Fettstoffwechsels und damit des Energiestoffwechsels allgemein gerechnet werden muß. Es ist unschwer ersichtlich, daß die überwiegend $beta_1$-selektiven Rezeptorenblok-

I.-W. Franz (Hrsg.)
Belastungsblutdruck
bei Hochdruckkranken
© Springer-Verlag Berlin Heidelberg 1993

Tabelle 1. Beispiele von adrenergen Zielorganen, Wirkungen und Haupttyp des vermittelnden Rezeptors (nach Åblad, aus [9])

Erfolgsorgan	Typ des Rezeptors	Effekt
Herz	β_1	Anstieg der Frequenz Kontraktilität Überleitungszeit Erregbarkeit Automatizität
Blutgefäße	α β_2	Kontraktion Dilatation
Bronchien	β_2	Dilatation
Uterus	α β_2	Kontraktion Dilatation
Skelettmuskel	β_2	Tremor
Nieren	β_1	Reninfreisetzung
Fettgewebe	β_1	Lipolyse
Skelettmuskel	β_2	Glykogenolyse K^+Transport in die Zellen
Pankreas	α β_2	Unterdrückung der Insulinsekretion Stimulation der Insulinsekretion

Tabelle 2. Beeinflussung von Stoffwechselvorgängen durch das sympathische Nervensystem

Metabolischer Vorgang	Sympathische Rezeptoren + : Aktivierung; $\varnothing$: Hemmung		
	α	β_1	β_2
Insulinsekretion	$\varnothing$	(+)	+
↗ Leber	+	(+)	+
Glykogenolyse			
↘ Muskel		(+)	+
Freie Fettsäuren und Glyzerol (= Lipolyse)	(+)	+	(+)
Reninsekretion		+	(+)
$T_4 \rightarrow T_3$		(+)	+
Sekretion von Parathormon, Calcitonin, Glucagon		(+)	+

ker im Vergleich zu den nicht selektiven (gemischten) Rezeptorenblockern, welche gleich stark Beta$_1$- und Beta$_2$-Rezeptoren besetzen, gerade auf den Energiestoffwechsel keine bzw. nur geringe Auswirkungen haben. Dagegen ist unter nichtselektiver Beta-Rezeptorenblockade durch die unvermeidbare Hemmung der Glykogenolyse, vornehmlich der Skelettmuskulatur, als auch der kompletten Inhibition der Lipolyse mit einer deutlichen Beeinträchtigung dieser energieliefernden Prozesse zu rechnen. Dies führt dazu, daß bereits bei alltäglicher submaximaler körperlicher Aktivität im aeroben Bereich (entsprechend einer Sauerstoffaufnahme von etwa 75 % der jeweils maximal möglichen Sauerstoffaufnahme) die Ausdauerleistungsfähigkeit unter nichtselektiver Beta-Rezeptorenblockade beeinträchtigt wird [1, 6, 11]. Dagegen ist in diesem Leistungsbereich unter überwiegend beta$_1$-selektiver Rezeptorenblockade bei anhaltender körperlicher Tätigkeit keine Beeinträchtigung zu erwarten. Denn unter nichtselektiver Rezeptorenblokkade kommt es zu einer Hemmung der Muskelglykogenolyse mit der Folge, daß bei anhaltender körperlicher Aktivität und anhaltender Glukoseverbrennung der Nachschub aus der Glykogenolyse ausbleibt. Die Folge ist eine belastungsinduzierte und dann leistungsbegrenzende Hypoglykämie, u. U. begleitet von einer paradoxen Kreislaufreaktion (Bradykardie statt Tachykardie, s. später). Vereinzelt wurden derartige Befunde bereits Mitte der 70er Jahre berichtet, u. a. auch das Auftreten einer Synkope unter nichtselektiver Rezeptorenblockade beim Langstreckenlauf [5, 7]. Als auffällig wurde hervorgehoben, daß der Patient eine ausgeprägte Hypoglykämie aufwies. Inzwischen sind die Zusammenhänge der sich in diesem Zusammenhang abspielenden Vorgänge lange aufgeklärt. Bereits Anfang 1979 haben Franz und Lohmann in einer vergleichenden Studie den Einfluß einer chronischen, sogenannten kardioselektiven und nicht kardioselektiven Beta-Rezeptorenblockade auf den Blutdruck, die O$_2$-Aufnahme und den Kohlenhydratstoffwechsel anhand ergometrischer Untersuchungen mitgeteilt [1]. Im intraindividuellen cross-over-Vergleich untersuchten wir mittels eines standardisierten ergometrischen Untersuchungsverfahrens den Einfluß einer chronischen Behandlung mit dem beta$_1$-selektiven Rezeptorenblocker Metoprolol (200 mg täglich) und den nicht selektiven Rezeptorenblocker Pindolol (15 mg täglich) auf den Blutdruck, die Sauerstoffaufnahme und den Kohlenhydratstoffwechsel (Bestimmung von Blutzucker und Laktat) im Vergleich zur unbehandelten Kontrollsituation. Dabei wurden die Befunde in Ruhe, während aszendierender Ergometrie bis 100 Watt sowie nach 30 Minuten steady-state-Belastung bei einer Herzfrequenz von unbehandelt 130 Schlägen/Minute, unter anschließender maximaler Leistung sowie bis 5 Minuten danach bestimmt. Die Abbildung 1 zeigt das Verhalten des Blutzuckers (0 = Vorbehandlung, M = unter Metoprolol, P = unter Pindolol). Es ist ersichtlich, daß es nur unter der gemischten Beta-Rezeptorenblockade mit Pindolol zu einem ausgeprägten signifikanten Abfall des Blutzuckers bis in den hypoglykämischen Bereich bei gleichzeitig verzögertem Wiederanstieg des Blutzuckers kommt. Hierdurch kam es zu einer Beeinträchtigung der körperlichen Leistungsfähigkeit, was von 6 der 9 Patienten auch im

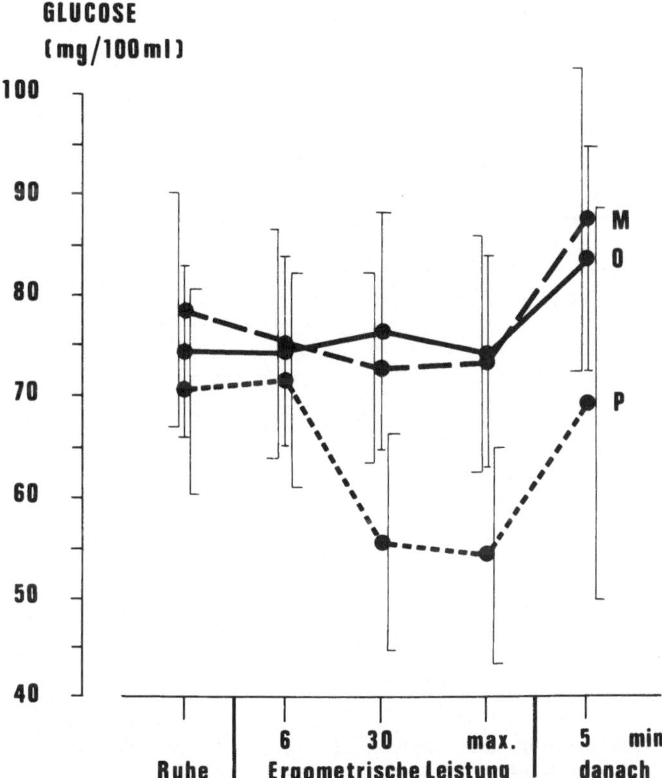

Abb. 1. Zeigt die Mittelwerte und Standardabweichungen des Blutzuckers von 9 Hochdruckkranken in Ruhe liegend, während und nach Ergometrie, und zwar vor β-Rezeptoren-Blockade (O), während Pindololbehandlung (P) und während Metoprololbehandlung (M)

täglichen Leben subjektiv empfunden worden war. Die Ursache für das Auftreten dieser belastungsinduzierten Hypoglykämie unter der nichtselektiven Rezeptorenblockade mit Pindolol ist die Hemmung der Muskelglykogenolyse, so daß es bei anhaltendem Energieverbrauch und fehlendem Nachschub eben zu dieser leistungsbegrenzenden Hypoglykämie kommen konnte.

Dagegen zeigte sich unter der beta$_1$-selektiven Rezeptorenblockade mit Metoprolol im Vergleich zur unbehandelten Situation keine Veränderung des Blutzuckers, da eben die Glykogenolyse uneingeschränkt als Energielieferant verfügbar war. In diesem Zusammenhang ist erwähnenswert, daß die Laktatspiegel unter Pindolol etwas stärker abgesenkt waren als unter Metoprolol, was ebenfalls für einen Substratmangel sprechen könnte. In nachfolgenden Untersuchungen konnten wir zeigen [2], daß der Abfall des Blutzuckers während anhaltender und maximaler körperlicher Aktivität nur unter nichtselektiver Rezeptorenblockade von einem starken Anstieg von Adrenalin und ACTH begleitet war, was i.S. eines körpereigenen Kompensa-

Tabelle 3. Einfluß von β-Rezeptorenblockern auf den Kohlenhydratstoffwechsel (aus Franz [6])

Autoren	β_1-Blocker	β_1-β_1-Blocker	Applikationsdauer
Franz et al. (1978)	→	↓	chronisch
Franz et al. (1980)	→	↓	chronisch
Galbo et al. (1976)		↓	akut
Lundborg et al. (1981)	(↓)	↓	2 Tage
Kindermann et al. (1981)	→		akut
Uusitupa (1982)	→	↓	akut
Aigner et al. (1983)	→	↓	akut
McLeod et al. (1983)	→	↓	akut
Rost et al. (1981)	→	→	akut
Dorow et al. (1982)	→	→	3 Tage

tionsversuchs zu werten ist [2, 5]. Diese Befunde wurden von anderen Autoren bestätigt (Tabelle 3). Gerade dieser Adrenalinanstieg im Zusammenhang mit der belastungsinduzierten Hypoglykämie unter nichtselektiver Rezeptorenblockade führt dazu, daß es bei der Blockade der vasodilatativen Beta$_2$-Rezeptoren der glatten Gefäßmuskulatur und somit Überwiegen der alpha-konstriktiven Wirkung des Adrenalins in diesen Situationen zu einem abrupten Blutdruckanstieg kommen kann mit evtl. konsekutiver Reflexbradykardie bis hin zur Synkope. Auf diese Weise sind die paradoxen Kreislaufreaktionen im Zusammenhang mit einer Hypoglykämie unter nichtselektiver Beta-Rezeptorenblockade zu erklären. Eingeschränkte Glykogenolyse und evtl. paradoxe Kreislaufreaktion bei Hypoglykämie unter nichtselektiver Beta-Rezeptorenblockade sind natürlich nicht nur im Hinblick auf die Einschränkung der körperlichen Aktivität von klinischer Bedeutung, sondern in gleicher Weise vor allen Dingen für insulinpflichtige Patienten mit Diabetes mellitus. Diese können ja häufiger und stärker eine hypoglykämische Episode erleiden und sind dann auf eine intakte Gegenregulation angewiesen. Daher stellt heute die Gabe eines nichtselektiven Beta-Rezeptorenblockers bei einem insulinpflichtigen Diabetespatienten eine absolute Kontraindikation dar. In diesem Zusammenhang ist noch erwähnenswert, daß durch Blockade von Beta$_2$-Rezeptoren unter einer Therapie mit nichtselektiven Beta-Rezeptorenblockern auch die Insulinreserve eingeschränkt ist, so daß auch Diabetespatienten vom Typ II von einer beta$_1$-selektiven Rezeptorenblockade profitieren [7, 8, 9].

β-Rezeptorenblocker und O_2-Aufnahme

Bei den 1979 und 1980 von uns untersuchten Patienten bestimmten wir außerdem die Sauerstoffaufnahme im steady-state der anhaltenden ergometrischen Leistung. Sie war unter beiden Beta-Rezeptorenblockern im Vergleich zur unbehandelten Situation im Steady-State nicht verändert (Abb. 2). Dagegen zeigte die maximale Sauerstoffaufnahme unter Pinolol eine etwa 16%ige Abnahme, nicht jedoch dagegen unter Metoprolol bzw. Acebutolol, auch nicht nach 15 Monaten. Das Absinken der maximalen Sauerstoffaufnahme unter Pindolol erklärt sich möglicherweise durch eine stärkere Depression der kardialen Pumpfunktion sowie eine eingeschränkte

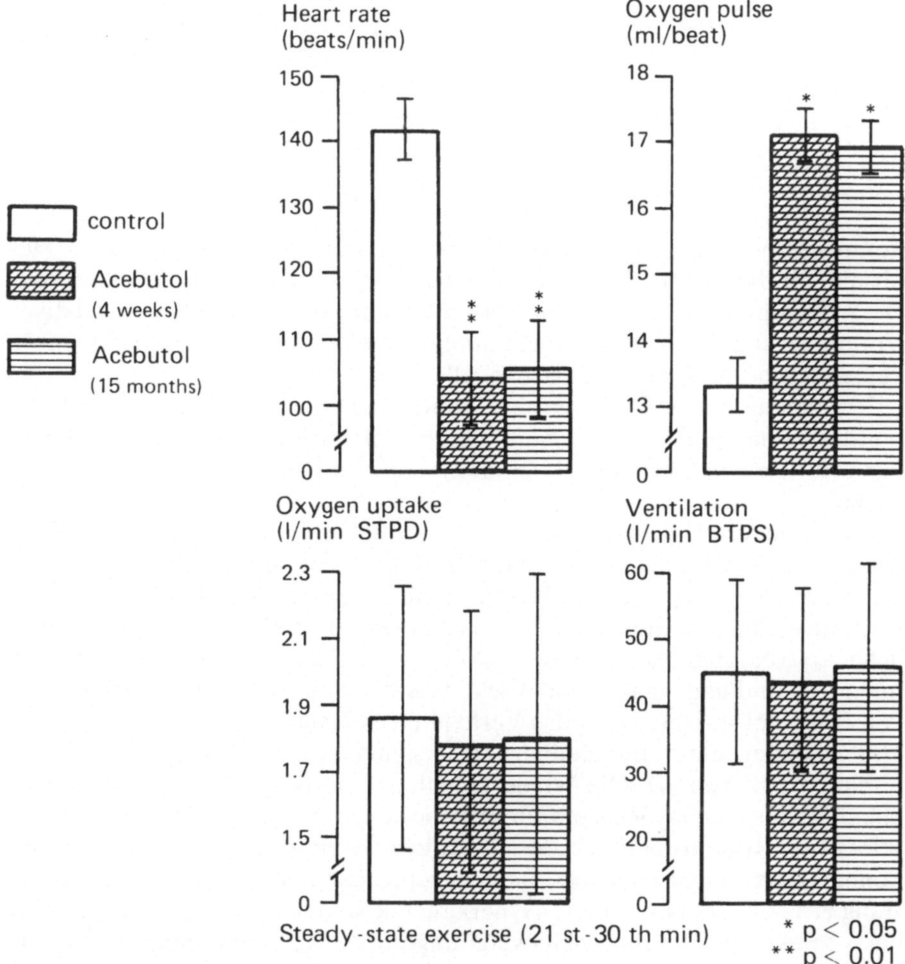

Abb. 2. Verhalten der Herzfrequenz, der O_2-Aufnahme, des O_2-Pulses und der Ventilation vor Therapie und während einer 4wöchigen und 15monatigen β-Rezeptorenblockade mit Acebutolol (500 mg/die) bei Hochdruckkranken im Steady-State.

Tabelle 4. Einfluß von β-Blockern auf V_{O2max} (aus Franz [6])

Autoren	β_1-Blocker	β_1-β_2-Blocker	Applikation
Franz et al. (1979)	$\rightarrow$	$\downarrow$	chronisch
Franz et al. (1980)	$(\downarrow)\rightarrow$	$\downarrow$	chronisch
Aigner et al. (1983)	$\rightarrow$	$\downarrow$	akut
Kindermann et al. (1981)	$\rightarrow$		akut
Epstein et al. (1965)		$\downarrow$	akut
Eckblom et al. (1972)		$\downarrow$	akut
Anderson et al. (1979)		$\downarrow$	akut
Kaiser et al. (1985) (maximale Leistungsstufe)	$\rightarrow$	$\downarrow$	chronisch

kompensatorische Zunahme der arteriovenösen Sauerstoffdifferenz. Der Grund hierfür dürfte in einer Beeinträchtigung der durch Blockade der Beta$_2$-Rezeptoren vermittelten Vasodilatation mit konsekutiver relativer Verminderung der Muskeldurchblutung zu sehen sein [1, 2, 6] und wurde von anderen Autoren bestätigt (Tabelle 4).

Erwähnenswert ist in diesem Zusammenhang noch die Tatsache, daß die blutdrucksenkende Wirkung von Metoprolol, Acebutolol und Pindolol in der zitierten Untersuchung [1, 2] gleich stark in Ruhe und unter Belastung ausfiel.

Mit annähernd gleicher Methodik konnte in weiteren Untersuchungen gezeigt werden [11], daß bei guter Blutdrucksenkung in Ruhe und unter Belastung der beta$_1$-selektive Rezeptorenblocker Bisoprolol keine nachteiligen Auswirkungen auf den Energiestoffwechsel (Abb. 3) und die körperliche Leistungsfähigkeit aufwies. Dabei waren die Laktatspiegel vor und unter Behandlung nahezu identisch, was für eine hohe Beta$_1$-Selektivität von Bisprolol spricht. Auch das Verhalten des Kaliumspiegels wich in dieser Untersuchung unter Behandlung nicht signifikant von der unbehandelten Situation ab (Abb. 4). Die Wiederaufnahme von Kalium in die Zellen wird ebenfalls über Beta$_2$-Rezeptoren gesteuert, ein Vorgang, der unter beta$_1$-selektiver Rezeptorenblockade also nicht beeinträchtigt wird. Dagegen konnte unter nichtselektiver Beta-Rezeptorenblockade nach einer Belastung z. T. eine persistierende Hyperkaliämie beobachtet werden. Die unter beta$_1$-selektiver Rezeptorenblockade ungestörte Kaliumhomöostase ist eine weitere Voraussetzung für eine ungestörte körperliche Leistungsfähigkeit, sie ist darüber hinaus aber auch für Patienten mit Diabetes mellitus von klinischer Bedeutung.

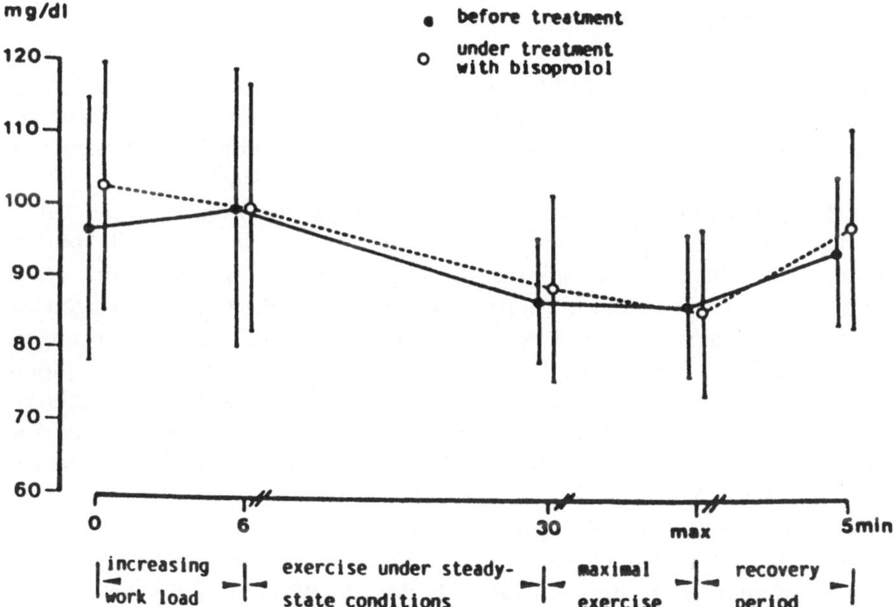

Abb. 3. Verhalten des Blutzuckers in Ruhe sowie während und nach Ergometrie vor und unter Bisoprolol

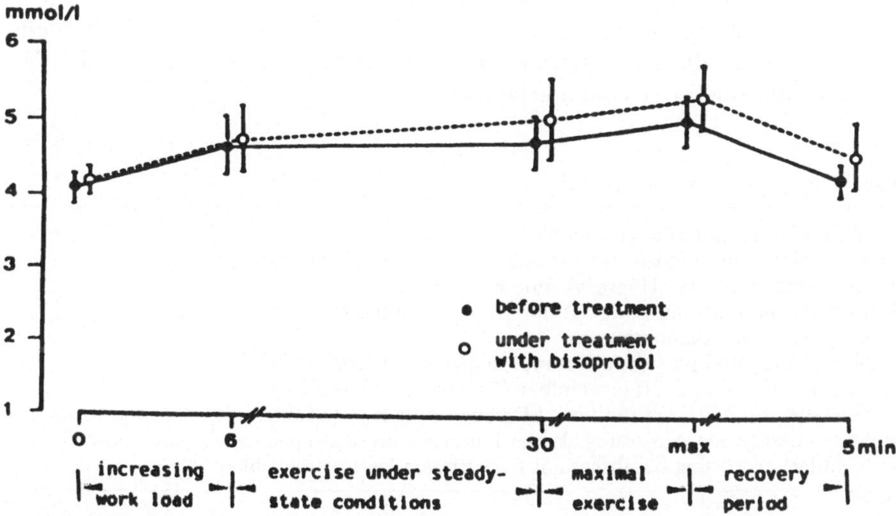

Abb. 4. Verhalten des Kaliums in Ruhe sowie während und nach Ergometrie vor und unter Bisoprolol

Konsequenzen für die Praxis

Da zur Behandlung der kardiovaskulären Zielindikationen mit Beta-Rezeptorenblockern lediglich eine Blockade der kardialen $Beta_1$-Rezeptoren erforderlich ist (am Herzen kommen zu über 90% nur $Beta_1$-Rezeptoren vor), sollten in diesem Zusammenhang nur noch überwiegend $beta_1$-selektive Rezeptorenblocker verwendet werden. Die nichtselektiven Rezeptorenblocker haben für die therapeutische Zielindikation keinen Vorteil, sondern weisen eine schlechtere subjektive und objektive Verträglichkeit auf, insbesondere schränken sie die körperliche Leistungsfähigkeit ein und zeigen vor allem bei Patienten mit Diabetes mellitus nachteilige Auswirkungen. Schließlich ist zu erwähnen, daß die unter Beta-Rezeptorenblockade möglichen Veränderungen der Lipoproteine unter überwiegend $beta_1$-selektiver Rezeptorenblockade geringer ausgeprägt sind und zudem nur passager vorhanden sind; in der Langzeittherapie finden sich, sofern das Körpergewicht konstant bleibt, keine Veränderungen der Lipoproteine von klinischer Relevanz unter β_1-selektiver Rezeptorenblockade [4, 5].

Die Tabelle 5 faßt noch einmal die klinischen Vorteile der $Beta_1$-Selektivität zusammen. Entscheidend für viele der aufgeführten Punkte waren die unter standardisierter Ergometrie erhobenen Befunde zur Beeinflussung des Energiestoffwechsels und der körperlichen Leistungsfähigkeit unter der jeweiligen Beta-Rezeptorenblockade. Ein standardisiertes ergometrisches Untersuchungsverfahren ist somit eine ideale Methode, um Einflüsse von Antihypertensiva auf den Energiestoffwechsel und die körperliche Leistungsfähigkeit zu bestimmen. Gerade für das Therapieprinzip Beta-Rezeptorenblockade wurden auf diese Weise entscheidende Befunde von übergeordneter klinischer Bedeutung erhoben. Auch die eigene klinische und wissenschaftliche Tätigkeit wurde und wird noch immer durch die Methode der standardisierten Ergometrie äußerst positiv beeinflußt und entscheidend geprägt. Die in diesem Zusammenhang gewachsene Freundschaft zu I.-W. Franz erfüllt mich mit Dankbarkeit und Stolz.

Tabelle 5. Vorteile der Beta-1-Selektivität

1. Bei Patienten mit Diabetes mellitus anwendbar
2. Keine belastungsinduzierte, leistungsbegrenzende Hypoglykämie
3. Gegenregulation bei Hypoglykämie ungestört
4. Körperliche Leistungsfähigkeit nur gering beeinträchtigt
5. Ungestörte Kaliumhomöostase
6. Nur geringe und passagere Veränderungen der Lipoproteine
7. In der Schwangerschaft anwendbar (Hypertonie, Tokolyse)
8. Geeignet zur Kardioprotektion, Migräneprophylaxe (Senkung des Pfortaderdruckes)
9. Selten und gering Auslösung akraler Durchblutungsstörungen sowie einer obstruktiven Ventilationsstörung bei insgesamt hervorragender Verträglichkeit

Literatur

1. Franz I-W, Lohmann FW (1979) Der Einfluß einer chronischen kardioselektiven und nichtselektiven β-Rezeptorenblocker auf den Blutdruck, die O_2-Aufnahme und den Kohlenhydratstoffwechsel. Z Kardiol 68:503
2. Franz I-W, Lohmann FW (1980) Unterschiedlicher Einfluß einer chronischen, überwiegend β_1-selektiven und β_1-β_2-Rezeptorenblockade auf den Kohlenhydratstoffwechsel. Ergometrische Untersuchungen bei Hochdruckkranken. Klin Wschr 58:1155
3. Franz I-W, Lohmann FW, Koch G, Quabbe H-J (1983) Aspects of hormonal regulation of lipolysis during exercise: effects of chronic β-receptorblockade. Int J Sports Med 4
4. Franz I-W, Lohmann FW, Röcker L (1984) Unterschiedlicher Einfluß einer chronischen β_1-selektiven und β_1-β_2-Rezeptorenblockade auf den Lipidstoffwechsel bei Hochdruckkranken. Herz/Kreislauf 3:115–122
5. Franz I-W (1986) β-Rezeptorenblocker in der Hochdrucktherapie. Hämodynamische und metabolische Aspekte und Kombinierbarkeit mit anderen Antihypertensiva. Springer, Berlin Heidelberg New York
6. Franz I-W (1987) Betarezeptorenblocker und Sport. In. Rieckert H (Hrsg) Sportmedizin – Kursbestimmung. Springer, Berlin Heidelberg, S. 936
7. Lohmann FW (1981) Die Beeinflussung des Stoffwechsels durch Beta-Rezeptoren-Blocker. Klin Wschr 59:49
8. Lohmann FW (Hrsg) (1982) Beta-Rezeptoren-Blockade, aktuelle Gesichtspunkte. Springer Verlag, Berlin Heidelberg New York
9. Lohmann FW (Hrsg) (1984) Die klinische Bedeutung der $Beta_1$-Selektivität. Verlag für angewandte Wissenschaften, München
10. Lohmann FW (1991) Beeinflussung des Lipidstoffwechsels durch Beta-Rezeptoren-Blocker und ihre klinische Bedeutung. Med Welt 42:675
11. Lohmann FW, Loesment W, Kaehler H (1990) Beta-Receptor Blockade, Physical Activity and Metabolism. J Cardiovascular Pharmacol 16 (Suppl 5):45

Diskussion

J. V. Anschelewitsch
Die sehr interessierten Vorträge der Professoren I.-W. Franz und F. W. Lohmann werfen einige Fragen auf in Bezug auf die Auswahl der antihypertensiven Therapie, die Bedeutung und die Effektivität einzelner Präparate in der Behandlung der Krankheit, im besonderen bezüglich ihrer Fähigkeit, die Regression der Hypertrophie des linken Ventrikels zu gewährleisten. Allerdings kann der ergometrische Test Franz's alle diese Fragen nicht beantworten und ist auch nicht dazu berufen. Der praktische Arzt zieht bei der Auswahl hypotensiver Pharmaka mehrere Faktoren in Betracht, und zwar die Schwere und Besonderheit der Erkrankung, die Pharmakodynamik der Präparate und ihre Wirkung auf den Metabolismus bzw. Nebenerkrankungen usw. Nach Beginn der Behandlung wird die Verträglichkeit des Präparates bewertet und natürlich auch seine antihypertensive Wirksamkeit.

Wir alle sind uns einig darüber, daß das Erzielen eines normalen BD im Ruhezustand als Kriterium für die Wirksamkeit der Behandlung nicht genügt. So bin ich mit der These von Prof. Franz einverstanden, daß der ergometrische, standardisierte Test (100 Watt) für die objektive Bewertung des hypotensiven Effektes der Behandlung notwendig und geeignet ist. Noch mehr, wenn wir heute von der Pharmakodynamik antihypertensiver Präparate reden, meine ich, wäre es notwendig, neben der Vielzahl der pharmakodynamischen Parameter, die Fähigkeit eines Präparates, den Belastungsblutdruck zu senken oder nicht, hinzuzufügen.

Hier gibt es eine besondere Situation. So gehören zu den antihypertensiven Mitteln der ersten Wahl β-Rezeptorenblocker, Diuretika, Ca-Antagonisten und ACE-Hemmer. Wie Prof. I.-W. Franz gezeigt hat, haben diese Präparate jedoch einen deutlich unterschiedlichen Effekt auf den Belastungsblutdruck bei Ergometrie.

Gestatten Sie mir bitte, dies mit eigenen Erfahrungen zu bestätigen. Dabei lasse ich das Problem des Einflusses der Behandlung auf die Hypertrophie des linken Ventrikels außer acht, da dieses Problem noch zusätzlich zu erforschen ist.

Bei Patienten mit Hypertonie, die auf die Behandlung gut ansprachen, d. h. bei denen der BD im Ruhezustand niedriger als 140/90 mmHg war, überprüften wir die Wirkung verschiedener Antihypertensiva während Ergometrie. Bei der Behandlung mit Hydrochlorothiazid hatten alle Patien-

Tabelle 1. Einfluß der Pharmakotherapie auf die hypertensive Reaktion während der Ergometrie (Methode I.-W. Franz) bei Patienten mit essentieller Hypertonie (BD im Ruhezustand < 140/90 mmHg)

Arzneimittel	n	Hypertensive Reaktion			
		Physiologische		Pathologische	
		n	%	n	%
Hydrochlothiazid (HTC)	12	0	0 ± 8	12	100 − 8
Clonidin	22 (5)	3	14 ± 8	19	86 ± 8
Adelfan-esidrex	22	6	27 ± 0	16	73 ± 10
α-methyldopa	15	6	40 ± 13	9	60 ± 13
Prazosin	22 (7)	5	23 ± 9	17	77 ± 9
Propranolol	30 (14)	26	87 ± 6	4	13 ± 6
Metoprolol	11 (6)	11	100 − 9	0	0 ± 9
Bopindolol	12 (3)	12	100 − 8	0	0 ± 8
Diltiazem	22 (7)	17	77 ± 9	5	23 ± 9
Nitrendipin	16	13	81 ± 10	3	19 ± 10
Captopril	10	4	40 ± 16	6	60 ± 16

( ) Anzahl der Patienten, die zusätzlich mit HTC behandelt

ten trotz guter Ruheblutdrucksenkung nach wie vor eine pathologisch hypertensive Blutdruckreaktion. Clonidin, eine Reserpin-Diuretika-Kombination, Alpha-Methyldopa und Prazozin bewirkten nur bei einem geringen Teil der Patienten eine Senkung des Drucks in den physiologischen Bereich bei Ergometrie. Wie aus der Tabelle 1 zu ersehen ist, erwiesen sich die β-Rezeptorenblocker (Propanolol, Metoprolol, Bopindolol) als besonders wirksam bei der Induzierung einer normotensiven Blutdruckreaktion bei Belastung. Ihnen am nächsten kamen die Calziumantagonisten Nitrendipin und Diltiazem. Eine Überraschung für uns war die relativ geringe Zahl von Patienten mit normaler Belastungsreaktion unter der Behandlung mit Captopril.

Unserer Ansicht nach müssen diese Ergebnisse bei der Auswahl eines antihypertensiven Präparates und der Kombinationstherapie, aber besonders bei der Bewertung der Effektivität einer Behandlung beachtet werden. Zur objektiven Beurteilung der Behandlungsergebnisse können die Resultate des ergometrischen Standard-Testes als gutes Kriterium dienen, wie uns heute viele Teilnehmer des Workshop zeigen.

Schlußwort

B. Krönig

Am Ende eines mit 20 anspruchsvollen Beiträgen ausgefüllten Tages ist es schwierig, ein alles umfassendes Schlußwort abzugeben. Ausgehend von der Tradition, wie sie Herr Franz vor über einem Jahrzehnt in Berlin begründet hat, schien es sinnvoll, den Stellenwert des Belastungsblutdrucks bei Hochdruckkranken einer erneuten kritischen Betrachtung zu unterziehen. Dies insbesondere auch deshalb, da sich in den vergangenen fünf Jahren die Blutdrucklangzeitmessung (ABDM) als äußerst praktikables Instrument zur Beurteilung des individuellen Blutdruckverhaltens (aus diagnostischer, therapeutischer und insbesondere prognostischer Sicht) herausgestellt hat.

Analog zu dieser Vorstellung wurde in mehreren Referaten der Frage nachgegangen, inwieweit der Belastungsblutdruck als Risikofaktor oder Risikoindikator zu betrachten ist. Die Definition des normalen und überhöhten Belastungsblutdruckes stellt dabei weniger eine Schwierigkeit dar, als eine Normierung der untersuchten Kollektive, insbesondere nachdem auch für den Belastungsblutdruck eine Altersabhängigkeit, wie z. B. auch für die Blutdruckvariabilität während der Langzeitmessung, vorhanden ist. Einiges spricht dafür, daß der Belastungsblutdruck besser zu Folgeschäden der Hypertonie, wie der linksventrikulären Hypertrophie, korreliert, als dies für den Gelegenheitsblutdruck der Fall ist. Auch ließ sich eine positive Korrelation zwischen Belastungsblutdruck und Prognose des Myokardinfarktes aufzeigen. Ob diese und eine Reihe weiterer Ergebnisse bei der Belastungsblutdruckbestimmung bezüglich der Aussagefähigkeit in diagnostischer, therapeutischer und prognostischer Sicht der Blutdrucklangzeitmessung überlegen bzw. unterlegen ist, läßt sich noch nicht zweifelsfrei beurteilen, indem größere Studien hierzu fehlen. Umso erfreulicher war die Vorstellung einer entsprechend geplanten Studie (TOPAS) durch die Arbeitsgruppe von Herrn Franz.

Besonders dankbar hervorzuheben war das enorme Engagement von Herrn Franz (und seinen Mitarbeitern) bei der Planung und Durchführung des Symposiums, das in einmaliger Art und Weise die diagnostischen, therapeutischen und prognostischen Aspekte des Belastungsblutdruckes herausstellte. Dank einer Reihe hochkarätiger Referenten konnten viele neue Aspekte erläutert werden. Versucht man dieses Ergebnis mit dem des 81er Symposiums in Berlin zum selben Thema zu vergleichen, so hat sich der Erkenntnisstand, insbesondere auf dem Sektor der kritischen Normierung

I.-W. Franz (Hrsg.)
Belastungsblutdruck
bei Hochdruckkranken
© Springer-Verlag Berlin Heidelberg 1993

des Belastungsblutdrucks, wie der Betrachtung zusätzlicher Faktoren (z. B. der Blutdruckvariabilität und der Blutdrucklangzeitmessung) erheblich erweitert. Es bleibt zu hoffen, daß in spätestens 10 Jahren eine weitere, nicht minder erfolgreiche Betrachtung im Rahmen eines dritten, von Herrn Franz organisierten Workshops stattfinden kann.

Letztlich galt es, den Referenten und den jeweiligen Vorsitzenden für ihre hervorragenden Beiträge zu danken. Nicht minder bedeutsam war die Unterstützung des Workshops durch die BfA Berlin und die Anwesenheit von Frau Dr. Wille; damit ließ sich eindrucksvoll belegen, daß sich die Rehabilitationsmedizin sehr wohl klinisch und praktisch relevanten Problemen zu widmen in der Lage sieht. In diesem Sinn war auch die enge Zusammenarbeit mit der „Sektion Blutdruckmessung" der Deutschen Liga zur Bekämpfung des hohen Blutdruckes und der „Working-Group on Ergomety (ICSSPE)" zu erwähnen. Ein besonderer Dank galt dem uneigennützigen Sponsor der im wissenschaftlichen, wie im Rahmenprogramm äußerst attraktiven Veranstaltung, nämlich der Bayer AG Leverkusen.

Prof. Dr. med. B. Krönig

Sachverzeichnis